당뇨병 관리와 동기면담

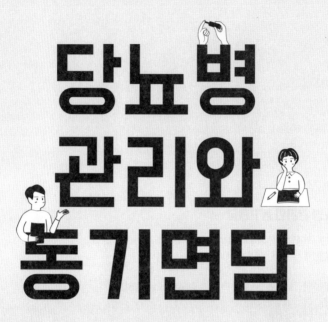

Motivational Interviewing in Diabetes Care

Marc P. Steinberg, William R. Miller 지음

임성철, 조성희, 유빈 옮김

군자출판사

당뇨병 관리와 동기면담

첫째판 1쇄 인쇄 | 2017년 10월 25일
첫째판 1쇄 발행 | 2017년 11월 03일

지 은 이 Marc P. Steinberg, William R. Miller
옮 긴 이 임성철·조성희·유빈 공역
발 행 인 장주연
출 판 기 획 김도성
편집디자인 우윤경
표지디자인 이상희
발 행 처 군자출판사(주)
　　　　　등록 제4-139호(1991. 6. 24)
　　　　　본사 (10881) 경기도 회동길 338(서패동 474-1)
　　　　　전화 (031) 943-1888 팩스 (031) 955-9545
　　　　　홈페이지 | www.koonja.co.kr

ISBN 979-11-5955-249-6

정가 25,000원

당뇨병 관리와 동기면담

Marc P. Steinberg, William R. Miller 지음

임성철, 조성희, 유빈 옮김

사랑하는 나의 가족 Deb, Peter와 Claire에게
당신들은 내 삶을 밝혀주었습니다.

Marc P. Steinberg

당뇨병 합병증으로 8살에 죽은
나의 누이 Frances에게 이 책을 바칩니다.

William R. Miller

Marc P. Steinberg, MD, FAAP

의사로서 32년 동안 환자의 당뇨병 관리를 도왔다. 그는 만성질환 자가관리에 힘들어하고, 잘 관리하지 못하는 사람을 효과적으로 돕는 데 관심이 있어 왔다. 2013년 의료 실천이 끝난 이후 동기면담을 보건의료전문가들에게 훈련시키고 있다. Steinberg 박사는 Diabetes Spectrum 저널에 동기면담 학술논문을 게재한 적이 있으며, 동기면담 훈련가 네트워크 회원이다. 그는 국립의학자명예협회인 Alpha Omega Alpha(AOA)에 소속되어 있으며, American Academy of Pediatrics(AAP)의 소아청소년과 전문의다. 그는 적극적인 생활습관을 유지하며 제1형 당뇨병을 40년 이상 관리해오고 있다.

William R. Miller, PhD

뉴멕시코대학교 정신건강의학과 및 심리학과 명예 석좌 교수다. 특히 변화심리에 관심이 있고, 1983년에 동기면담을 소개하고 개발하였다. Miller 박사는 동기면담 3판, 건강관리에서의 동기면담을 포함해 400편이 넘는 학술논문, 도서 챕터, 50권의 도서를 저술 하였다. 그는 국제 Jellinek Memorial Award를 수상하였고, 미국심리학회에서 업적을 높이 평가하여 상을 2회 수상하였다. 또한 Robert Wood Johnson 재단에서 수여하는 Innovators in Combating Substance Abuse Award를 비롯한 다양한 수상 경력이 있다. 미국과학정보연구소는 Miller 박사를 세계에서 가장 많이 인용된 연구자 중 한 명으로 기재하고 있다.

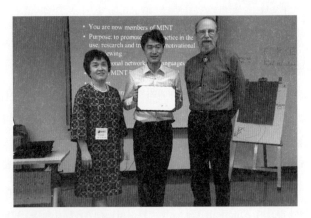

조성희, 임성철, William Miller
동기면담 신규 훈련가 훈련 수료사진 (2015. 5. 12)

임성철 (Lim Sungchul)

- 경희의료원 사회사업팀 근무
- 경희대학교 대학원 교육학과 상담심리학 전공 박사과정
- 동기면담 훈련가 (MINT 회원), 당뇨병교육자, 의료사회복지사
- 저서 및 역서 : 의료현장과 동기면담, 동기면담과 사회복지실천

조성희 (Cho Sunghee)

- 백석대학교 기독교학부 상담학과 부교수
- 미국 미주리대학교 대학원 교육 및 상담심리학 박사
- 동기면담 훈련가 (MINT 회원), 임상심리전문가
- 저서 및 역서 : 의료현장과 동기면담, 알기 쉬운 동기면담, 중독과 동기면담의 실제, 중독과 동기면담, 동기면담 전문가 훈련 핸드북, 건강관리에서의 동기면담, 동기면담의 실제 : 전문가 훈련 밀러 DVD 핸드북, 심리적 문제 치료에서의 동기면담

유빈 (Yoo Been)

- 강동경희대학교병원 사회사업팀 근무
- 중앙대학교 사회복지학 학사, 석사 수료
- 의료사회복지사, 당뇨병교육자

당뇨병은 대표적인 만성질환, 다빈도 질환 중의 하나로 전 세계적으로 유병률이 빠르게 증가하고 있다. 대한당뇨병학회에서 발간한 Diabetes Fact Sheet in Korea 2013에 따르면 국내 당뇨병 환자도 2010년 320만명, 2020년 424만명, 2030년 517만명, 2040년 580만명, 2050년 591만명으로 빠르게 증가할 것으로 예상하고 있다. 당뇨병 환자의 증가는 사회적 부담을 증가시킬 뿐만 아니라 당뇨병 환자의 개인의 건강과 삶의 질에도 영향을 미치기 때문에 당뇨병을 예방하고 관리하는 것은 매우 중요하다. 건강 증진과 예방에 초점을 맞춘 거시적인 보건의료 정책적인 접근도 중요하지만 임상현장에서 환자의 건강행동을 증진시키고, 당뇨병 교육을 실시하는 당뇨병교육자의 역할도 역시 중요하다.

당뇨병교육자가 환자에게 당뇨병 교육을 제공하고, 자가관리 실천을 격려하는 과정에서 환자가 자가관리 동기$_{motivation}$가 낮거나 합병증의 위험이 있는데도 불구하고 행동변화에 대한 의지가 약하거나 없으면 당뇨병교육자는 마음이 조급해져서 환자의 잘못된 점을 가르쳐주고 싶은 마음이 커지게 된다. 이런 경우 당뇨병교육자는 대부분 환자에게 급성·만성 합병증의 위험을 경고하거나 협박하면서 현실을 직면시키려고 노력하며 일방적인 교육을 제공하기 쉬워진다. 하지만 이러한 접근 방법은 효과적이지도 않으며, 오히려 환자의 저항은 증가시키고 당뇨병교육자를 지치게 한다.

환자에 따라 당뇨병 자가관리 동기가 낮을 수 있고 높을 수도 있다. 이러한 환자의 자가관리 동기는 당뇨병교육자의 대화 스타일에 따라 높아질 수도 있고 낮아질 수도 있다. 이 책은 당뇨병 환자의 자가관리 동기를 높이고, 행동변화를 돕는 근거기반 접근인 동기면담_{Motivational Interviewing}을 당뇨병 교육 현장에 어떻게 적용할 수 있을지를 설명하고 있다. 현재 자신의 실천의 한계를 느끼고 새로운 접근 방법 필요성을 인식하고 있는 당뇨병교육자(의사, 간호사, 영양사, 사회복지사, 약사, 운동처방사 등)에게 환자의 행동변화를 돕는 좋은 안내서가 되길 소망한다.

이 책을 번역하도록 허락해 주시고, 교정을 해주신 군자출판사에 진심으로 감사드린다.

임성철·조성희·유빈 역자 일동

건강관리는 간단하다. 환자에게 무엇을 해야 하는지에 대해 그냥 이야기하는 것이다. 그런데 과연 효과적인가?

당뇨병 환자 치료가 그들이 더 나은 건강을 위해 여행을 행복하게 출발했을 때처럼 무엇을 해야 하는지에 대한 목록을 제공한다면 작업이 훨씬 쉬워질 것이며, 임상가와 환자 모두 더 빨리 집에 돌아갈 수 있을 것이다. 환자의 건강결과가 임상가가 하는 것만으로 결정이 되지 않기 때문에 환자를 면담하는 것은 분명 어려운 일이다. 환자가 당뇨병을 어떻게 관리하는지(또는 관리하지 않는지)가 당뇨병교육자의 진료와 교육보다 더 큰 영향을 줄 것이다. 당뇨병 환자는 오랜 습관을 바꾸어야 하고, 현 상태의 편안함을 유지하고 싶기 때문에 치료가 종종 어려울 수 있다. 게다가 당뇨병의 점진적인 특성은 종종 매일매일의 치료와 자가관리에 적응이 필요하기 때문에 변화는 당뇨병에 있어서 지속되는 이슈다.

당뇨병교육자가 환자와 당뇨병 관리에 대한 변화를 이야기를 할 때 동기면담을 활용할 수 있다는 새로운 관점을 가지기를 바란다. 동기면담은 사람들이 자신의 건강행동을 변화하도록 돕는 데 근거기반 면담기술을 활용하고,

환자에게 무엇을 해야 한다고 말하지 않고 당뇨병 관리의 어려움에 대한 환자의 생각과 해결방법을 유발하는 특별한 경청 방법을 제공한다.

좌절감과 절망감을 불러일으키고 정말 신경을 많이 써야하는 한 명의 "까다로운 환자"의 이름을 환자명단에서 보고 무서웠던 적이 있는가? 이 책은 당뇨병교육자에게 환자의 당뇨병 관리를 돕는 다른 접근 방법을 제공하고, 새로운 경험을 제공하기를 바란다. 동기면담 접근은 특히 "까다로운 환자"에게 특히 유용할 수 있다.

동기면담은 시간이 부족할 때 특히 유용할 수 있다. "저는 시간이 많지 않습니다. 그래서 저는 무엇을 해야 하는지 환자에게 말해야만 합니다"라고 하는 것은 자연스러운 생각이다. 그리고 당뇨병교육자는 환자에게 이야기했던 내용을 기록할 수 있다. 하지만 환자에게 무엇을 해야 하는지를 이야기하는 것은 일반적으로 행동변화에 매우 효과적이지 않다. 그리고 종종 역효과가 발생하기도 한다. 시간이 많지 않고, 환자의 행동변화를 원할 때 당뇨병교육자가 동기면담을 활용하는 것은 시간을 효과적으로 사용하는 좋은 방법이다.

1부에서는 동기면담을 실천을 시작하기 위해 알아야 할 동기면담 개념과 기본 사항들을 간략하게 설명하였다. 이 책의 큰 비중을 차지하는 2부에서는 전문적인 당뇨병 관리에서 가장 일반적으로 도전이 되는 상황에서 동기면담을 활용하는 방법을 설명하였다.

당뇨병 첫 진단
생활습관변화
약물 복용
제2형 당뇨병 환자에게 인슐린 사용을 소개하기
제1형 당뇨병 환자, 부모와 대화하기
당뇨병 관리와 관련된 가족 구성원과 이야기하기
건강행동변화를 격려하는 사후관리 방문에서 무엇을 이야기 할지?

당뇨병 합병증 관리하기
복잡한 요인으로써 알코올 사용 / 약물 사용
당뇨병 관리에 이슈로써의 심리적 스트레스와 우울증

3부에서는 다음 세 가지 주제를 다루었다.
동기면담 학습과 기술 향상 방법
집단에서의 동기면담 활용
당뇨병 예방의 도구로써의 동기면담, 제2형 당뇨병의 전세계 유병률

이 책의 각 장은 환자와 변화에 대한 대화를 할 때 잘 개발되어지고 검증되어진 방법인 동기면담의 정신과 실천방법을 당뇨병교육자에게 소개하고, 당뇨병교육자의 면담기술을 개발하는데 약간의 시간이 걸리지만 바로 시도할 수 있는 실제적인 도구를 제공하고 있다. 동기면담 접근이 어떤지, 어떻게 환자가 다르게 반응 할 수 있는지 알 수 있는 기회를 얻기를 바란다. 이 책을 통해 당뇨병교육자는 동기면담 기술 향상을 위한 추가적인 훈련과 코칭에 대한 욕구가 생길 수도 있다. 동기면담은 당뇨병 환자를 돕는 데 효과적이고, 당뇨병교육자의 업무에 대한 부담을 줄이고 보다 즐겁고 보람있게 할 수도 있다.

Contents

PART 01 임상 스타일로써의 동기면담

환자들은 왜 임상가가 말하는 대로
하지 않는가?

당뇨병은 의료진과 환자에게 모두 도전적인 과제다. 당뇨병만큼이나 복잡하게 생활습관과 의료적 치료 문제가 얽혀 있는 경우가 드물다. 조절이 되지 않는 당뇨병의 건강 결과는 심각해질 수도 있고, 예방되어질 수도 있다 (Diabetes Control and Complications Trial Research Group, 1993; UKPDS Study Group, 1998). 그리고 당뇨병 관리 수준을 확인하는 방법과 목표 수치는 명확하다(당화혈색소, LDL 콜레스테롤, 혈압). 하지만 최선의 노력에도 불구하고, 이러한 기준에 의하면 선진국과 저개발국 대다수의 당뇨병 환자들(49-99%)이 당뇨병이 조절되지 않고 있다(Casagrande, Fradkin, Saydah, Rust, & Cowie, 2013; Gakidou et al., 2011).

당뇨병 예방과 치료에서 중요한 도전 과제는 건강행동변화다. 의료적 개입을 하면 부분적으로는 합병증을 경감시키거나 지연시킬 수 있으나, 당뇨병 경과와 임상결과는 환자의 행동 및 생활습관의 선택에 따라 매우 많이 결정되고, 이것은 의료진이 조정할 수 있는 부분이 아니다. 당뇨병 교육 과정을 보면 이러한 건강행동변화에 초점을 맞추고 있는데, 대부분의 환자들이 이러한 변화를 수행하기를 어려워한다(Diabetes Control and Complications Trial Research Group, 1993; UKPDS Study Group, 1998). 더욱이 환자의 변화를 돕는 근거기반 방법들을 훈련받은 건강관리전문가의 수는 매우 적다.

많은 건강관리 영역(특히 당뇨와 같은 만성질환 관리)에서 환자에게 부족한 것을 제공하는 데 목적을 두는 결핍 모델_{deficit model}로 환자를 바라본다. 당뇨병 약물요법은 인슐린 결핍이나 인슐린 저항성과 같은 대사 결핍을 적절하게 보상하는 효과가 있다. 결핍모델에서는 같은 방식으로 환자의 지식과 동기가 부족해서 행동변화가 되지 않는다고 여긴다. 즉, 환자가 지식이 충분하지 않거나 충분히 관리하지 않기 때문에 행동변화를 하지 않는다는 전제인 것이다. 이러한 견해를 토대로 의료진은 환자에게 지식이나 통찰, 또는 두려움을 줌으로써 현재의 생활습관을 변화하도록 설득하고 있다.

이 책에서는 당뇨병 관리에서의 행동변화에 대해 생각하고 다루는데 있어 대안적인 방법을 제공한다. 그것은 행동과학 원리에 기반한 구체적인 접근방법인 동기면담_{Motivational Interviewing, MI}이다. 동기면담은 건강관리 여러 영역에서 통제된 임상 연구들이 진행되었으며, 현재 많은 근거들이 축적되어 있다. 동기면담이 당뇨병 관리에 적용된 것은 최근이며, 2005년부터 대부분의 연구 결과들이 발표되기 시작했다. 확실한 것은 아직도 당뇨병 영역에서 배워야 할 것이 많으나, 이 책이 시작점이 되어 줄 것이다.

양가감정
....

당뇨병 첫 진단의 충격 이후 환자들은 주눅 들게 만드는 생활습관변화 목록을 즉각적으로 제공 받는다. 이 목록은 환자가 자신의 건강에 장기적으로 관심을 가져야 함을 의미한다.

- 야채를 더 많이, 탄수화물은 적게 먹기
- 지방질 수치와 체중을 더 잘 관리하기 위해 지방 섭취를 줄이기

- 정기적으로 혈당검사하기
- 신체 활동량 늘리기 - 일주일에 최소 150분 운동하기
- 스트레스 수준을 낮추고 우울증을 피하기
- 처방대로 당뇨약을 정기적으로 복용하기
- 혈압 측정하기
- 매일 발 상태를 확인하기
- 음주를 줄이고 금연하기
- 정기적으로 시력 검진하기
- 건강검진_{medical check-ups}을 위해 1년에 4번 의사 진료보기

자신의 삶과 안녕을 위협하는 진단을 받을 때 얻게 되는 정서적 충격을 고려하기도 전에, 이처럼 많은 변화와 새로운 정보를 얻는 것이 압도적일 수 있다. 특히 의료진들이 환자에게 할애하는 짧은 시간 동안 이 모든 임상적 기준들을 알리면서 상당한 절박감을 주며 동시에 이러한 도전 과제들에 대한 해결책들을 제공할 때 환자의 스트레스는 더 많아진다.

그런데 우리에게는 양가감정이라고 하는 매우 인간적인 현상이 존재한다. 현재 상태 그대로 있는 것이 익숙하고 타성에 젖게 하는 반면, 변화라는 것은 노력을 필요로 한다. 환자의 경우, 한 쪽에서는 건강해야 하고 이러한 변화가 필요하다는 것을 알고 있는 한편, 또 다른 쪽에는 지금 그대로 있는 것이 편안하다는 것을 안다. 따라서 변화를 꺼려한다. 이 두 가지 논쟁이 끊임없이 환자의 내면에서 계속된다.

양가감정은 마치 내부 컨트롤 위원회를 가진 것과 같다. 변화의 절박함과 이득에 대해 소리치는 위원들이 있고, 변화에 반대하는 보수파 위원들이 있다. 스스로 만든 논쟁 속에서 환자는 한 쪽 말을 듣다가 다른 쪽 말을 듣다가, 때로는 내적 갈등이 불편해져서 이 문제에 대해 생각을 멈추기도 한다. 논쟁을 멈춘다는 것은 물론, 현재 상태를 적어도 잠시 동안은 유지한다는 것을 의미한다.

교정반사
....

조력자로서 건강관리전문가의 경우를 보자. 세상을 바꾸고 사람들의 삶을 바꾸려는 욕구를 가지고 이 전문 분야에 들어왔다. 누군가 고통을 향해 길을 가고 있는 것을 보면, 이 전문가는 그 사람 앞을 가로막고 서서 말할 것이다. "멈추세요! 돌아가세요! 이 길로 가면 어떻게 되는지 모르세요? 저 쪽 길로 가세요." 이렇게 말하는 것은 자연스러운 것이고, 정말 최선의 의도를 가지고 하는 말이다. 무엇보다도, 고통을 해소하는 것이 전문가의 임무다. 조력하는 전문가가 된 우리들에게 심겨져 있는 깊은 본능이자 반사 행동이다. 상태를 바로 잡으려는 것은 자연스러운 일이다. 상태가 올바로 되기를 원하기 때문이다.

그런데 양가감정을 가진 어떤 사람이 교정반사_righting reflex가 있는, 시간에 쫓기는 조력자를 만났을 때 어떤 일이 벌어질까 생각해보자. 양가감정을 가진 사람은 내부 위원회에서 변화 찬성 대 변화 반대의 목소리를 모두 가지고 있는 사람이다. 음주 문제를 가진 사람을 예로 생각해보자. 음주 문제 분야에서 동기면담이 처음 시작되었다(Miller, 1983). 조력자는 환자에게 음주에 대해 몇 가지 질문을 할 것이고, 인내심을 가지고 경청하다가, 잠시 후 다음과 같이 말한다. "음, ○○님 심각한 음주 문제가 있어 염려가 되는군요. 최소한 당분간은 금주를 하시도록 권합니다."

환자가 즉각적으로 할 반응이 무엇일지 어렵지 않게 생각할 수 있다. "아니오, 금주 안 할 겁니다." 이 반응은 병리적일 것도 없고, 이상할 것도 없다. 그냥 인간의 본성인 것이다. 즉, 누군가 양가감정의 한 편에 서면, 환자는 반대편에서 목소리를 내는 것이 정상적인 반응이다. 두 가지 견해가 이미 환자의 내부 위원회에 제기되어 있었고, 전문가는 한 가지 견해에 편을 든 것이다. 이 경우, 쉽게 논쟁으로 번질 수 있다. 전문가는 변화의 필요성에 대해 말할 것이고, 환자는 현재 상태를 두둔할 것이다. 어떤 면에서, 이 두 사람은 환자의 내적 양가감정을 행위화한 것이다.

이러한 종류의 상호작용은 관계를 맺게 할 수도 있고, 치료적이 될 수 있다. 그러나, 행동 과학에서 볼 때 사람들은 타인이 하는 말 보다는 자신이 한 말을 믿는 경향이 있다는 것이 사실이다. 실험에서 보여주듯이, 어떤 이슈에 대해 한 가지 관점을 대표해서 주장을 하도록 했을 때, 그 주장이 자신의 입장과 반대되는 경우라 할지라도, 마침내 자기가 주장한 방향으로 태도와 행동을 옮기는 경향이 있다. 사람들은 말 그대로 자기 자신을 변화의 방향으로도, 반대 방향으로도 몰고 갈 수 있다.

연구 결과들은 이 점을 지지한다. 자문 회기들을 녹취하여 부호화하면, 행동변화의 가능성이 환자가 자발적으로 말하는 "변화대화"(변화를 향한 모든 언어적 표현) 수준과 "유지대화"(변화에 반대하는 모든 언어적 표현) 수준에 의해 매우 정확하게 예측된다. 유지대화에 비해 변화대화가 많이 나올수록, 변화 가능성이 높아진다(Amrhein, Miller, Yahne, Palmer, & Fulcher, 2003; Moyers et al., 2007, Moyers, Martin, Houck, Christopher, & Tonigan, 2009). 변화에 반대하는 말을 환자가 많이 할수록, 변화의 가능성은 낮다.

여기에 역설이 있다. 전문가가 양가감정을 가진 환자에게 변화해야 하는 이유들을 말하면서 설득하려고 할 경우, 환자의 자연스러운 반응은 변화에 반대하는 말을 드러나게 하거나 또는 수동적으로 침묵하면서 변화에 반대하는 것이다. 환자가 변화에 반대하는 말을 많이 할수록, 변화 가능성이 낮아진다. 따라서 설득하기는 사실상 의도와는 정반대의 효과를 가진다. 변화를 향한 말을 해야 하는 사람은 환자이지 전문가가 아니다.

전문가가 양가감정을 가진 환자에게 변화해야 하는 이유들을 말하면서
설득하려고 할 경우, 환자의 자연스러운 반응은
변화에 반대하는 말을 하는 것이다.

지시하기, 안내하기, 따라가기

저자들은 전문가가 임상 경험을 통해서 환자에게 염려되는 바를 표현하고 조언을 주는 것이 때로 유용함을 인정한다. 항생제가 필요한 경우, 의사는 그 약을 어떻게 복용해야 하는지 명료하게 지시한다("식후 하루에 두 번 이 약을 드세요. 모두 복용해야 합니다. 증상이 나아진다고 바로 중단하지 마십시오"). 손상된 다리라면 치료 후 다음과 같이 스스로 관리하도록 명확하게 지시한다("다리를 올려놓으시고, 10일간 사용하지 마십시오"). 정보와 조언하기는 지시하기$_{directing}$의 임상적 스타일이다. 건강관리에서 특히 급성 증상 치료에서는 당연한 것이다. 환자의 행동변화가 목표일 때조차 지시하기 스타일이 때로는 도움이 된다. 흡연자 중 소수는 금연을 시도할만한 가치가 있다는 의사의 단순한 조언에 실제로 금연을 한다(Bao, Duan, & Fox, 2006; Lancaster & Stead, 2004).

연속선상에 정반대에는 따라가기$_{following}$ 라고 하는 임상 스타일이 있다. 즉, 환자가 하는 말을 공감적이고 동정적인 방식으로 경청만 하는 스타일이다. 한동안 경청을 함으로써 중요한 사실들을 알게 된다. 질문을 연속적으로 했어도 알 수 없었던 정보들이다. 죽어가는 환자의 고통을 경감할 수 있는 모든 것을 하고난 다음에는, 잠시 동안 환자가 이끄는 대로 따라가면서 경청하는 것이 가장 인간적이다. 여기서 환자가 방향을 제공하고, 전문가는 조심스럽게 따라가는 것이 훌륭한 건강관리의 또 하나의 자연스러운 부분이다.

이 두 가지 극단적 스타일 중간에 안내하기$_{guiding}$ 라고 하는 흥미로운 임상 스타일이 있다. 훌륭한 여행 가이드는 명령을 하지 않는다. 혹시 다른 나라에 가서 여행 가이드를 구한 경우, 이 가이드는 손님이 언제 도착하고 떠나고, 무엇을 볼 것인지에 대해 지시하지 않는다. 그보다는 손님이 관심 있어 하는 것이 무엇인지, 무엇을 보고 경험하고 싶은지 알아내는 것이 가이드의 역할이며, 손님이 안전하고 효율적이고 즐겁게 그곳에 갈 수 있도록 돕는 것이다. 확실히 손님은 가이드의 전문성에 의지하여 적절한 방향을 제공할 것으로 기대한다. 또한 가이드가 손님의 말을 잘 경청할 것을 기대한다(손님을 이리저리 따라다니지 않는 가이드가 훌륭하다). 안내하기는 지시하기와 따라가기 스타일을 능숙하게 합친 것으로, 경청을 토대로 한 전문가 안내를 말한다.

안내하기 스타일은 지시하기 스타일과 따라가기 스타일을
능숙하게 합친 스타일이다.

만약 환자가 행동변화를 해야 할 경우라면 지시하기나 따라가기 스타일만으로는 효과적이지 않다. 종종 건강관리전문가는 지시하기 스타일에 너무 많이 의존하는데, 복잡한 생활습관이나 행동문제까지도 그러하다(Rollnick, Miller, & Butler, 2008). 환자가 행동을 바꾸도록 돕는 데 가장 효과적인 스타일은 안내하기 스타일이라고 하는 중간 영역임을 저자들은 알게 되었다.

동기면담

동기면담Motivational Interviewing은 안내하기 스타일을 정교화한 형태다. 변화에 대한 대화를 하는 특별한 방식으로써, 환자가 변화하려는 스스로의 동기와 결단을 견고히 하도록 고안된 방식이다. 동기면담은 환자가 변화해야 하는 이유들을 스스로 말하도록 돕는 방식이다. 만약 임상가가 변화를 향한 말을 하고 환자는 변화에 반대하는 말을 한다면, 동기면담 관점에서 볼 때 정반대로 하는 것이다.

동기면담에는 확실한 방향이 존재한다. 마냥 따라가는 것이 아니다. 전문가는 어디로 가야 하는지 알고 있다. 즉, 변화 목표가 있다. 그렇기 때문에 동기면담은 평형equipoise이라고 하는 의학적 입장과는 다르다. 평형이란 환자가 선택하는 것에 영향을 주지 않으려고 의식적으로 노력하는 것이다. 동기면담은 환자의 최상의 이득이 있는 특정 방향으로 환자가 움직이도록 돕는 데 적용된다. 방향이란 일반적으로 환자가 도움을 청하는 방향이거나, 적어도 환자가 변화의 필요성이 있다고 보는 부분이다. 동기면담은 환자가 원하지 않는 것을 전문가가 설득하거나 전문가가 원하는 것을 하게끔 속임수를 쓰는 것이 아니며, 그러기보다는 환자가 건강과 변화를 향한 스스로의 자연스러운 동기를 활용하는 스타일이다.

왜 시간을 들여서 동기면담을 배우려고 하는가?

저자들은 때로 1시간이나 2시간 동기면담 교육을 해달라는 요청을 받는다. 불행히도 그 시간으로는 정말 어렵다! 강의를 듣거나 책을 읽으면 동기면담에 대해서 조금 알 수 있을 뿐이다. 하지만 이 기법을 사용하는데 능숙하게 되려면 시간과 연습이 요구된다. 동기면담을 배우는 것은 간단한 의료 기술을 습득하는 것이 아니라, 골프나 악기를 배우는 것과 더 유사하다. 즉 연습을 통해서 동기면담에 더 숙달할 수 있다.

그러니까, 이처럼 복잡한 기술을 배우는 데 임상가는 시간과 노력을 왜 들이고자 하는가? 임상가가 지금 이 책을 읽고 있으므로, 환자에게 이득이 되는 변화를 하도록 환자를 돕는 데 관심을 가지고 있다고 추정한다. 임상가가 이러한 투자를 하고자 선택한 세 가지 이유가 있다고 저자들은 생각한다.

우선적으로, 동기면담은 견고한 근거를 토대로 한다. 광범위한 건강행동 변화 이슈들에 대해 출판된 무선할당 임상 연구들이 200개 이상으로 동기면담의 효과성을 확인하고 있다(www.guilford.com/add/Miller2/biblio.pdf). 이제까지 가장 많은 근거 연구들은 알코올/약물 사용과 관련된 것이다(Hettema, Steele, & Miller, 2005; Jensen et al., 2011; Lundahl & Burke, 2009). 한편, 메타 분석에서 금연(Lai, Cahill, Qin, & Tang, 2010), 체중 감소(Armstrong et al., 2011), 콜레스테롤과 혈압 관리(Rubak, Sandbaek, Lauritzen, & Christensen, 2005) 등에 효과성을 보고한 바 있다. 무개입과 비교하여 평균 효과 크기는 작거나 중간 범위며, 광범위하게 다양한 연구 문제들과, 치료자들, 기관들을 포함하여 다중장면 연구들이 포함된다(Lundahl, Kunz, Brownell, Tollefson, & Burke, 2010).

당뇨병 관리에서 동기면담은 제1형 당뇨병을 가진 청소년들의 당화혈색소 수준을 낮추는 데 효과가 있어 왔다. 동기면담 개인상담을 받았던 청소년들의 경우 통제군에 비해서 유의미하게 당화혈색소 수치가 낮았고, 이러한 차이는 1년 후 추후조사에서도 유지되었다(Channon et al., 2007). 동기면담은 또한 제2형 당뇨병을 가진 여성들을 돕는 데 성공적으로 사용되었다. 한편 이 연구 결과에서 아프리카 여성들의 경우는 다른 지역의 여성들에 비해서 잘 반응하지는 않았다(West, DiLillo, Bursac, Gore, & Greene, 2007).

동기면담은 다양한 문화에서도 효과가 있어 왔다. 현재 동기면담 전문가들이 적어도 47개국의 언어로 훈련을 받았다. 그리고 메타 분석 결과, 백인들과 비교하여 미국의 소수민족(주로 멕시코, 흑인)에서 효과 크기가 두 배로 나타났다(Hettema et al., 2005).

동기면담을 사용하려는 두 번째 이유는 임상가 스스로에 대한 영향이다. 저자들은 향후 이 부분에 대한 견고한 연구 결과들이 있기를 바란다. 건강관리, 교정 시스템, 중독 관련 및 정신건강 관리 등에서 동기면담을 배운 치료자들이 종종 말하기를 동기면담은 자신의 업무를 보다 즐겁게 해준다는 것이다. 공통적인 주제로써 무거운 짐을 들어 올려준다는 것이다. 여기서 무거운 짐이란 환자를 변하게 하는 것과 그러한 변화를 빨리 하는 것에 대한 무력감과 책임감이다. 동기면담을 배우면 얻게 되는 그들의 가장 신속한 보상 중 하나는 환자들이 얼마나 빠르게 동기면담에 반응하는지를 보는 것이다.

마지막으로 동기면담은 학습이 가능하다. 동기면담 훈련에 대한 연구에서 교육 기간과 동기면담 학습 능력 간에 관계가 없다는 것을 확인하였다(Miller, Yahne, Martinez, & Pirritano, 2004). 동기면담 기술들은 구별될 수 있고, 적용시 확실하게 관찰할 수 있다. 일단 전문가가 무엇을 경청해야 하는지 알면, 환자는 전문가의 스승이 된다. 왜냐하면 전문가가 동기면담을 적용할 때마다 회기 중에 환자로부터 즉각적인 피드백을 얻기 때문이다. 가끔 코칭이나 개별화된 피드백을 받으면 동기면담의 숙련도가 증진된다(Miller et al., 2004). 임상가는 환자가 말하는 변화대화와 유지대화의 균형을 어떻게 맞출지 배울 수 있는데, 이러한 균형이 치료 효과에 차이를 가져온다. 환자의 진술

중 변화대화 대 유지대화 비율은 임상가의 동기면담 기술에 명료한 반응이기도 하다(Glynn & Moyers, 2010; Moyers & Martin, 2006; Moyers, Miller, & Hendrickson, 2005; Vader, Walters, Prabhu, Houck, & Field, 2010).

결국, 동기면담 접근이 임상가 자신의 적용 스타일에 얼마나 잘 맞는지, 그리고 어떤 면에서 환자에게 이득이 될 것인지에 대해서는 임상가가 결정해야 한다. 이 책은 임상가들에게 동기면담의 소개와 이해를 명료화하기 위해 저술되었다. 동기면담을 어떻게 활용할지는 임상가에게 달려 있다.

핵심 포인트

- 당뇨병의 효과적인 관리는 대부분의 환자에게 많은 행동변화를 요구한다.
- 사람들은 변화에 대해 양가적이다. 양가감정이란 "내부 위원회" 같이 찬성과 반대에 대해 논쟁한다.
- 보건의료전문가들은 도움이 되고자 노력할 때 "교정반사"에 종종 의존하여 과도하게 지시하기 스타일을 사용하곤 한다.
- 변화에 대한 양가감정을 가진 사람에게 변화를 옹호하며 말할 경우, 그 사람은 정반대 의견을 주장하는 데 이것은 자연스러운 반응이다.
- 동기면담은 학습이 가능하며 근거기반 임상 스타일로써 환자가 스스로 변화의 동기와 변화에 대한 생각을 말하도록 돕는다.
- 동기면담은 안내하기 스타일의 정교화된 형태로써 지시하기와 따라가기 스타일의 중간에 위치한다.

동기면담 정신

동기면담이 처음 소개되었던 초기, 훈련 과정은 대부분 기법에 초점이 맞추어져 있었다. 임상가들은 "어려운" 환자와 "저항적인" 환자를 다루는 방법에 대해 알기 위해 워크숍에 참석하였다. 임상가들이 동기면담 훈련을 받은 후 실제 장면에서 동기면담 기술들을 적용하기 시작했을 때, 확실히 무엇인가가 잘못 되었다는 것을 알게 되었다. 임상가들이 배운 것은 음악이라기보다 가사를 배운 것 같았다. 기술들이 공허하게 느껴졌고 조작적으로 느껴졌는데 마치 속임수를 사용하여 환자보다 한 수 앞서려는 것 같았다. 우리는 동기면담 훈련에서 무언가 중요한 것이 빠져 있음을 명확하게 알 수 있었다.

동기면담의 기반이 되는 정신$_{spirit}$이 빠져있음을 확인하였다(Rollnick & Miller, 1995). 동기면담 정신은 동기면담이 실천되는 데 묻어나는 정신과 마음상태다. 동기면담 정신은 일련의 기본 전제이자, 사람에게 다가가고 동기면담을 실천하는 특별한 방식이다. 그렇다고 해서 동기면담을 적용하기 전에 이 모든 동기면담 정신을 내면화하는 것이 필수적이지는 않다. 무엇보다도 동기면담처럼 인간중심 접근의 실천은 사람들과 함께 하는 이러한 방식을 강화하는 것처럼 보인다(Roger, 1980). 그러나 중요한 것은 동기면담 정신을 실천 장면에서 이해하는 것이며, Samuel Taylor Coleridge가 일컬었던 "불신을 기꺼이 보류하기_{the willing suspension of disbelief}"라는 창의적 작품의 독자만큼이나 새로운 실천 습관에 개방적이어야 하는 것이다.

동기면담 네 가지 정신

동기면담 3판(Miller & Rollnick, 2013)에서 동기면담의 적용에 기반이 되는 정신을 다음과 같이 네 가지로 정리하였다.

■ 협동_{Collaboration} 또는 파트너십_{Partnership}

전문가가 자문 시 중요한 전문성을 가지고 임하는 것처럼, 환자들도 마찬가지로 나름의 전문가다. 환자들이 해온 것에 대해 아무도 더 많이 모르기 때문이다. 급성 증상의 단기 치료에서는, 환자의 전문성을 끌어내는 것이 덜 중요할지 몰라도, 항생제 복용과 같이 간단한 것이라도 환자에게 잘 맞아야만 가능하다. 더구나, 환자의 생활습관이나 행동변화가 목적이라면 협동이 없이는 불가능하다. 전문가는 자신의 전문성을, 환자는 스스로에 대해 알고 있는 바를 가지고 임하는 것이다.

이러한 기본 관점이 파트너십 관점이다. 변화에 대한 대화를 할 때 한 사람이 다른 한 사람에게 조언하고 제안하고 지시하면서 전문가로 행동한다면 그 대화는 일반적으로 잘 진행되지 않는다. 대부분의 사람들은 무엇을 하라고 하면 잘 반응하지 않는다. 1장에서 언급된 바와 같이, 변화를 약화시키기는 반발이 있기 마련이다. 여기에서의 동기면담 정신은 변화가 어떻게 일어날 수 있을까에 대해 "함께 머리를 맞대는 것"이다. 전문가가 환자에게 또는 교사가 학생에게 얕보는 투로 말하는 것이 아니라, 여행 가이드와 함께 어디로 움직여 가는 것이 최상인지 서로 살펴보고 대화하는 것이다.

■ 수용 Acceptance

두 번째 동기면담 정신은 환자를 있는 그대로 수용하는 태도다. 수용은 묵인이나 체념과 다르다. 수용은 환자가 경험하고 있는 것에 대한 마음챙김의 개방성mindfulness openness이다. 사람들은 수용되지 못한다고 느낄 때, 변화하기 어렵고 일종의 행동 마비 상태로 빠져든다. 역설적으로, 수용됨을 경험할 때 사람들은 변화가 가능해진다(Rogers, 1959). 사람을 있는 그대로 받아들이는 것은 그 사람이 변화하도록 자유롭게 해주는 것이다.

동기면담 정신 중 수용에는 사실 네 가지 하위 구성요소가 있다. 모두 알파벳 a로 시작하는 단어들이다. 수용의 첫 번째 구성요소는 자율성autonomy이다. 사람은 어떻게 살지 무엇을 할지에 대해 선택권이 있다. "안 돼," "못 해"라고 말하고 싶은 유혹이 있는 만큼이나, 아무도 이러한 선택권을 빼앗을 수 없다. 이것은 그 사람이 가지고 있지 않은 것을 주는 것과 다르다. 실제를 인정하는 것뿐이며, 이렇게 할 때 전문가 역시 자유로워진다. 환자가 할 행동을 전문가가 선택할 필요는 없고, 특정한 방식을 선택하도록 만들 필요도 없으며, 그렇게 할 수도 없다. 환자들은 스스로 그런 선택을 해야 한다.

수용의 두 번째 구성요소는 절대적 가치absolute worth다. 환자들은 자신의 가치를 증명할 필요도 없고 전문가로부터 존중을 얻어낼 필요도 없다. 환자는 기본적으로 인간으로서 존엄하고 인간적인 대우를 받을 만하다.

수용의 세 번째 구성요소는 정확한 공감accurate empathy이다. 환자의 시각으로 세상을 보려는 바람과 노력을 말한다. 공감은 연민과 다르고 텔레파시도 아니다. 공감은 환자가 경험하고 있는 것을 정확하게 이해하는 숙련된 기술이다. 전문가의 관점이 아닌 다른 관점들도 있음을 인정하는 것이며, 환자가 지각하고 의미하는 바를 포착하려는 노력이 가치가 있음을 인정하는 것이다. 경청 기술에 대해서 4장에서 더 설명한다.

수용의 마지막 구성요소는 그 사람의 강점과 노력을 인정affirmation하는 것이다. 이 사람의 장점이 무엇인지 의식적으로 그 진가를 알아보는 것이다. 올바른 방향으로 가는 한 걸음이 아무리 적은 것이라 할지라도 인정하고 격려한다. 잘못한 것을 지적하고 비판하는 대신에, 잘 하고 있는 것을 알아차리고 진가를 알아주는 것이다. 이러한 측면이 수용의 태도다.

■ 동정Compassion

동기면담 세 번째 정신은 동정이다. 고통을 경감시키고, 복지와 안녕을 추구하며, 피해를 주지 않으려는 바람과 결의다. 이것은 아마도 조력적인 전문직으로 사람들을 이끈 중요한 동기라고 본다. 환자의 안녕이 전문가의 자문에 있어 중요한 방향이자 이유임을 상기시키는 것이 동정이다. 1910년 의사 William Mayo 박사가 말했듯이, "환자의 최상의 이득이 우리가 고려해야 할 유일한 이득이다."

■ 유발Evocation

동기면담 네 번째 정신은 유발이며, 동기면담의 실천에 절대적인 구성요소다. 의료 장면에서 많은 부분이 환자들에게 무언가를 집어넣어주는 것과 관련이 있다. 동기면담에서 주는 메시지는 "환자분이 필요한 것을 제가 가지고 있으니까 그걸 드리려고 합니다"가 아니라, "환자분이 필요한 것을 제가 가지고 있는데 우리 함께 그것을 찾아봅시다"이다.

여기서 다시 한 번 전문가는 환자와 공유할 전문성을 가지고 있는 것이 확실하다. 예를 들어 당뇨병 교육에서 중요한 정보를 전달해야 한다. 그런데 환자가 그 정보를 기억하고 사용하기 위해서는 교육 과정에 환자들이 적극적으로 몰입하는 것이 중요하다. Monty Roberts (2001)가 강조했듯이 "교육 같은 것은 없습니다. 오로지 학습만이 있습니다"(p. xxii).

1장에서 제시한 양가감정의 관점을 사용한다면, 동기면담 실천가들이 믿는 것은 환자의 어떤 부분은 적어도 이미 건강한 변화를 위해 "동기화"되어 있다는 것이다. 흡연가의 경우 모두가 어느 정도는(아주 적을지라도) 흡연이 자기 파괴적이라는 점을 알고 있으며 그것으로부터 자유로워지기를 원한다. 동기면담에서 임상가는 그 부분을 찾아 나서는 것이다. 그 부분은 환자 내면에 있는 연합 동맹인 것이다. 임상가의 임무는 환자에게 동기를 부여하는 것이 아니라, 이미 그곳에 있는 동기를 밖으로 이끌어내는 것이다. 이 점에 대해서는 이후 장에서 더 설명할 것이다.

전문가의 임무는 환자에게 동기를 부여하는 것이 아니라,
이미 그곳에 있는 동기를 밖으로 이끌어내는 것이다.

견고한 토대

이 네 가지 동기면담 정신은 당뇨병 관리에서의 동기면담 적용을 위한 견고한 토대가 된다. 이 정신은 환자치료의 기반이 되는 생각의 틀$_{mindset}$이자 "마음의 틀$_{heartset}$"이다. 또한 이 책에서 제시하는 임상 기법을 활용하는 이유 및 맥락이기도 하다. 동기면담은 기본적으로 어떤 기법과 다르며 어떤 절차와도 다르다. 동기면담은 존재하는 방식이며, 위에서 기술한 바와 같이 환자중심 관점이 스며든 실천 스타일이다. 확실한 것은 관련된 기술 역량이 측정가능하다. 하지만, 숙련된 일반의사가 가지고 있는 것을 구체적으로 명시하기 어려운 것처럼 동기면담의 본질을 수량화하는 것은 어렵다.

우리가 다시 강조하는 바는 이러한 태도들은 동기면담의 적용 방법을 학습하는데 있어서 필요조건은 아니다. 임상가가 스스로 얼마나 진실 되게 동기면담을 경험하는가가 남아 있다. 우리가 바라는 것은 당신의 시작점이 어디인지 간에 변화에 대한 환자와의 대화가 개선되고 즐기도록 돕는 자료를 이 책에서 발견하기 바란다.

핵심 포인트
....

- 동기면담에서 한 가지 중요한 측면은 동기면담을 실천할 때 가져야 하는 기본적인 정신이다.
- 동기면담은 파트너십이다. 전문가와 환자가 각자 변화를 촉진하는데 중요한 전문성을 가지고 와서 서로 협동하는 것이다.
- 동기면담 실천가는 사람을 있는 그대로 수용하는 것을 구현해야 한다. 역설적이게도 그렇게 할 때 사람들은 변화에 자유로워진다.
- 동정은 동기면담의 정신 중 하나다. 환자의 최상의 이득에 철저하게 결단하는 것이다.
- 유발은 환자의 지혜와 아이디어를 이끌어내는 것이며, 결핍 모델과는 다르다. 결핍 모델에서는 그 사람에게 부족한 것(예를 들어, 지식, 통찰, 동기)을 부여하는 것이다.

동기면담의 네 가지 과정

지난 수년간 동기면담의 임상적 방법에 대해 어떻게 이해하고 교육할 것인지에 대한 많은 발전이 있었다. 한 가지 중요한 단계는 동기면담이 적용될 때 가져야 하는 기본적인 정신에 대한 진가를 알게 된 것이었다(2장 참조). 기본기술들이 명료화되었고(4장 참조), 핵심 원리들이 정의되었다(Miller & Rollnick, 1991, 2002). 이제, 우리는 동기면담을 네 가지 핵심 과정에 대해 설명할 것이다(Miller & Rollnick, 2013). 네 가지 과정이란 관계 형성하기$_{engaging}$, 초점 맞추기$_{focusing}$, 유발하기$_{evoking}$, 계획하기$_{planning}$이며, 모든 자문에 반드시 일어나는 것은 아니다.

관계 형성하기

신뢰관계를 형성하여 의사소통과 변화를 촉진하는 동맹 관계를 맺는 것의 중요성에 대한 문헌들이 많다. 임상가의 경우 시간이 짧고 환자들이 대기하고 있을 때는 특히, 당장 해야 할 일로 바로 들어가고 싶은 유혹을 느낀다. 만약 특정 환자와 이미 신뢰 및 소통 관계를 맺은 경우라면 이렇게 해도 충분하다. 하지만 많은 경우 이러한 상황에서 환자는 몇 마디 답을 하는 수동적인 역할로 신속한 판결을 기다리고 있을 뿐이다. 당뇨병 교육의 경우, 일방적으로 정보를 부여하는 것은 매우 쉽다. 그런데 이러한 상황에서는 생활습관 행동 변화가 일어날 가능성이 적다. 왜냐하면 변화란 임상가가 환자와 적극적으로 관계를 형성하고 협동하는 것을 요구하기 때문이다.

임상가들은 여러 방식으로 신뢰관계를 형성한다. 처음에는 일상적인 대화를 조금 하다가, 일반적인 질문을 하다가, 이전 회기에서 기록한 차트를 보면서 환자에 대한 구체적인 정보를 꺼낸다. 이러한 세심한 배려는 사람들로 하여금 편안하게는 하지만 적극적인 관계 형성은 하지 못한다.

건강관리에서, 특히 만성질환 관리에서 한 가지 주요한 과정은 환자 활성화$_{patient\ activation}$(Hibbard, Mahoney, Stock, & Tusler, 2007), 또는 "자신의 건강관리에서 협동적 파트너로서 질병정보에 대해 잘 알고 적극적인 환자"(p. 1444)가 되게 하는 것이다. 정보와 관리의 수동적 수혜자라기보다 임상가와 상호소통하고 자문하는데 적극적으로 참여하는 환자를 말한다.

관계 형성하기 단계는 초기에 많은 시간을 필요로 하지 않는다. 몇 분 동안에 관계 형성하기가 가능하며 임상가의 동기면담 정신(2장 참조)으로 일부 촉진되는데, 임상가의 동기면담 정신은 특정한 실천적 행동을 통해 환자에게 즉각적으로 전달된다(4장 참조). 다음은 당뇨병 교육에 추후 방문을 한 환자의 사례다.

당뇨병교육자 : 안녕하세요. ○○님. 어떠세요? 따님은 어떻게 지내나요?
환자　　　　 : 잘 지내고 있어요. 금년에 학교 들어갔어요.
당뇨병교육자 : 정말 멋지네요! 아이들은 정말 빨리 커요. 오늘 재방문하러 와주셔서 기쁩니다. 당뇨관리가 어떤지요? 어떤 점이 잘 되고, 어떤 점이 힘든가요?
환자　　　　 : 대부분은 약을 먹고 있는데 가끔 잊어버릴 때가 있어요.

당뇨병교육자 : 좋아요. 그럴 경우 큰 차이가 있을 건데요.

환자　　　 : 그 차이를 알고 있어요. 잊어버릴 경우 혈당이 올라가요.

당뇨병교육자 : 흥미롭네요. 일반적으로 한 번 잊어버렸다고 해서 큰 차이는 없는데요. 하지만 사람들마다 반응이 다르긴 하지요. 어쨌든, 혈당 수치를 재고 있으니까 그것이 중요하지요. 수치 재는 건 어떠세요?

환자　　　 : 먹는 것 때문에 재고 싶지 않을 때가 더러 있어요.

당뇨병교육자 : 수치가 높아질 것을 이미 아시는 거군요. 그래서 보고 싶지 않고요.

이 경우, 당뇨병교육자가 조언하기로 바로 뛰어들고 싶은 유혹을 느낄 수 있으나 여기서 당뇨병교육자는 시간을 가지고 경청하며, 환자의 관점을 듣고 이해하려고 한다. 이런 유형의 관계 형성하기는 나머지 세 가지 동기면담 과정에 견고한 토대가 된다.

일차의료에서 관계 형성하기는 초반에 도약의 시작이 되어줄 수 있으며 이어서 지속적으로 발전한다. 일회성 자문에서 특히 중요한 것은, 사실 정보 접수 및 공유를 하기 전에 초반에 관계 형성하기를 위해서 의식적으로 시간을 할애해야 한다는 것이다. 이후 장들에서 우리는 임상적 자문 시 관계 형성하기를 어떻게 할 수 있는지 실제 사례를 통해 설명할 것이다.

초점 맞추기

관계 형성하기가 적절하게 되면, 다음 과정은 자문에서 공유할 초점을 명료화하는 시간이다. "오늘 어떤 대화를 나눌까요? 우리가 달성하고자 하는 것이 무엇일까요?" 건강관리에서, 이 단계는 일반적으로 환자가 호소하는 염려를 통해 이루어진다. 당뇨관리에서 핵심 목표는 혈당 조절이자, 환자가 정확하게 이해하지 못하거나 공유하지 못한 질병 관리 이슈다. 건강을 증진하고 수

명을 연장하려면, 전문가는 목표 범위 안에서 중요한 검사 수치들을 확인해야 한다.

다양한 자가관리 행동들이 혈당조절에 기여를 한다. 따라서 당뇨관리에서 초점 맞추기의 한가지 방법은 의제 설정하기_{agenda setting}다. 즉, 자문 시간 동안 나누게 될 행동 주제나 주제들을 대안 메뉴에서 선택하도록 하는 것이다. 만약 메뉴에서 모든 가능한 행동변화들을 동시에 다루려고 한다면 변화의 가능성은 거의 없다.

동기면담에서 사용하는 임상 도구의 간단한 예는 방울 시트_{bubble sheet}(또는 방울 차트)다. 그림 3.1에 제시하였다. 다른 건강관리 분야에서도 최근 광범위하게 사용되고 있는데, 이 임상 도구는 당뇨관리 분야에서 처음 개발되었다. 당시, 제2형 당뇨병이 조절되지 않는 환자들을 돕기 위해서 전문가들이 사용한 것이다(Scott, Rees, Rollnick, Pill, & Hackett, 1996). 일반적인 자문의 경우 당뇨병교육자는 절박한 이슈를 다루고 난 후에는 방울 시트를 보여주고 다음과 같이 말한다.

"당뇨병 환자가 건강을 유지하기 위해서 할 수 있는 것들은 많습니다. 그중 어느 것을 오늘 저와 함께 이야기하고 싶으신지 궁금하군요. 예를 들어, 신체 활동이나 식사 습관, 혈당검사 하기, 스트레스 관리, 처방약 복용, 그밖에 여기 도표에 있는 무엇이든 좋습니다. 그밖에 다른 것도 있을 수 있겠지요. 어떠세요? 어느 것이 좋을까요?"

이 환자와 특별히 나누고 싶은 건강 관련 주제가 있다면 이 때 언급한다. 환자를 기분 나쁘게 하지 않고, 환자가 언급하지 않은 어려운 주제를 당뇨병교육자는 어떻게 열게 할 수 있을까? 여기서 중요한 점은 환자의 허락을 구하는 것이다.

"○○님은 흡연을 하시는데요. 담배가 당뇨병이 있는 분들에게 매우 심각한 건강 문제와 관련된다고 합니다. 이 부분에 대해서 ○○님에게 설교를 할 생각은 없습니다. 하지만 흡연에 대해 잠시 이야기 나누고 싶으신지 궁금합니다."

"아시다시피, ○○님의 당화혈색소 수치가 꾸준히 오르고 있습니다. 제가 염려가 되는군요. 이 점에 대해 함께 이야기 나누어도 좋을까요?"

당뇨병 건강 주제들

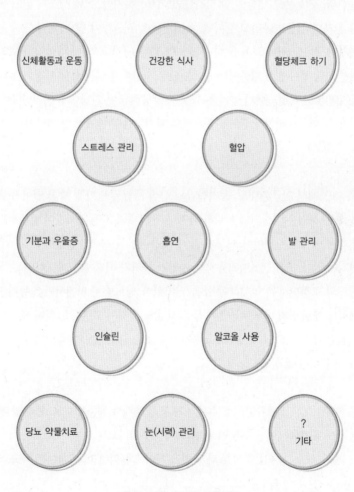

그림 3.1. 방울 시트 또는 방울 차트

유발하기

....

관계 형성이 되고 초점이 명료화된 환자의 경우, 다음 과정은 건강과 변화에 대한 환자 자신의 동기를 유발하는 동기면담의 매우 고유한 유발하기 단계다. 교정반사(1장 참조)는 임상가가 시간 제약이 있을 때 환자에게 무엇을 해야 하고 왜 해야 하는지 말하는 것이다. 임상가들은 때로 저자들에게 이렇게 말한다. "저는 동기면담을 할 시간이 없어요." 하지만, 진료 시간이 짧고 목표가 환자의 행동변화라고 한다면, 동기면담을 시도해야 한다. 왜냐하면 손을 젓거나, 경고하거나 교육을 하는 것보다 짧은 시간 동안 더 바람직한 효과가 있을 가능성이 높기 때문이다. 동기면담은 시간이 걸리는 상담 과정이 아니다. 동기면담 연구 결과에서 놀라운 사실은, 상당히 짧은 만남에서 동기면담이 효과가 있었다는 점이다. (부록. 동기면담 체계적인 문헌고찰 및 메타분석 연구 목록 참조)

1장에서 언급한대로, 동기면담의 핵심 개념은 변화를 향한 언어적 표현을 하는 사람은 임상가가 아니라 환자다. 유발하기 과정은 이것이 발생하도록 대화를 이어가는 것이다. 이렇게 할 때 사용하는 구체적인 방법들은 5장에 설명되어 있다. 또한 당뇨병교육자는 자기가 동기와 해결책을 제공하려는 좋은 의도의 교정반사를 억제해야 함을 의미한다. 당뇨병 관리에서처럼 동기면담에서도 제일 먼저 떠오르는 생각을 하지 않도록 자기 조절하는 것이 필요하다. 다음은 짧은 대화인데, 당뇨병교육자가 무엇을 하고 있으며 왜 그렇게 하는지에 대해 다음에 설명하고자 한다.

환자　　　　 : 당화혈색소 수치가 자꾸 올라가서 걱정이 되요. 좋지 않네요.
당뇨병교육자 : 어떤 부분이 특별히 걱정이 되나요?
환자　　　　 : 처방약이 효과가 있을 거라고 생각했고, 인슐린은 하고 싶지 않거든요.
당뇨병교육자 : 그 점이 염려가 되는군요. 이런 질문을 해보죠. ○○님의 혈

당 수치를 낮추고 더 잘 조절하는 것이 얼마나 중요할까요? 0
점에서 10점 척도라면, 0은 전혀 중요하지 않다, 10은 현재 인
생에서 가장 중요하다라면, 몇 점일까요?

환자 : 6점 정도.

당뇨병교육자 : 그러니까, ○○님에게 매우 중요하군요. 1점이나 2점이 아니
고 6점인 이유는 무엇인가요?

환자 : 당뇨 조절이 되지 않으면 일어날 일들에 대해 선생님이 말해
주셨지요. 그런 일이 발생하는 것이 싫습니다.

당뇨병교육자 : 어떤 결과들이 ○○님에게 문제가 될지 기억하시나요?

환자 : 글쎄, 눈이 멀고 싶지 않아요. 저는 독서를 좋아하고, 볼 수 없
다면 일을 할 수 없을 거예요.

당뇨병교육자 : 흠. 그 밖에는 어떤 것이 있을까요?

환자 : 신부전이요. 투석하고 싶은 사람이 어디 있겠어요?

당뇨병교육자 : 그런 결과를 ○○님은 확실하게 피하고 싶은 거군요.

이 대화에서 변화를 향해 이야기를 하는 사람은 환자며, 이것은 우연이 아
니다. 이 환자가 특별히 "동기화"되어 있기 때문도 아니다. 이처럼 자연스러운
유발하기는 당뇨병교육자가 대화를 이끌어가는 방식에 의해 일어난다.

━━━━

변화를 향한 언어적 표현을 하는 사람은
임상가가 아니라 환자다.

계획하기
....

유발하기 과정은 변화를 하려는 환자 자신의 동기를 견고히 하도록 돕는
단계다. 환자가 변화에 대해 기꺼이 고려하려고 한다면, 그럴 때에 한해서만

네 번째 과정인 계획하기를 한다. 만약 임상가가 변화를 어떻게 그리고 언제 해야 하는지에 대해 너무 성급하게 몰아가면, 즉 변화를 해야 하는지 여부와 왜 해야 하는지에 대해 충분히 생각하지 않았다면, 환자는 주저하고 움직이지 않게 된다.

어떤 환자들은 변화 준비가 된 채 임상가를 찾아오는 경우도 때로 있다. 당뇨병이라는 진단을 처음 받으면, 사람들은 책임을 느끼며 건강해지려는 의지가 점화된다. 이런 경우 동기를 유발할 필요가 거의 없고, 변화의 여부나 이유에 대해 많은 시간을 할애할 필요도 없다. 이 경우 환자들은 이미 그 시점을 넘어서서, 자신의 건강을 위해 필요한 변화를 어떻게 해야 하는지에 대해 대화하고 싶어 한다. 그럴 경우, 계획하기 과정이 중요한 과제다. 물론 계획하기를 하고도 양가감정이 머리를 디밀어서 다시 관계 형성하기, 초점 맞추기, 유발하기 과정을 해야 할 수도 있다.

만약 임상가가 변화를 어떻게
그리고 언제 해야 하는지에 대해 너무 성급하게 몰아가면
환자는 주저하고 움직이지 않게 된다.

계획하기는 일회로 끝나는 과정이 아니며, 장기적인 자가관리 전략들을 만들어내는 과정이다. 그 과정에서 계획들이 조정되는 것이 일반적이다. 각각의 계획은 예비적인 것이다. 효과가 있는지 시도해보는 것이다. 계획하기 과정은 임상가가 환자의 고삐를 죄고 해결책을 제공하는 시간이 아니다. 동기면담의 모든 과정에서처럼, 계획하기도 협동적 과정이며 전문가와 환자의 전문성이 조합되는 과정이다.

이러한 협동에서 목표는 환자가 수용하고 수행할 자가관리 계획을 만드는 것이다. 일상에서 무엇이 현실적이고, 무엇이 가능하며, 무엇이 효과가 있을지에 대한 환자의 자기 지식$_{\text{self-knowledge}}$이 임상가에게 특히 필요하다. 계획은 애매모호하거나 포괄적이어서는 안 된다("혈당 수치를 더 잘 조절할 것이다"). 구체적이어서 수행 가능해야 한다. 혈당 조절로 가는 길에 있어서 가장 논리적인 걸음들이 계획들이다. 다음은 구체적인 계획의 예다.

"아침에 일어나자마자, 식후 2시간 혈당을 측정하고 기록할 생각입니다."
"매끼마다 탄수화물 15그램 이상은 먹지 않을 계획입니다."
"간식을 먹을 때, 견과류나 과일만 먹으려고 합니다."
"월요일, 수요일, 금요일 저녁에 50분간 운동하려고 합니다."

계획을 할 때 잘못될까봐 일일이 너무 많이 염려할 필요는 없다. 요점은 환자가 "예"라고 말할 수 있는 계획으로 시작하는 것이며, 이후에 임상가가 속한 기관에 따라 사후관리를 하면 된다(11장 참조).

환자가 "예"라고 말하는 것의 의미는 무엇인가? 수행 의지에 대한 연구(Gollwitzer, 1999)에서 밝힌 바로는, 사람들이 구체적인 계획을 말하고 그 계획을 수행하려는 의지를 말할 때 실천 가능성이 높아진다는 것이다. 위에서 제시한 구체적인 계획의 예들을 보면 모두 결단을 표시하는 언어 표현이다. 즉, "계획입니다," "하려고 합니다" 등. 환자가 준비되어 있지 않을 경우 이러한 말을 하도록 압박해서는 안 된다. 계획하기 과정에서 환자가 이러한 결의를 자발적으로 표현하게끔 자연스럽게 인도하는 것이 이상적이다. 구체적인 계획을 들었는데 확실하지 않을 경우 늘 다음과 같이 질문한다.

"그러니까, 이것을 할 거라는 건가요?"
"훌륭한 계획으로 들립니다. 그렇게 할 의향이 있으신가요?"

변화 결단을 하도록 과도하게 압박 하는 것을 권하지 않는다.

"그러니까, 그렇게 할 거라는 건가요? 아니면 아니라는 건가요?"

동기면담 네 가지 과정을 순서대로 진행을 해야 하는가?

이론적으로 말한다면 네 가지 과정은 선형적$_{linear}$이다. 환자와 관계 형성하기가 되지 않은 경우 변화로 진전하기가 어렵다. 따라서 관계 형성하기가 첫 번째 단계다. 동기를 유발하기 전에 초점이 무엇인지 알아야 한다. 즉, 변화의 방향이다. 왜냐하면 변화대화는 특정한 변화 목표와 관련이 되기 때문이다. 일반적으로 충분히 동기가 증진되기 전에는 구체적 계획의 때가 아니다. "변화 여부"와 "변화 이유"에 대한 질문은 "변화를 어떻게 할지"와 "언제 변화를 시작할지"에 앞서서 해야 한다.

하지만 실제로는 동기면담 과정이 한 쪽 방향으로 직선적 이동을 하지는 않는다. 때로 초점 맞추기가 실제 장면에 의해 사전에 결정되거나(예: 금연 클리닉에 방문할 경우) 관계 형성하기를 하기 훨씬 전에 환자의 우선순위가 설정되기도 한다. 동기 유발하기와 변화대화가 자문이 시작되고 초기에 발생하기도 한다. 자문의 초점 역시 시간이 흐르면서 바뀌기도 한다. 계획하기를 시작하려는데 재확인을 해야 할 필요가 드러나면서, 더 많은 유발하기, 초점 명료화를 하기도 하고 관계 형성하기를 다시 시작하기도 한다.

따라서, 동기면담은 네 가지 과정이 반드시 순서에 따라 진행되지는 않는다. 현재 시점에서 환자의 경험에 주의를 기울이고 반응하는 것이 동기면담 실천에서 어떤 형식이나 지침을 따르는 것보다 훨씬 더 중요하다. 환자의 말에 경청할 때 어느 과정에 있고 어디로 가야 하는지 알 수 있다.

동기면담 정신(2장)와 동기면담 과정을 마치면서 이제 실제적인 면담기술로 넘어가려고 한다. 4장에서는 관계 형성하기를 위한 네 가지 기본적인 면담기술 OARS를 살펴볼 것이다. 이 기술들은 동기면담의 실천 전반에 걸쳐 사용되는 기술들과 동일하다. 5장에서는 환자의 변화동기를 유발하기 위해서 이러한 면담기술들을 특별한 방식으로 적용한다.

핵심 포인트
·················

- 동기면담은 네 가지 통합적 과정으로 이해될 수 있다.
- 관계 형성하기는 환자와 작업 동맹을 이루기 위한 방법으로 환자의 관점을 이해할 것을 요구한다.
- 초점 맞추기는 변화로의 한 가지 이상의 명료한 목표(들)를 세우는 단계다.
- 유발하기는 변화에 대한 동기와 생각을 환자가 스스로 이끌어내도록 하는 단계다.
- 계획하기는 환자가 실천하고자 하는 다음 단계들을 협동적으로 만들어 가는 단계다.

동기면담 핵심 면담기술
OARS

이 장에서 제시하는 기술들은 전문적인 자문 영역에서 뿐 아니라 대인관계에서 보다 일반적으로 명확한 소통을 위한 토대가 되어준다. 이 기술들은 인간중심상담과 의학에서 잘 정리된 전통에서 유래한다(Egan, 2013; Gordon & Edwards, 1997; Rogers, 1965). 자문 시 이 기술들은 환자에게 즉각적이고 적극적인 역할을 줌으로써 신속하게 관계 형성하기를 하도록 촉진시킨다. 이 기술들은 동기면담 과정에서 모두 사용되며, 변화동기 유발하기 과정에서 구체적인 방식으로 적용된다(5장 참조).

이 네 가지 미시적 면담기술들은 기억하기 쉽게 약자로 OARS라고 한다. 열린질문$_{open questions}$, 인정하기$_{affirming}$, 반영하기$_{reflecting}$, 요약하기$_{summarizing}$다. OARS 는 변화라고 하는 물길을 따라 갈 때 원동력을 생기게 하는 도구들이다.

열린질문

건강관리전문가는 환자 정보를 수집하고 질문을 하는데 익숙해서 진단을 내리기 위해 결정 나무를 따라 질문하는 것을 익숙해 한다. 대부분의 건강관리전문가의 질문들은 간단한 답만을 필요로 한다.

예 또는 아니오 질문	"알레르기 반응을 보이는 약이 있으세요?"
숫자	"0점에서 10점 척도 중에서 환자분의 통증 정도가 얼마나 되나요?"
사실 정보	"주소가 어떻게 되나요?"
날짜나 시간	"시야가 흐려진 건 언제부터인가요?"
이름	"지금 복용하고 있는 혈압약이 무엇인가요?"

위와 같이 단답형 질문을 닫힌질문closed questions이라고 한다. 답의 폭을 제한하는 질문이기 때문에 짧은 시간에 구체적인 정보 수집을 하는 데 효율적일 수 있다. 단답형 질문을 연속으로 하게 되면 환자는 수동적인 역할을 하게 된다. 즉 "나는 질문을 할 거니까 환자분은 대답을 하십시오". 따라서 임상가는 한 수 위의 입장을 갖는 것이 된다. 이것이 늘 나쁜 것은 아니다. 그런데 따발총같이 질문을 하게 되면 일어나게 되는 현상이다. 임상가가 질문을 모두 마친 후 해결책을 주겠다는 의미를 내포하기도 한다. 진단을 내리거나 처방약을 줄 때 그러하다. 하지만 환자의 생활습관 행동변화의 경우에는 환자가 해결책을 내야 한다.

반대로, 열린질문open questions은 환자가 더 많은 반응을 할 수 있게 해준다. 짧게 답하지 않게 하므로 어떤 답을 할지 추측이 더 어렵다.

"오늘 어떻게 오셨나요?"
"지난번 오셨을 때 이후 지금까지 어떠셨는지 말해주세요."
"당 조절에 가장 어려운 점은 어떤 것이었나요?"
"가족은 어떻게 지내세요?"
"혈당 체크하는 걸 잘 기억하려면 어떤 방법이 있을까요?"

이러한 질문들은 환자로 하여금 기억 창고를 찾아다니게 해주며 떠오르는 생각을 말하도록 돕는다. 열린질문을 함으로써 임상가는 닫힌질문에서 얻지 못했던 정보를 얻곤 한다. 열린질문은 환자로 하여금 더욱 적극적으로 참여하도록 돕는다. 취조가 아니라 대화를 하는 것으로 느끼게 해준다.

열린질문은 환자로 하여금 더욱 적극적으로
참여하도록 돕는다.

때로 바쁘게 움직이는 임상가들의 경우 열린질문을 하는 것에 대해 조바심을 느끼고 통제하기 어렵다고 느끼며 마치 판도라 상자를 열어서 환자에게 너무 많은 자유 시간을 주게 될까봐 염려한다. 그렇다고 해도 열린질문은 환자의 몰입, 솔직, 편안함, 적극적인 참여를 하도록 더 많이 돕는다. 질문에서 환자가 너무 멀리 떨어져 가게 되면 다음과 같이 말하면서 정중하게 방향을 다시 잡는다.

"그러면, 좀 전에 이야기하셨던 내용으로 돌아 가보죠."
"알겠습니다. 자, 이제 제가 하고 싶은 것은 이것입니다."

당뇨병 환자와 처음 면담 시 다음과 같은 열린질문이 도움이 된다.

"당뇨가 있다는 걸 처음에 어떻게 알게 되었나요?"
"당뇨가 지금 어떤 점에서 문제가 되거나 제약이 되고 있나요?"
"이제까지 혈당 조절을 어떻게 해오셨나요?"
"당화혈색소 검사에 대해 알고 계신 점을 말해주세요."
"환자분의 건강을 위해서 제가 어떻게 도와드리면 좋을까요?"

이러한 열린질문은 건강과 자가관리에 대해 이야기를 시작하게 해주는 대화의 문을 열게 된다. 열린질문은 대화를 시작하는 한 가지 방법이다.

인정하기

소통을 촉진 하는데 중요한 두 번째 면담기술은 인정하기다. 인정하기는 환자의 특성, 장점, 노력을 긍정적으로 말하는 것이다. 인정하는 말은 진실 되고 진정성이 있어야 한다. 환자들은 병원에 방문을 할 때 나쁜 소식을 들을까 봐 종종 두려워하며, 무엇이 잘못 되었는지 직면해야 한다. 인정하기는 환자가 잘 한 것을 축하하는 것이다.

인정하기는 관계를 형성한다. 긍정적인 말을 듣는다는 것은 늘 불충분하다! 인정하기는 또한 환자로 하여금 편안하게 하고 방어를 줄인다. 공격을 당할 때 보다는 인정을 받을 때 사람들은 방어를 할 필요가 적어진다. 인정하기는 치료에 참여를 돕는다.

인정하기 습관에서 빠져나오기가 쉽기는 하지만, 인정하기 습관을 시작하는 것 또한 간단하다. 한 가지 유형은 긍정적인 행동에 대해 인정하는 것이다.

"환자분의 혈당 기록지를 가져와주셔서 감사합니다. 매우 도움이 됩니다."
"○○님이 이 기록을 함께 볼 수 있도록 와주셔서 기쁩니다."
"혈당이 떨어졌네요. 잘 하셨어요!"
"그렇게 말씀하시니까 좋네요."
"일주일에 세 번 조깅하셨군요. 멋지네요!"

인정하기와 열린질문을 이어서 할 수 있다.

"환자분의 당화혈색소 수치가 떨어진 걸 보니까 무엇인가 잘 하셨네요. 어떻게 하셨나요?"

"운동을 더 많이 하신다니까 기쁩니다. 어떻게 하고 계신가요?"

환자 개별적인 특성이나 장점에 대해 인정하기를 한다.

"이렇게 잘 하고 계시군요. 무언가 해야겠다고 하면 하시는군요!"

"자녀들이 환자분에게 정말 중요하군요."

"많은 변화를 잘 견디어 오셨네요. 그 점을 인정합니다."

"건강을 정말 중요시 하시는군요."

반영하기
....

반영하기를 "적극적 경청하기"라고 부르기도 하는데, 환자가 한 말에 대해 반응하는 특별한 방식이다. 반영하기는 환자가 의미하는 바를 임상가가 이해하고 있음을 확실히 하는 것이며, 환자가 자신의 상황에 대해 생각하도록 거울처럼 작용하는 것이다. 반영하기는 동기면담에서 중요한 기술이며, 반영하기를 잘 하려면 시간이 걸린다. 반영하기를 잘하는 사람들을 보면 쉬워 보이지만 사실상 보기 보다는 어렵다.

반영하기를 하는 방법은 다음과 같다. 사람들은 어떤 말을 하기 전에 그 순간에 경험하고 있는 무엇인가가 있다. 즉, 소통하려는 어떤 것이다. 그 사람이 말로 표현할 때, 소통에서 문제가 생길 수 있는 첫 관문인데, 사람들은 자기가 의미하는 바를 늘 말로 표현하지는 않기 때문이다. 그 사람이 한 말을 잘못 알아들을 수 있다. 말을 정확하게 알아들었다고 해도, 그 사람이 의미하는 바에 대해 추측해야 한다. 따라서 그 사람이 정말 의미했던 바에서 사실상 세 단계 넘어서서 의미를 해석하는 것이 된다. 대부분의 사람들은 그 사람이 의미했다고 보는 대로 해석을 하여 답한다. 따라서 소통은 빠르게 빗나간다.

반영하기는 여기서 배우게 되는 주요 기술인데, 환자가 의미하는 바에 대해 추측하는 것이다. 임상가가 이미 알고 있다고 가정하기 보다는, 임상가가 귀로 들었던 내용을 짧게 요약하여 말하거나 종종 다른 말로 요약하는데, 요약을 잘 했는지 여부를 확인하는 방식이다.

> 환자　　: 손가락에 바늘로 찔러서 혈당 재는 것이 정말 싫어요.
> 임상가 : 정말 아프시지요. (반영하기)
> 환자　　: 아픈 것만은 아니고요. 결과를 기다리는 것이 싫어요.
> 임상가 : 기계를 들고 기다리는 것 말이군요. (반영하기)
> 환자　　: 맞아요! 바늘보다도 기다리는 것이 더 안 좋아요.

위의 예제에서 임상가가 하지 않은 것을 보자. 우선, 아래 예제에서처럼, 교정반사적인 문제해결 역할로 바로 들어가지 않고 있다.

> 환자　　: 손가락에 바늘로 찍어서 혈당 재는 것이 정말 싫어요.
> 임상가 : 어떻게 하는지 보여드릴게요. 많이 아프지 않게요.

둘째, 임상가는 환자가 한 말을 단순 반복하지는 않는다. 그렇게 했다면 아래와 같이 즉시 지루해진다.

> 환자　　: 손가락에 바늘로 찔러서 혈당 재는 것이 정말 싫어요.
> 임상가 : 손가락을 찌르는 것이 싫으시군요.

임상가와 환자는 함께 문단을 만들어가고 있다. 셋째, 임상가는 아래 예에서처럼 질문을 하지 않는다.

> 환자　　: 손가락에 바늘로 찔러서 혈당 재는 것이 정말 싫어요.
> 임상가 : 많이 아프세요?

임상가가 하고 있는 것은, 환자가 의미하는 바를 이해하려고 시간을 들이며, 환자의 건강관리 경험 안으로 들어가는 것이다. 시간이 많이 걸리지는 않는다. 사실, 어떤 경우는 시간이 덜 걸린다. 환자는 전문가가 자신의 말을 "알아듣고" 있음을 알며, 자신의 견해를 임상가가 이해하고 있음을 안다.

반영하기 방법에 대한 두 가지 지침이 있다.

1. 질문을 하지 말고 진술$_{statement}$을 한다. 질문형의 말은 제거하고(예: "...하고 있나요?" "...라는 말인가요?" "...인가요?"), 말꼬리를 아래로 내린다("정말 아프신가봐요."). 말꼬리를 위로 올릴 경우("정말 아프신가봐요?") 질문이 된다.

2. 환자가 의미하는 바를 추측한다. 추측하고 있다는 사실은 그것을 질문으로 하고 싶어지게 만든다. 그러나 답을 할 때는 진술로 하는 것이 더 효과적이다. 왜냐하면 질문은 사람들로 하여금 방어적이 되게 만들기 때문이다.

이와 같은 느낌을 배우기까지 시간이 걸리기는 하나 노력해볼 만한 가치가 있다. 숙련된 반영하기는 관계 형성하기 과정을 매우 신속하게 해준다. 환자로 하여금 그들 자신의 경험을 살펴보도록 돕고, 임상가가 자신을 이해함을 알게 해준다. 반영하기는 오해를 감소시키고, 임상가-환자 관계를 견고히 할뿐 아니라 반영하기를 하지 않았다면 놓쳤을 것을 알게 되는 가능성이 높다. 반영을 할 때마다 환자로부터 즉각적인 피드백을 받게 된다. 임상가의 추측이 맞았는지 틀렸는지는 중요하지 않다. 어떻든 간에 환자들은 자신이 의미했던 바에 대해 더 많이 알려주기 때문이다.

━━━━

숙련된 반영하기는 관계 형성하기 과정을
매우 신속하게 해준다.

다음은 당뇨병 환자와의 대화다. 여기서 임상가의 반응 대부분이 반영이다.

임상가 : 혈당 수치가 떨어지도록 어떻게 하셨는지 말해주세요. (열린질문)

환자 　 : 제가 먹는 것을 조심하려고 했어요. 어려웠어요.

임상가 : 도전 과제가 되었군요. (반영하기)

환자 　 : 맞아요. 탄수화물을 피해야 하는데 욕구가 생겨요.

임상가 : 단 걸 좋아하시는군요. (반영하기 - 추측하기)

환자 　 : 아니에요. 단 거 보다는 과자, 감자 칩, 프레즐, 시리얼 같은 거요. 빵도 좋아해요.

임상가 : 그런 음식이 문제가 된다는 걸 알고 계시군요. (반영하기)

환자 　 : 당으로 바로 바뀌니까요.

임상가 : 맞아요!(인정하기) 그러니까, 어떤 전략들이 이제까지 효과가 있었나요? (열린질문)

환자 　 : 그런 음식들을 사지 말고, 집에 두지 않는 거지요.

임상가 : 훌륭한 전략이네요! (인정하기) 그밖에 어떤 것이 있나요? (열린질문)

환자 　 : 당근이랑 신선한 과일을 잘라서 냉장고에 넣어 두었다가 간식으로 먹어요.

임상가 : 시장기가 있을 때를 위해서군요. (반영하기)

환자 　 : 맞아요. 준비를 해 두면, 과자 부스러기가 없을 때 먹을 수 있어요.

임상가 : 효과가 있는 전략이군요. 과자 부스러기는 없애고 보다 건강한 간식을 먹도록 하는 것 말이지요. (요약 반영하기)

짧은 대화에서 임상가는 환자가 이제까지 하고 있는 것에 대해 보다 명료하게 알게 된다. 대화를 여기서 멈추거나 "그밖에 어떤 것이 있나요?"라고 질문하여 이어갈 수도 있다. 5장에서 더 설명하겠지만 자가관리 전략들을 표현하는 사람은 환자여야 한다는 점이 중요하다. 환자가 이미 하고 있는 것에 대해 전문가가 이해하고나면, 이제 제안하기로 이동한다(6장 참조).

요약하기
....

OARS에서 네 번째 미시적 기술은 요약하기다. 요약하기는 환자가 했던 말을 모으는 것이다. 임상가가 한 말을 기억하도록 요약할 수도 있으나, 여기서는 환자가 한 말을 요약하는 것이다. 요약하기는 일종의 반영하기다. 환자가 한 말을 전문가가 이해한 대로 다시 말하는 것이다. 대화에서 언급되었던 내용을 수집하거나, 또는 지난 자문 회기에서 언급된 것을 모아서 정리하여 말하는 것이다.

요약하기는 대화 중간에 짧게 할 수 있다. 위의 대화 예제에서 요약하기의 예를 보여주었다. 환자가 언급했던 전략 두 가지를 임상가가 모아서 요약하였다. 요약하기가 조금 길어질 수도 있는데 새로운 과제로 이동하기 위해 이전에 나누었던 내용을 수집할 때 그러하다. 다음의 예를 보자.

"당뇨 조절이 안 되어서 가장 염려하는 것이 실명, 사지 절단, 투석의 가능성이군요. 이러한 합병증을 피해야겠지요. 지금은 ○○님의 건강이 상당히 좋은 편이니까 이렇게 지속하고 싶으신 거죠. [요약하기] ○○님, 이제 건강을 유지할 수 있는 몇 가지 방법들이 무엇인지 이야기 나누지요. [계획하기로 이동]"

요약하기는 인정하기와 유사하다. 왜냐하면 환자가 한 말을 임상가가 경청하고 기억하고 있음을 보이기 때문이다. 즉, "제가 환자분의 이야기를 듣고 있습니다. 지금 환자분이 말하는 것이 매우 중요해서 제가 그것을 기억하고 한데 모으는 것입니다."라는 뜻이다. 요약하기는 또한 환자가 건강관리와 자가관리에서 경험하고 있는 것을 스스로 통합하도록 돕는다. 환자는 자신의 경험을 말로 표현하고, 자신의 말을 임상가가 반영하는 것을 듣고, 이어서 전문가가 요약하기를 할 때 다시 듣는다. 요약하기가 시간을 많이 들게 하는 것처럼 들릴 수 있으나 사실 몇 분 정도밖에 걸리지 않는다. 반영하기와 요약하기에 숙련이 되면 몇 분 간 얼마나 많은 내용이 다루어지는지 때로는 놀랄 것이다.

OARS는 위의 대화 예제와 차후에 제시하는 예제에서 멋지게 어우러지고 있다. 숙련된 임상가는 자연스러운 대화 스타일로 이 기술들을 잘 엮어간다. 단순한 수다가 아니다. 다음 장에서 구체적으로 어떻게 이러한 대화들이 나누어지는지 살펴보자.

핵심 포인트

....

- 네 가지 핵심 면담기술 OARS는 동기면담 과정에서 계속 사용된다.
- 열린질문은 환자로 하여금 답을 어떻게 할 것인지에 대한 자유로움을 제공한다.
- 인정하기는 환자의 장점, 긍정적 속성, 노력을 강조하는 것이다.
- 반영하기는 환자가 한 말 중에서 그 의미에 대해 추측하면서 짧게 요약하는 것이다.
- 요약하기는 환자가 한 말 중에서 중요한 내용들을 모아서 말하는 것이다.

변화대화 알아차리기, 유발하기,
반응하기

변화대화는 매력이 있다. 임상가들은 이미 사회생활을 하면서 타인과의 관계를 통해 어느 정도 변화대화에 익숙해 있다. 예를 들어, 누군가에게 무엇인가를 부탁하려고 할 때, 상대방이 부탁을 들어줄 것인지 여부에 대해 단서를 얻고자 그가 말하는 내용에 귀를 기울이며 경청한다. 임상가가 부탁한 것에 대해 가능한 답들이 있고 각기 다른 의미를 지닐 수 있다. 다음을 보자.

"기꺼이 해드리지요."
"해드릴 수 있을 것 같아요."
"해드릴 수 있으면 좋겠네요."
"해볼게요."
"제게 빚지시는 거예요."
"하고는 싶은데, 할 수 있을지 모르겠어요."

언어적 표현에 민감성을 가지는 것은 협상 과정에서 열쇠가 된다. 동기면담이 말하는 변화대화는 특별한 유형의 대화다.

사람들은 새로운 행동을 하려고 생각하는 동안, 그 행동을 할지 안 할지 자기 자신과 대화를 한다(Miller & Rollnick, 2004). 성공적인 영업사원들은 이 점을 매우 잘 알고 있다(Cialdini, 2007). "말하기"는 소리를 내어 표현하는 것만은 아니다. 때로 생각이나 지필 형태로 하는 사적인 자기대화가 있다. 타인과 나누는 대화는 종종 자신의 결정에 지대한 영향을 준다.

변화의 가능성에 대해 생각하는 대부분의 사람들은 변화의 찬반을 생각한다. 변화를 하면 좋은 점과 나쁜 점을 말한다. 이것이 변화에 대한 양가감정이다. 한쪽에서는 변화를 선호하고 다른 한쪽에서는 변화에 반대하거나 꺼려한다("내부 위원회"라고 할 수도 있다). 양가감정을 가진 사람은 한쪽 또는 양쪽에 대해 언어적으로 표현할 수 있다. 1장에서 언급한 것처럼, 어떤 사람이 한쪽 편을 들면 양가감정은 반대편에 서서 반응할 가능성이 높다.

동기면담에서, 변화동기를 담은 언어적 표현을 간단히 변화대화$_{Change\ Talk}$라고 하고, 변화하지 않으려는 동기를 담은 언어적 표현을 유지대화$_{Sustain\ Talk}$라고 한다. 동기면담 관련 연구의 대부분은 환자가 자문시 말로 표현한 변화대화와 유지대화에 초점을 맞추었으나, 이러한 언어 표현은 내면의 소리나 지필로 표현될 수 있다(Miller, 2014). 이 연구에서 밝히는 것은 환자가 말로 표현하는 것이 중요하다는 것이 명백하다. 환자가 변화대화보다 유지대화를 더 많이 하는 경우 변화의 가능성은 적어진다. 반대로, 환자의 언어 표현에서 변화 찬성이 변화 반대보다 많으면, 변화의 가능성이 높아진다(Barnett et al., 2014; Bertholet, Faouzi, Gmel, Gaume, & Daeppen, 2010; Miller & Rollnick 2004; Moyers et al., 2009).

환자가 변화대화보다 유지대화를 더 많이 하는 경우
변화의 가능성은 적어진다.

임상가들은 "변화동기가 높은 환자일수록 변화를 한다."라고만 말한다. 환자의 동기 수준을 무기력하고 수동적인 관찰자로서 바라볼 때는 그것이 정확하다. 그러나 많은 연구 결과에서 밝혀진 또 다른 중요한 사실은, 임상가가 환자의 변화대화와 유지대화 비율에 상당한 영향을 준다는 점이다(Glynn & Moyers, 2010; Moyers & Martin, 2006). 이 점을 확인하는 가장 쉬운 방법은 환자에게 전문가가 변화해야 하는 이유들과 어떻게 변화해야 하는지 말해주는 것인데, 이럴 경우 환자는 유지대화를 이야기하기 쉽다. 즉, 꺼려하고, 뒤로 물러나고, 수동적이 되는 등 변화는 거의 또는 전혀 일어나지 않는다.

그렇다면 동기면담은 일종의 역 심리학인가? 전문가가 변화에 대해 반대할 경우, 환자가 변화에 대해 찬성하게 될까? 전혀 그렇지 않다. 대부분의 사람들이 이러한 조작을 바로 꿰뚫어보고 원망한다. 사실, 동기면담은 사람들이 스스로 변화대화를 표현하고 탐색하며, 자신에게 최상인 변화를 하고자 동기를 표현하도록 돕는 것이다. 이 경우 환자가 스스로 혈당 수치를 잘 관리하여 오랫동안 질적인 삶을 사는 것이다. 이 방식으로 환자와 대화를 진행하여 환자가 스스로 변화동기를 찾도록 돕는 것은 의식적이면서도 매우 능숙한 과정이다.

변화대화 알아차리기

우선, 첫 번째 단계는 환자의 변화대화에 알아차리기 위해 귀를 기울이는 것이며, 변화대화가 들리면 그것이 중요한 것임을 아는 것이다. 환자가 표현하는 모든 대화 내용에서 변화대화는 특히 중요한 독보적 존재며, 전문가가 다음에 무엇을 말하고 해야 하는지 안내하는 신호다. 변화대화는 중요하다.

언어심리학적 연구 결과에서 다음 두 가지 유형의 변화대화를 구별하도록 도움을 주었다. 즉, 예비적 변화대화preparatory change talk와 활동적 변화대화mobilizing change talk다. 예비적 변화대화는 환자가 변화에 대해 고민하고 있고, 변화에 대해 고려할 "준비가 되어 있음"을 가리키는데, 아직까지 변화를 결정한 것은 아니다. 한편, 활동적 변화대화는 말 그대로 변화를 향한 움직임을 가리킨다. 변화에 조금 더 가까이 있는 것이다. 이 두 가지 변화대화 유형은 특별한 것은 아니며, 거의 일상생활에서 사람들이 표현하고 듣는 언어적 표현이다.

■ 예비적 변화대화

예비적 변화대화에는 네 가지 하위 유형의 언어 표현이 있다. 그렇다고 이 것만 있는 것은 아니다. 환자가 말한 내용이 전문가가 느끼기에 변화를 선호하는 것이라면, 그것은 아마도 변화대화일 것이다. 그 표현이 다음의 어느 하위 유형에 속하지 않더라도 그러하다. 직관적으로 변화대화를 알아차리는 것은 사람들과 함께 공동체 안에서 살아가는 데 정상적이고 중요한 기술이다.

욕구 *Desire*

예비적 변화대화의 첫 번째 하위 유형은 원한다, 바란다, 좋다 등의 표현으로 구별할 수 있다. 지구상의 모든 언어에 이러한 표현이 존재한다.

"체중을 줄이고 싶어요."
"혈당 수치를 낮추기 원하지요."
"운동을 좀 더 하고 싶어요."
"인슐린을 계속 맞지 않기를 원해요."
"바늘로 찌르는 건 싫어요."

위의 마지막 예제가 유지대화의 하위 유형과 동일할 수 있다. 다음 예제를 보자.

"엄격한 다이어트를 계속하고 싶지 않아요."
"정말 초콜릿이 좋아요."

"제가 원하는 걸 모두 먹고 싶어요."

"운동은 싫어요."

양가감정을 가진 사람들은 이 두 가지 표현을 모두 하는 것이 정상이다. 즉, "...하고 싶어요. 그리고 ... 하고 싶지 않아요." 이것이 양가감정이다. 두 가지가 동시에 모두 진실이며, 이것은 비정상이 아니다. 양가감정은 인간의 본성이다.

능력 *Ability*

예비적 변화대화의 두 번째 하위 유형은 환자가 변화의 능력에 대해 지각하는 바와 관련이 있는데; 할 수 있다 등의 표현으로 구별된다.

"금연할 수 있을 것 같아요."

"10kg는 줄일 수 있을 거예요."

"운동을 좀 더 할 수 있겠어요."

"처방약을 정확하게 복용하는 것 기억할 수 있어요."

"혈당 수치를 어떻게 계속해서 낮추어야 하는지 알고 있어요."

능력은 욕구와 다르다. 위의 표현을 하는 환자라도 변화를 원하지 않을 수 있다. 즉, 변화할 거라고 말하는 것은 아니기 때문이다. 변화가 가능하다는 것만 의미한다. 연속선상에서 반대편에 유지대화에서도 능력을 표현할 수 있다.

"금연은 할 수 없어요. 서너 번 실패했어요."

"제가 원하는 건 모두 먹을 수 있어요."

"운동 시간을 어떻게 더 할 수 있을지 모르겠네요."

이유 Reasons

예비적 변화대화의 세 번째 유형은 변화해야 하는 이유를 언급하는 표현이다. "만약... 한다면, 결과.... 될 것이다"라고 하는 구조가 담겨 있는데 이 구조가 드러나지 않을 경우도 있다. 만약 내가 ...을 하게 된다면, ...이 있게 될 것이다.

"체중을 좀 줄이면 에너지가 더 있을 거라고 확신해요."

"절대로 실명하고 싶지 않아요 [혈당을 조절하지 않아서]."

"운동은 외모도 매력 있게 만들지요."

현재 변화하기 싫은 이유에 대한 표현도 있다.

"혼자 살고 있기 때문에 인슐린 주사를 계속 하다가 당이 떨어져서 못 깨어 날까봐 걱정이에요."

"운동을 하지 않아도 아이들이랑 함께 있는 시간이 충분치 않아서요."

"혈당 수치를 재는 것이 언제나 긴장되게 만들어요."

필요 Need

예비적 변화대화의 마지막 하위 유형은 변화의 필요에 대한 표현이다. 이유를 구체적으로 말하지 않아도 매우 절박하고 당위적인 색깔을 담은 표현들이다. 해야 한다, 해야 할 필요가 있다, 꼭 해야 한다 등이 포함된다.

"당화혈색소 수치에 대해 무언가 해야 하겠어요."

"음식 조절을 더 잘 해야겠어요."

"운동이 좀 더 필요해요."

유지대화 또한 현재 상태가 필요하다는 표현이 있을 수 있다.

"금연을 할 필요는 없어요."

"혈당 수치를 항상 잴 필요는 없어요."

"이 처방약들을 끊어야 해요."

예비적 변화대화의 네 가지 하위 유형을 기억하기 위해 약자 DARN을 사용한다. 욕구$_{Desire}$, 능력$_{Ability}$, 이유$_{Reasons}$, 필요$_{Need}$ 등이다. 여기서 주목할 점은, 예비적 변화대화에 "...을 하겠습니다"라는 의미는 없으며, 이것이 예비적 변화대화와 활동적 변화대화의 차이다.

".. 하고 싶어요"는 할 것임을 의미하지 않는다.

".. 할 수 있어요"는 ".. 하겠어요"와 다르다.

이유만으로는 변화하도록 동기화 하는데 충분하지는 않다.

".. 해야 겠어요"는 "... 하겠어요"와 같지 않다.

■ 활동적 변화대화

활동적 변화대화는 움직임을 나타낸다. 즉, 환자의 양가감정이 변화의 방향으로 해소되기 시작한 것이다. 활동적 변화대화의 세 가지 하위 유형을 약자 CAT로 기억한다. 결단$_{commitment}$, 활성화$_{activation}$, 행동 실천$_{taking steps}$ 등이다.

결단 Commitment

결단대화는 동의를 의미하며 단순하지만 강한 표현이다. 즉, "... 할 겁니다." 누군가에게 무슨 일을 하도록 요청할 때 듣고 싶은 반응이 결단대화다. 계약대화$_{language of contracts}$일 수도 있다. 좀 더 강한 표현들로는 다음과 같다.

"예, ... 할 겁니다."

"... 하겠어요."

"... 하기로 약속합니다."
"... 할 것을 장담합니다."

조금 약한 표현들로는 다음과 같다.
"... 할 의지가 있습니다."
"... 하고자 합니다."
"아마도 ... 할 겁니다."

활성화 *Activation*

활성화 대화는 결단대화라고는 할 수 없으나 움직임이 있음을 알려주는 표현이다. 예를 들면, 준비가 되어 있다, 준비했다, 기꺼이 할 것이다 등이 예제다.

"혈당 수치 재는 것을 기꺼이 시작할 겁니다."
"운동량을 늘릴 준비가 되어 있습니다."
"인슐린 주사를 시작할 준비를 했습니다."
"금연에 대해 생각해보려고 합니다."

위의 표현들은 결단으로써는 충분하지 않다. 특히 법적인 협약을 하는 경우라든가, 혼례식, 법정에서 증인으로 맹세하는 경우라면 충분하지 않은 결단 표현이다. 예를 들어, "당신은 진실만을, 오로지 진실만을 말할 것을 엄숙히 선서합니까?"라는 질문에 대한 답으로 충분하지 않다. 그러나 활성화 대화는 환자가 결단에 다가가고 있음을 알려준다.

행동 실천 *Taking Steps*

활동적 변화대화의 세 번째 하위 유형은 동기면담 방식의 자문 내용을 경청하면 확실하게 들린다. 환자가 이미 무엇인가를 했음을 알리는 표현으로써 변화의 방향으로 한 걸음 나간 것을 말한다.

"선생님이 주신 처방전으로 약을 구입했어요."

"매일 아침 혈당 수치를 재기 시작했어요."

"운동화를 샀습니다."

"집에 있는 쓰레기 음식물을 모두 버렸어요."

이러한 행동들이 결단을 장담하지는 않지만 장기적인 변화를 예측한다.

예비적 변화대화에서처럼, 활동적 변화대화 역시 현재 상황을 옹호하는 표현에서 사용되기도 한다.

"흡연을 계속할 거예요." (결단대화)

"초콜릿은 포기하지 않으려고 해요." (활성화)

"선생님이 주신 처방전을 찢어 버렸어요." (행동 실천)

따라서 변화대화와 유지대화에 귀를 기울여 경청해야 한다. 왜냐하면 이 두 가지 대화 유형이 중요하기 때문이다. 더 나아가 변화대화를 들을 때마다 전문가는 올바르게 방향을 잡아 가고 있음을 알게 된다. 유지대화를 많이 듣는다면 임상가가 지금 하고 있는 대화 방식과는 다른 것을 하라고 환자가 말하는 것과 같다.

변화대화 유발하기

환자가 스스로 변화대화를 할 것이라는 희망 속에서 기다려서는 안 된다. 변화대화가 자발적으로 나오기도 하지만, 임상가가 변화대화를 유발하기 위해 사용할 수 있는 전략들이 있어서 변화대화의 양과 강도를 높일 수 있다.

환자의 변화대화를 증가시키는 데 가장 간단하고 가장 흔한 전략은 아마도 변화대화를 요청하는 것이다. 열린질문을 해서 답이 변화대화가 되도록 하는 것이다.

"당뇨병 조절이 ○○님에게 왜 중요할까요?"

"혈당 조절이 안 될 경우 어떤 결과가 있다고 알고 계신가요?"

예비적 변화대화를 이끌어내기 위해서, 약자 DARN을 사용하여 질문을 만들 수 있다.

"장차 환자분의 건강이 어떻게 되기를 원하나요?" (욕구)

"혈당을 잘 조절하기 위해서 하실 수 있는 한 가지 실천은 어떤 것일까요?" (능력)

"당뇨병 관리를 잘해야 하는 이유 세 가지는 무엇일까요?" (이유)

"현 시점에서 무엇을 해야 한다고 생각하시나요?" (필요)

변화의 필요에 대해 질문하는 방법으로 변화의 중요성에 대해 묻는 것이 있다. 척도 0점에서 10점을 사용하는 것이다. "척도 0점에서 10점이 있는데, 0점은 '전혀 중요하지 않다'이고 10점은 '지금 내 삶에서 가장 중요하다'라고 한다면, ○○님의 당뇨병 조절이 얼마나 중요하다고 보시나요?" 점수로 답을 하기 때문에 닫힌질문이 된다. 점수를 말하면 이와 같이 추후 질문을 한다. "0점이 아니고 ___점인 이유는 무엇인가요?" 이 질문에 대한 답은 변화대화가 되는 것이 정상이다. 왜 더 높은 점수가 아닌지를 질문해서는 안 된다! 그럴 경우 답은 유지대화가 되고 행동변화가 중요하지 않은 이유들을 모두 내어놓기 때문이다.

활동적 변화대화를 유발하는 질문을 할 수도 있으나, 그렇게 할 경우 너무 강요하지 않도록 유의해야 한다(즉, "그렇게 할 건가요 아니면 안 할 건가요?" 등과 같은 질문). 일반적으로 환자들은 활동적 변화대화를 말하기 전에 예비적 변화대화를 탐색한다.

"당뇨를 더 잘 조절하기 위해서 이미 실천하고 있는 것은 무엇인가요?" (행

동 실천)

"다음 단계로 무엇을 하고자 하나요?" (활성화 대화)

"무엇을 하실 생각인가요?" (결단대화)

유발적인 질문을 직접적으로 하기 전에, 변화대화가 시작되도록 돕는 방법들이 있다(Miller & Rollnick, 2013). 그 중 하나는 현재 행동과 변화 행동의 결과를 예상하고 예측하는 것이다. 환자에게 임상가가 무엇이 예상되는지 말해주는 것이 아니라, 환자가 무엇을 예상하는지 묻는 것이다. 여기서 의도하는 바는 변화대화를 유발하려는 것임을 기억하라. 만약 임상가 자신이 변화를 옹호하는 표현을 하는 경우, 정반대의 반응을 얻을 가능성이 높다. 미래 예상하기의 두 가지 예제다.

"당뇨병 관리에 더 이상 변화를 하지 않는다면, 지금부터 5년 후 ○○님의 삶이 어떻게 될 거라고 생각하나요?"

"지금부터 5년 또는 10년 후 ○○님의 건강이 어떻게 될까요?... 그렇게 되기 위해서 할 수 있는 것이 무엇이라고 생각하나요?"

이와 관련한 또 하나의 대안 질문은, 환자가 가장 소중하게 여기는 것이 무엇인지 탐색하는 것이다. 심근경색 병력이 있는 환자들과의 심장 재활 프로그램에서(Scales, Lueker, Atterbom, Handmaker, & Jackson, 1997), 가장 중요한 동기 요인은 일반적으로 죽음에 대한 공포가 아니라 살아야 하는 이유들이었다. 이 주제를 여는 방법들이 많다.

"10년 후에 가장 많이 기대되는 것이 무엇일까요?"

"살아가는데 있어서 가장 즐거운 것은 무엇일까요?"

"지금부터 수년간 건강하게 잘 지내야 하는 최상의 이유들은 무엇일까요?"

요약하면, 환자와의 자문 대화에서 환자가 자신의 당뇨병을 더 잘 관리하고 싶은 이유, 어떻게 잘 할 수 있는지, 그래야 하는 이유와 필요성에 대해 말하도록 진행해야 한다. 임상가는 자신의 전문적 경험을 나눌 수도 있다(다음 장에서 기술한다). 그러나 환자 스스로가 변화로 자신을 이끌어가는 것만큼 큰 동기는 없다. 프랑스 철학자 Blaise Pascal이 말했던 것처럼, "일반적으로 사람들은 남의 마음에 있는 이유 보다는 자기 스스로 발견한 이유에 의해서 더 잘 설득된다."

변화대화에 반응하기

변화대화를 시작하게 하는 것은 시작에 불과하다. 변화대화를 알아차리면 그냥 지나쳐서는 안 된다 ("그렇군요. 그밖에 또 뭐가 있지요?"). 관심과 호기심을 가지고 변화대화에 대해 더 듣고자 해야 한다.

자문 내용을 듣자면, 저자들이 바라기는, 임상가가 환자의 변화대화를 듣게 되면 네 가지 구체적인 반응 중 한 가지로 이어가는 것이다. 4장에서 이미 배운 바 있는 OARS, 즉 열린질문, 인정하기, 반영하기, 요약하기 면담기술이다. 네 가지 반응들을 변화의 방향으로 움직이도록 활용해야 한다.

우선, 변화대화를 들으면 그 내용에 대해 더 질문한다. 열린질문을 사용하여 자세히 설명하도록 요청한다. 예제를 보자.

환자 : 좀 더 건강해지고 싶어요.
임상가 : 어떤 방식으로 더 건강해지고 싶은가요?

환자 : 당뇨가 저에게 정말 한계가 되는 것 같아요. 마치 장애 같아요.
임상가 : 어떻게 삶에서 방해가 되는지 한 가지 예를 들어주세요.

환자 : 혈당 수치를 낮추기 위해 무언가 할 수 있을 거라고 봅니다.

임상가 : 어떤 것이 떠오르나요? 세 가지만 말해주세요.

둘째는, 변화대화를 들으면 그것을 인정하는 것이다.

환자　　 : 아침에 시리얼 먹는 걸 그만둘 수 있다고 봅니다. 시리얼이 혈당을
　　　　　높이는 것 같아서요.

임상가 : 좋은 생각입니다!

환자　　 : 이번 주에 운동화를 샀어요.

임상가 : 잘 하셨어요!

환자　　 : 손자들이 커 가는 것을 오랫동안 보고 싶어요.

임상가 : 가족이 환자분에게 매우 중요하시군요.

위의 예제에서 전문가가 말한 마지막 문장은 반영하기로 볼 수 있다. 반영
하기는 변화대화를 들었을 때 반응하는 세 번째 방법이기도 하다.

환자　　 : 먹는 습관을 바꾼다는 것이 힘들어요. 하지만 해야 한다는 것 알
　　　　　고 있어요.

임상가 : 식습관이 건강에 얼마나 차이를 가져오는지 아시는군요.

환자　　 : 아이들이 잠든 후에 운동을 조금 할 수 있을 것 같아요.

임상가 : 도전 과제이기는 하지만 가능하다는 거군요.

환자　　 : 혈당이 높아질까 두려워요.

임상가 : 수치가 높아질까 봐 정말 염려가 되시는군요.

마지막으로, 변화대화에 반응하는 방법은 요약하기다. 특별히 좋은 요약
은, 환자가 말한 변화대화 주제들을 모두 요약하는데, 마치 꽃부케를 만들듯

이 하여 환자에게 돌려주는 것이다.

> 환자 : 진료 받으러 올 때마다 혈당 수치가 조금씩 올라가는 걸 보고 싶지 않네요. 정말 좌절스러워요.
>
> 임상가: (환자가 이전에 했던 말을 요약하면서) 그러니까 ○○님이 무언가 해볼 생각이 있으신 것이 식습관을 바꾸는 거군요. 특히 아침에 탄수화물 시리얼 먹는 걸 그만 두는 것 말이지요. 시리얼이 혈당 수치를 높이는 것 같아서요. 혈당 수치가 그렇게 높아지는 걸 원하지 않으시니까요. 그동안 모니터링을 잘 해오셨으니까 계속해서 잘 할 계획이라고 하셨고요. 또 다른 실천은 운동을 한 단계 높이는 것인데 아이들이 잠든 후에 할 수 있다고 생각하시는군요.

이상이 완전한 예제가 된다. 열린질문을 해서 변화대화를 시작하게 하고, 변화대화가 나오면, OARS로 반응하는 것이다. 환자는 자기 자신의 변화대화를 스스로 듣게 되고, 임상가는 반영함으로써 환자가 자신의 동기 요인들을 다시 듣게 된다. 임상가는 관심을 가지고 더 질문을 하고, 환자가 말한 바를 모두 요약한다. 환자는 자신이 한 말을 다시 한 번 듣는 것이다. 이렇게 하면 매우 영향력이 있다.

이 장에서 어떻게 이러한 전략들이 자문시 어우러지는지 대화 예제를 제시할 것이다. 이전에, 한 가지 주제를 더 언급하고자 한다.

유지대화에 반응하기

양가감정을 가진 환자와 대화를 하는 경우, 그들의 변화대화와 유지대화를 모두 듣게 되는 것이 당연하다. 이제까지 변화대화를 어떻게 유발하고 변화대화에 어떻게 반응하는지에 대해 설명하였다. 그런데, 유지대화는 어떻게 할 것인가? 그냥 무시해야 하는가? 아니다. 환자의 유지대화에 중요한 정보가 있을 수 있다. 만약 임상가가 환자의 유지대화를 무시한다면 환자는 그 유지대화를 반복할 수 있다. 왜냐하면 임상가가 자기 말을 듣지 않았다고 보기 때문이다. 그렇다고 유지대화를 찾아 따라 갈 필요는 없다. 환자가 유지대화를 말하면 그것에 반응하는 지침들이 있다.

우선, 환자의 말에 반대하고 거부하고 설득하려는 교정반사를 억제해야 한다. 교정반사는 더 많은 유지대화를 이끌어낼 가능성이 매우 높다.

환자   : 손가락을 바늘로 찌르는 게 싫어요. 하고 나면 몇 시간 동안 아파서요.

임상가 : 그냥 작은 바늘이라서 그렇게까지 아프지는 않을 텐데요.

환자   : 아파요. 이 손가락이 오늘 아침부터 아직도 쓰라려요.

임상가 : 매번 바늘을 새 걸로 사용하세요. 어떻게 바꾸는지 아시죠?

환자   : 알아요. 하지만 도움이 안 돼요. 비싸기도 하고요.

임상가 : 바늘 놓는 부분을 어떻게 해야 하는지 보여드릴게요. ○○님이 바늘을 잘 놓지 않았을 수도 있어요. 너무 깊이 들어가니까 아프지요.

환자   : 아니에요. 저도 그렇게 했어요. 어떻게 놓는지 저도 알고 있어요. 그냥 손가락이 민감한 거예요.

"예, 하지만…"이라고 하는 표현은 무언가 반대하거나 유지대화를 교정하려고 할 때 나오는 자연스러운 표현이다. 당연히 그렇게 해야 하는 것처럼 느낄 수 있다(교정반사). 그러나 환자를 압박할 때 나오는 가장 흔한 결과는 더 많은 유지대화다.

그렇다면, 유지대화에 반응하는 더 나은 방법은 무엇인가? 기본이 반영하기다. 환자가 한 말을 임상가가 경청하고 듣고 있으며, 반대하거나 비난하지 않음을 알려주는 것이다.

환자   : 발은 괜찮아요. 매일 발을 확인할 필요는 없어요.

임상가 : 발에 대해서는 염려하지 않으시는군요.

환자　: 몇 주씩 확인 안 하는 경우도 있어요.

임상가: 모르는 것이 더 나은 것 처럼요. (위의 문장을 완성하듯이)

환자　: 이거 말고도 해야 할 일들이 산적해 있어요.

임상가: 정말 할 일들이 압도적인가 봐요. 그래도 발은 확인하시는군요!

환자　: 인슐린 주사를 시작하고 싶지 않으니까요.

임상가: 그런 일이 있다면 정말 힘들겠군요.

환자　: 나쁜 음식을 먹으면 그냥 인슐린을 하기도 해요.

임상가: 그렇게 해서 건강을 유지하시는군요.

여기서 중요한 것은 반영을 할 때 냉소적인 감이 전달되어서는 안 된다. 똑같은 말이라도 목소리 톤에 따라서 다른 느낌을 줄 수 있다. 반영을 하더라도 임상가가 반대나 냉소적인 느낌을 전달할 경우, 오히려 환자의 유지대화와 방어적 태도를 더 많이 유발할 수 있다. 여기서 동기면담의 기반이 되는 정신이 나와야 한다. 즉, 파트너십, 수용, 동정, 유발이다. 기억할 것은 임상가가 염려하는 바를 목소리로 내는 것이다(다음 장 참조). 유지대화를 반영할 때, 그 목적은 환자가 의미하는 바를 임상가가 충분히 이해하고 있음을 확신시키는 것이며, 그렇게 이해한 바를 다시 환자에게 전달하는 데 있다.

이상하게도, 유지대화를 반영하면 환자의 다음 반응이 종종 변화대화라는 점이다.

환자　: 발은 괜찮아요. 매일 발을 확인할 필요는 없어요.

임상가: 발에 대해서는 염려하지 않으시는군요.

환자　: 예. 발에 문제가 있기를 원하지 않아요. (변화대화) 발을 볼 때 염려할 점은 없었어요.

임상가: 잘 하셨어요! 가끔 발을 확인하고 계시군요. 매일 할 필요는 없다는 거고요.

환자　: 맞아요.

임상가 : 얼마나 자주 발을 확인하는 것이 합리적이라고 생각하나요? 그러니까 ○○님이나 저나 발 문제로 놀라기를 원하지 않으니까요.

환자 : 일주일 한 번? 그럼 충분한가요?

임상가 : 더 자주 하면 좋다고 봅니다. 하지만 물론 ○○님에게 달려 있습니다.

위의 예제에서 임상가의 마지막 문장은 유지대화에 반응하는 또 다른 예제다. 즉, 환자의 자율성을 지지하고, 환자의 개별적인 선택과 통제력을 강조하는 것이다. 이것은 임상가가 교정반사를 하지 않도록 도와준다. 무엇을 할 것인지 결정을 하는 사람은 바로 환자다. 환자의 자율성을 강조할 때 변화를 꺼려하는 바람막이를 피할 수 있다. 선택권을 강조하면 환자는 방어를 할 필요가 없게 된다.

환 자 : 운동을 좋아하지 않아요. 사실 말하자면 싫어해요.	유지대화
임상가 : 신체 활동을 할지 그리고 어떻게 할지는 ○○님의 선택입니다. 아무도 대신 선택을 할 수는 없지요. 척도 0점에서 10점 중, 0점은 전혀 중요하지 않다고 10점은 매우 중요하다고 하면, 신체 활동을 늘려서 당뇨관리를 하고 합병증을 예방하는 것이 ○○님에게 얼마나 중요할까요?	개인의 선택권 강조하기 중요성 척도를 사용하여 유발적 열린질문 하기
환 자 : 모르겠어요. 5점, 아마도.	
임상가 : 5점이군요. 어느 정도는 중요하다는 건데 이유가 있을 거라고 봅니다. 좀 더 말해주세요. 0점이나 1점이 아니고 왜 5점인지요?	반영하기 변화대화 유발을 위한 추후질문 하기
환 자 : 글쎄요. 간호사는 운동을 하면 인슐린 저항성이 낮아진다고 하더군요.	변화대화
임상가 : 맞아요. 그렇습니다. 그밖에 어떤 이유가 있나요?	
환 자 : 체중이 줄 것 같아요.	변화대화
임상가 : 당뇨관리에 효과가 있지요. 그밖에는요?	문단 이어가며 반영하기

환　자 : 모르겠어요. 아마 심장 때문일까요?	변화대화
임상가 : 심장을 건강하게 하고 혈압을 낮추기 위해서군요.	문단 이어가며 반영하기
환　자 : 맞아요.	
임상가 : 건강을 지키고 싶으신 거네요.	반영하기
환　자 : 예.	

　　유지대화와 저항적 태도에 대해 반응할 때 유용한 두 가지 반영 유형이 있다. 하나는 확대반영_{amplified reflection} 이다. 유지대화를 들으면, 그 말을 되돌려서 반영하는데 조금 "음량을 높이는 것"이다. 다른 말로 하면, 환자의 표현보다 더 강한 단어로 표현하는 것이다. 절대 냉소적이어서는 안 된다. 이렇게 할 때 환자의 다음 반응에서 변화대화를 유발할 가능성이 더 높아지는 것을 발견한 바 있다.

유지대화를 들으면, 임상가는 그 말을 되돌려서 반영하는데
조금 "음량을 높이는 것"이다.

환　자 : 인슐린을 평생 맞고 싶은 생각은 없어요.	
임상가 : 절대 그렇게는 못할 거라는 거군요.	확대반영
환　자 : 어느 시점에서는 인슐린 주사가 필요할 수도 있다고 봐요.	변화대화
임상가 : 그렇지만 당장은 생각하고 싶지 않다는 거네요. 건강을 유지하고 합병증을 피하기 위해 주사가 필요하게 될 때까지는 말이죠.	반영하기
환　자 : 맞아요. 제가 인슐린 주사를 맞아야 하나요?	
환　자 : 먹고 싶은 것을 먹는 걸 포기하고 싶지 않아요.	

임상가 : 결과가 어떻든 간에 ○○님이 좋아하는 음식이면 먹을 수 있는 것이 매우 중요하다는 거군요.	확대반영을 하면서 문단 이어가기
환　자 : 글쎄요. 좀 변화가 필요하기는 해요.	변화대화
임상가 : 어떤 변화들을 생각하고 있으세요?	열린질문으로 상세히 말하도록 요청하기

　또 다른 유형의 반영은 양면반영double-sided reflection이다. 양면반영은 임상가가 들었던 유지대화와 변화대화 모두를 포함하여 표현하는 것이다. 이러한 유형의 반영은 환자의 양가감정을 인정하는 것이므로 중요하다.

환　자 : 흡연은 제게 편안함을 줍니다. 장기적으로는 건강에 좋지 않다는 것 알고 있어요. 하지만 한 번도 끊으려고 한 적이 없습니다.	
임상가 : 그러니까, 흡연을 정말 즐기는 면이 있으시네요. 그리고 한편에는 흡연이 건강에 어떤 영향을 주는지 알고 계시고요.	양면반영
환　자 : 호흡기 순환에 나쁘겠지요?	변화대화
임상가 : 예. 아시다시피 당뇨에서도 특별히 우려되는 습관입니다. 그 밖에는요?	
환　자 : 심장이겠지요. 혈압이랑 심장 발작이요.	변화대화
임상가 : 맞습니다. ○○님의 경우 흡연에 익숙하시고 편안하게 해주지요. 그리고 다른 한편으로 흡연이 ○○님처럼 당뇨를 가진 분에게 특히 건강과 생명을 얼마나 위협하는지 잘 알고 계시네요.	양면반영
환　자 : 제가 정말 담배를 끊고 싶은지는 모르겠어요.	유지대화
임상가 : 흡연이 ○○님에게 매우 중요해서 결과가 어떻든 간에 계속 피울 필요가 있다는 거군요.	확대반영
환　자 : 아니에요. 그렇게까지 중요하지는 않아요.	변화대화

양면반영에는 두 가지 예술적인 측면이 있음을 기억해야 한다. 대부분의 사람들이 자신의 양가감정 사이에 그렇지만 이라는 단어를 넣는 경향이 있다. 예를 들면, "흡연이 제게 나쁜 줄 알아요. "그렇지만" 저는 정말 담배를 즐깁니다.""그렇지만"이라는 단어는 일종의 지우개 같아서 바로 전에 표현했던 내용의 가치를 떨어뜨린다. 따라서 양면반영을 할 때 중간에 "그리고"라는 단어를 넣는다(위의 예제 참고). 양가감정 모두를 강조하고 양가감정의 본질을 강조하는 것이다. 또 다른 유용한 묘책은 양면반영을 할 때 유지대화를 먼저 말하고 변화대화를 나중에 말하는 것이다. 왜냐하면 사람들은 마지막 말에 초점을 맞추는 경향이 더 많기 때문이다(중간에 "그렇지만"이라는 단어가 없을 경우라도). 위의 예제에서 만약 전문가가 양면반영을 다음과 같이 했다면 환자는 어떻게 반응했을지 상상해보라. 즉, "그러니까 흡연이 ○○님에게 어떤 영향을 주는지 알고 계시네요. 그렇지만 한 편으로는 흡연을 정말 즐기시고요." 또는 "흡연이 ○○님의 건강과 생명에 얼마나 위협적일 수 있는지 알고 계시네요. 그렇지만 다른 한편으로는 흡연에 익숙해 있고 편안하게 해주네요." 중간에 "그렇지만"이라는 단어를 넣으면서 맨 나중에 유지대화를 넣는 것은 더 많은 유지대화를 불러일으킨다.

동기면담에 대해 어느 정도 감을 잡게 되면 어떤 방법으로 임상가가 언제나 한 수 앞을 생각하게 되는지 보여주는 예다. 즉, "내가 이 말을 하면, 환자는 어떤 반응을 할까?" 임상가는 어떻게 반응을 할지 의식적으로 선택하는 것이다. 즉, 환자로부터 변화대화를 유발하고 견고히 하려는 의지를 가짐으로써 환자가 건강한 행동변화를 할 것을 스스로에게 말하게 된다. 임상가는 어느 것도 부여하는 것이 없다. 변화동기는 그 곳 즉 환자 내면에 이미 존재한다. 임상가의 과업은 그 동기를 찾아 불러내는 것이다.

당뇨병교육자 면담 사례

당뇨병교육자가 해야 하는 업무는 매우 어렵다. 상당히 짧은 시간에 환자가 당뇨병을 잘 관리하는 데 필요한 중요한 정보를 제공하고 그 정보를 실천하도록 설득해야 한다. 언급해야 할 정보가 너무 많고, 주어진 시간에 가장 중요한 정보를 정해서 전달해야 한다. 때로 환자는 당뇨병이라고 하는 새로운 진단명으로 충격을 받은 상태로 있거나, 새로운 정보들을 들으면서 눈의 초점이 흐려지는 경우도 있다. 그러나 최소한의 정보는 환자에게 전달되어 이해되기를 바란다.

다음은 이 책에서 지금까지 제시했던 기술들을 통합한 대화의 예제다. 이 환자는 임상가가 당뇨병 교육을 하기 전에 만난 적이 있으며, 일차 진료 의사로부터 의뢰되어 추후 방문차 여기에 왔다.

임상가 :	의사 선생님이 여기 다시 와서 저를 만나보라고 하셨군요. 지난번 만났던 이후에 어떻게 지내셨는지 말씀해주세요.	열린질문
환 자 :	의사선생님은 제가 당뇨관리를 더 열심히 할 수 있다고 생각하세요.	
임상가 :	○○님은 어떻게 생각하시나요?	열린질문
환 자 :	지금보다 더 할 수는 있겠지요. 그런데 직장이며 가족 때문에 제 건강은 뒷전인 것 같아요.	변화대화 및 양가감정
임상가 :	삶이 매우 스트레스가 많으신가 봐요. 건강에 대한 대가를 치루는 것 아시고 계시네요.	양면반영, 변화대화를 나중에 넣었음
환 자 :	제 건강을 방치한다는 것이 어리석다는 것 알고 있어요. 그렇지만 지금 제가 할 수 있는 것을 최대한하고 있다고 느껴요.	변화대화+유지대화= 양가감정
임상가 :	○○님의 모든 상황을 감안할 때, ○○님이 건강을 위해서 할 수 있는 것을 최대한하고 계시네요. 그리고 여기에 와 계시고요!	양면반영
환 자 :	그것에 대해 이야기 나눌 수 있을 거라고 생각했지요.	

임상가 : 그렇지요! 바쁘신 데도 이렇게 와 주셔서 기쁩니다.	인정하기
환　자 : 제가 무엇을 할 수 있을지 알고 싶어서요.	변화대화
임상가 : 좋아요! 오늘 함께 이야기 할 수 있는 주제가 몇 가지 있는데 너무 압도당하기를 원치는 않아요. 그래서 ○○님에게 가장 유용한 것이 무엇인지 결정해주세요. 여기 당뇨관리와 건강 유지와 관련한 주제들이 몇 개 있습니다. 보시고 어디서부터 시작하고 싶은지 알려주세요. 이외에도 다른 것이 있으면 말씀하세요. 물음표가 있는 방울이 그 표시입니다. 어떻게 생각하세요?	방울 시트(그림 3.1)를 보여준다
환　자 : 운동이겠지요. 잘 안 되고 있어서요. 안 좋다는 건 알지만요.	변화대화
임상가 : 운동이 어떤 점에서 도움이 된다고 보시나요?	변화대화 유발적 열린 질문
환　자 : 지난번에 선생님이 인슐린 저항성에 대해 설명해주셨지요. 우리 몸이 인슐린을 만들어내는데 어떤 이유로 작동이 안 되는 경우 운동이 도움이 된다고요.	변화대화
임상가 : 맞아요. 정말 잘 경청하셨군요! 규칙적인 운동은 우리 몸으로 하여금 이미 가지고 있는 자생 인슐린을 사용하도록 돕습니다.	인정하기
환　자 : 그러면 운동을 얼마나 해야 하나요?	
임상가 : 얼마나 해야 하는지는 ○○님에게 달려 있어요. 대부분 전문가들이 권하는 것은 매주 150분 정도의 적당한 운동입니다.	개인의 선택권을 강조하기
환　자 : 어떤 종류의 운동을 말하나요?	
임상가 : ○○님에게 맞는 운동이면 무엇이나 됩니다. 조깅, 걷기, 신체 운동, 자전거 타기, 수용하기 등 몸 전체가 움직이게 되는 운동이지요. 어떤 운동을 즐겨 하시나요?	개인의 선택권 강조하기 열린질문 하기
환　자 : 그게 문제입니다. 달리기 한 후에 느낌을 좋아하기는 하지만요.	변화대화
임상가 : 달리기가 어떤데요?	열린질문으로 변화대화를 상세히 말하도록 요청한다
환　자 : 달리기를 시작할 때는 때로 기운이 없다가도 끝날 즈음 기분이 좋아져요. 짜릿해져요. 에너지가 더 많아지고요.	변화대화
임상가 : 에너지원이 되는군요.	반영하기

환　자 : 맞아요. 문제는 시간을 내는 거예요. 아침에는 아이들 때문에 시간을 내기 어렵고요. 아이들 등교 준비시킨 다음에 일하러 가야 하니까요. 퇴근하면 저녁 먹을 거 생각해야 하고 아이들 숙제 봐주어야 하고, 아이들 잘 시간 되면 저도 자야 하고요.	유지대화
임상가 : 정말 운동 할 시간을 내기가 어렵네요.	확대반영
환　자 : 아이들이 잠들고 나서 1시간 정도 시간이 있기는 한데 집을 나설 수는 없지요.	변화대화, 그렇지만....
임상가 : 그래서 운동 전에 기운이 없는 거군요.	반영으로 문단 이어가기
환　자 : 맞아요.	
임상가 : 그러니까, 어떻게 하면 아이들을 집에 남겨두지 않고 운동 할 짬을 내느냐 하는 것이 도전 과제네요. 어떻게 하면 될까요?	해결책을 제공하고 싶은 유혹이 생기는 부분이지만, 전문가는 열린질문으로 진행하고 있다
환　자 : 운동가는 동안에 이웃이나 도우미를 부를 수 있지 않나 싶네요. 아니면, 집에 운동 기구를 하나 구해 놓던 지요. 허리 돌리는 기구나 걷기 벨트 기구 같은 거요.	변화대화
임상가 : 그렇게 하면 집을 나설 필요가 없겠네요. 그게 가능할까요?	반영하기와 닫힌질문하기
환　자 : 세일하는 것 봤어요. 집 뒤 공간에 놓으면 될 거예요.	변화대화
임상가 : 좋은 생각이네요. 운동이 인슐린 저항성에 얼마나 도움이 되는지 ○○님이 이미 알고 계시고, 운동을 즐기시고요. 주말에 대해서는 이야기 나누지 않았지만, 주중에 아이들이 자고 있을 때 누군가 와 있으면 달리기 하러 갈 수 있다고도 말씀하셨어요. 또는 집에 운동 기구를 구해 놓으면 밖에 나갈 필요가 없고요. 모두 가능한 아이디어라고 생각합니다.	인정하기 요약하기
환　자 : 저도 그렇게 생각해요.	변화대화
임상가 : 이제 어떻게 하실 건가요?	활동적 변화대화를 유발하는 열린질문 하기
환　자 : 세일하는 거 보러 가서 집에서 할 수 있는 운동 기구를 하나 구할까 합니다.	변화대화 (결단대화)

임상가 : 좋습니다! 그것에 대해 듣게 되기를 기대합니다. 여기 종   유발하기를 더 많이 함
         이에 있는 주제 중에서 오늘 이야기할 만한 것이 또 무
         엇일까요?

환　자 : 글쎄요. 당뇨병 약물치료에 대해 궁금한 것이 있습니다.

핵심 포인트

- 사람들은 변화에 대해 스스로 이야기를 할 수도 있고, 하지 않을 수도 있다.
- 특별한 유형의 변화대화와 유지대화는 사람을 변화로 가까이 또는 변화로부터 멀리 움직이는지 여부를 알려준다.
- 중요한 첫째 기술은 변화대화를 들었을 때 알아차리는 것이며, 변화대화가 특별히 중요하다는 것을 아는 것이다.
- 변화대화와 유지대화의 균형은 변화 발생의 가능성을 예측한다.
- 특별한 면담 기술들은 변화대화를 유발하고 반응하는 데 사용된다.
- 변화대화는 매우 중요하며, 임상가의 동기면담 기술에 상당히 반응적으로 유발된다.
- 변화대화는 임상가가 잘하고 있다는 환자의 즉각적인 피드백이다.

정보 제공하기와 조언하기

당뇨병교육자는 환자와 공유해야 하는 중요한 전문성을 가지고 있고, 환자도 임상가가 정보를 제공하고 조언을 해주기를 기대한다. 대부분의 경우 당뇨병에 대한 정보를 전달하고 당뇨관리에 관한 조언을 제공하는 형식을 가진다. 면허를 소지한 의사와 약사에게 있어서 처방약을 모니터링 하는 것이 여기에 포함된다(9장과 11장 참조).

환자가 생활습관 행동변화가 필요한 경우, 정보나 조언을 일방적으로 전달하는 것은 일반적으로 충분하지 않다. 2장에서 언급했던 바와 같이 환자 자신의 전문성과 협동이 필요하다. 균형을 찾는 것은 자문 초기에 특히 도전적일 수 있는데, 이 때 임상가는 상당히 짧은 시간 동안 많은 정보를 전달해야 한다고 느끼기 때문이다.

정보 제공하기와 조언하기에 대한 두 가지 일반적인 지침으로 이 장을 시작하고자 한다.

1. 필요한 것만 그리고 사용가능한 것만 제공한다.
2. 환자가 허락을 할 때만 제공한다.

필요하고 충분한 정보

··

당뇨병 관리에서 흔히 발생하는 실수는 한 번에 너무나 많은 정보와 조언을 하는 것이다. 당뇨병은 오랜 시간 동안 관리해야 하는 만성 질환이고, 환자에 따라 조언과 새로운 정보에 대한 수용능력이 다르다. 환자의 첫 내방에서 무엇을 전달하는 것이 진정 필요한가? 환자의 상태와 수용능력을 볼 때 무엇이 유용할 가능성이 가장 많은가? 이것은 필요하고 충분한 정보를 전달하는 기술이기도 하다.

▬▬

당뇨병 관리에서 흔히 발생하는 실수는
한 번에 너무나 많은 정보와 조언을 하는 것이다.

만약 임상가가 방금 소개받은 복잡한 의료적 시술을 학습한다고 상상해보자. 임상가는 경청을 하고 관찰하고, 슈퍼비전 하에서 처음으로 손을 사용하여 시범을 할 것이다. 만약 슈퍼바이저가 17가지의 또 다른 방법들을 말해주면서 다음에 하라고 한다면, 어떤 결과가 발생할 가능성이 있는가? 아마도 슈퍼바이저가 말한 내용 중에서 몇 가지는 기억하여 적용할 수 있으나 대부분의 내용이 압도적이어서 낙심할 수 있다. 훌륭한 교사는 한 번에 하나씩 한 단계 한 단계 연습을 하도록 하면서 개선하도록 도울 것이다.

환자도 마찬가지다. 처음에 초점을 두어야 하는 가장 중요한 내용은 무엇인가? 어떤 변화가 수행하기 가장 쉬울 것이며 중요한 차이를 가져올 가능성이 가장 많은가? 어떤 변화가 환자의 관점에서 볼 때 가장 받아들일 만하고 가능한가? 다음 실천 단계는 무엇이며, 실천을 하기 위해서 환자는 무엇을 알고 싶어 하고 무엇을 알아야 할 필요가 있나?

너무나 자주 간과하는 부분이 환자가 이미 알고 있는 내용에 대한 것이다. 환자가 이미 알고 있는 것을 가르치는 것은 장황하면서 모욕적일 수도 있다. 임신 중에 음주를 하는 여성들을 대상으로 분만 전 클리닉에서 동기면담 초기 연구를 수행한 바 있다(Handmaker, Miller, & Manicke, 1999). 임상가의 교정반사가 두드러졌으며, 태아에게 알코올이 주는 위험성에 대해 이 여성들에게 강의를 하는 것이었다. 임상가로서의 절박한 책임이 그렇게 강의하는 것이 결국 아니었던가? 대신에 연구팀은 여성 참여자들에게 다음과 같이 질문하기로 했다. "태아에게 알코올이 미치는 영향에 대해 이미 알고 있는 것이 무엇인가요?" 여성들은 연구자들이 가르치려고 했던 내용의 90%를 이미 알고 있었다. 이 상황에서 임신 중에 음주를 하지 말아야 하는 이유(다른 말로 하면, 변화대화)를 환자들이 우리에게 말해주는 것이 되어 버린 것이다(우리가 환자들에게 말하는 것과는 반대로). 나머지 10% 내용은, 빠진 정보를 채워주거나 잘못 알고 있는 것을 수정해주는 것이었다. 즉, 여성들은 왜 자신들이 변화가 필요한지에 대해 스스로 말함으로써 대부분의 경우에서 우리들이 전달하기 위해 준비했던 내용 중에서 오직 10%만을 말해주는 것이 필요하고 충분하다는 사실이었다.

허락의 세 가지 종류

필요한 정보, 충분한 정보를 제공하기 전에 환자의 허락을 구하는 것 또한 지혜로운 방법이다. 동기면담에서는 정보나 조언을 제공할 때 허락을 구하는 방식 세 가지를 기술한다. 첫째 방식이자 가장 간단한 것은 환자가 요구할 때다.

"혈당 수치를 낮추려면 어떻게 해야 하나요?"
"제가 당뇨병 약을 복용해야 한다고 선생님은 생각하세요?"
"당뇨병과 우울증이 어떤 관계가 있나요?"
"제가 무엇을 해야 한다고 선생님은 생각하세요?"

이러한 열린질문은 임상가가 알고 있는 모든 것이 아니라 그 중에서 몇 가지를 제공하라는 초대를 받는 것이다. 이 방식에 대해서는 다시 기술할 것이다.

두 번째 방식은 임상가가 환자에게 허락을 구하는 것이다. 우리의 경험에 의하면 정보나 조언을 하는 것에 대해 허락을 구할 경우 99%는 환자가 동의한다는 사실이다.

"환자분의 계획에서 한 가지 염려가 되는 것이 있는데요. 함께 나누어도 될까요?"

"이 같은 상황에서 다른 환자들이 성공적으로 했던 것들을 제가 설명 드린다면 도움이 될지 모르겠습니다."

"제안을 하나 해도 될까요?"

허락을 구하는 것이 어떤 점에서 소통의 걸림돌을 낮추게 하고, 환자가 임상가의 말에 경청 할 가능성이 더 높아진다. 허락을 구하는 것은 협동적 행동이고, 임상가와 환자가 상호 존중하는 파트너십을 드러내는 것이다.

그러나 어떤 임상 상황에서는 환자가 동의하든 아니든 전문직으로서의 책임으로 지각되기 때문에 환자에게 말을 해주어야 하므로 허락을 구하는 것이 진솔하지 않아 보일 수 있다. 이런 경우는 어떻게 해야 할까? 만약 허락을 구했는데 환자가 "싫어요"라고 했을 경우, 임상가는 여전히 이야기를 해야 할 책임을 느낄 수 있다. 이 경우, 세 번째 방식을 사용하는데, 특별히 환자의 자율성을 인정하고 존중하면서 전문가가 해야 할 이야기에 대해 타당화하도록 제안하는 바다. 단순히 허락을 요청하는 것이 아니라, 전문가가 말하려고 하는 내용을 환자가 무시할 수 있음을 은연중에 임상가가 허락하는 것이다. 전문가의 말을 반드시 경청할 필요는 없다는 것을 환자에게 알려줌으로써 (환자가 경청할 필요는 없는 것이다) 환자가 전문가의 말을 듣게 되는 가능성을 더 높일 수 있다. 환자가 가지고 있지 않은 것을 임상가가 환자에게 주는 것은 아니다. 몇 가지 예는 다음과 같다.

"이 내용이 ○○님에게 관심이나 염려가 되는 부분인지는 모르겠으나...."

"이 내용이 ○○님에게 일리가 있을지는 모르겠습니다만..."

"동의하지 않으실 수 있습니다. 그래도 괜찮습니다. 하지만 제가 알려드리고 싶은 것은..."

처리 가능한 분량

정보나 조언을 제공할 때의 또 한 가지 지침은 환자가 소화 가능한 크기로 정보를 나누어 제공하는 것이다. 다루어야 할 내용이 많을 수 있으나 그것을 모두 한 번의 긴 대화로 전달할 필요는 없다. 필요한 정보와 충분한 정보 중에 처리 가능한 정보의 양을 생각해서 제공해야 한다.

이 지침은 또 한 가지의 제안과 연결되는데, 즉 정보 덩어리를 주의 깊은 경청으로 둘러싸서 제공하는 것이다. 이것을 기억하기 좋게 "이끌어내기$_{elicit}$-제공하기$_{provide}$-이끌어내기$_{elicit}$"(E-P-E)라고 한다. 시작은 환자가 무엇을 알고 싶어 하고 또는 이미 알고 있는지 질문하는 것이다. 또는 허락을 구하는 것이다. 또는 무엇이 도움이 될 것인지 질문하는 것이다. 그리고 나서 정보나 조언을 처리 가능한 분량으로 제공한다. 그 다음 다시 한 번 환자의 관점을 이끌어내는 질문을 한다.

"이 정보에 대해서 어떻게 생각하나요?"
"이 정보가 ○○님에게 일리가 있나요?"
"충분하게 협의하는 데 정확한 정보였나요? 질문이 있나요?"
"이제 이것에 대한 ○○님의 입장을 말해주세요."
"그밖에 알고 싶은 것은 어떤 것인가요?"

많은 분량의 정보는 이끌어내기-제공하기-이끌어내기-제공하기-이끌어내기(E-P-E-P-E) 순서로 전달 가능하다. 특히 환자가 이미 알고 있는 바를 임상가가 처음 알고 나서 그 점을 염두에 두고 있을 경우우. 이끌어내기-제공하기-이끌어내기(E-P-E)는 환자의 생활습관과 행동변화를 협의하는 데 필요한 정보를 쌍방적으로 흐르도록 해준다.

환자에게 선택권 주기

대부분의 사람들은 하나의 가능성에 국한되기 보다는 다양한 대안에서 선택하기를 선호한다. 대안들이 있는 경우, 그것들을 제시한다.

"이 주제들 중에서 오늘 이야기할만한 가장 유용한 주제는 어떤 것일까 요?"
"○○님의 당뇨를 관리하는 데 도움이 될 수 있는 것들이 많습니다."
"이 세 가지 대안 중에서 어느 것이 가장 마음에 드시나요?"
"○○님에게 가장 효과가 있을 것으로 감이 오는 것은 어떤 것인가요?"

다양한 대안을 제시할 때, 대안을 하나씩 제시함으로써 쉽게 빠질 수 있는 함정을 피하게 된다.

임상가 : 우울할 때 도움이 되는 처방약들이 있습니다.
환자　 : 처방약은 먹고 싶지 않아요. 제 스스로 할 수 있어요.
임상가 : 그러면, 저희 병원에 지지 집단_{support group}이 있습니다.
환자　 : 사람들이랑 있는 것이 편안하지가 않아서요.
임상가 : 그렇군요. 인지행동치료라고 부르는 치료가 있는데 설명해드릴게 요. ○○님의 사고 패턴을 살펴보고 사고가 기분에 어떻게 영향을 주는지 살피는데 도움이 됩니다.
환자　 : 이게 모두 제 생각 때문이라는 말씀인가요?

위 대화에서 문제가 보이는가? 임상가가 가능한 대안을 하나씩 제시하고, 환자는 매번 무엇이 잘못되었는지 말하고 있다. 임상가는 급기야 잘못된 의자에 앉아서 변화를 주장하게 되고, 환자는 변화에 반대하는 입장에 선다. 이와 다른 접근이 환자로 하여금 많은 대안 중에 선택하도록 요청하는 것이다.

> 임상가 : 동의합니다. 우울증과 당뇨병은 나쁜 조합이지요. 당뇨병이 있든 없든 간에 우울증을 예방하고 감소시키는 데 도움이 되는 몇 가지 가능한 대안들을 말씀드리고자 합니다. 간략하게 모두 설명할 건데 ○○님의 생각이 어떤지 물을 겁니다. 제일 효과가 있을 것 같은 한두 가지 대안을 무엇인지 말씀하시면 됩니다.

자가 혈당 모니터링: 정보 제공하기와 조언하기

이 장에서 기술한 정보 제공하기와 조언하기를 설명하기 위해 다음 대화를 실었다. 환자는 최근에 제2형 당뇨병을 진단받았으며, 혈당측정기 사용에 대해 설명을 듣고 있는 장면이다. 전달해야 하는 정보가 있고 임상가는 환자가 규칙적으로 혈당측정기를 사용하도록 격려하고 싶은 것이 확실해 보인다. 그렇지만 면담의 정신과 스타일이 확실히 동기면담이다. 임상가는 일반적인 당뇨병 조절과 구체적인 자가 혈당 모니터링에 대한 환자의 변화대화를 인식하고 있다.

임상가 : 이제까지 혈당과 인슐린이 신체에서 어떻게 작동하는지 이야기 나누었습니다. 지금 혈당 모니터링에 대해 조금 이야기해도 될까요? ○○님의 당뇨병 관리에서 중요한 도구이거든요.	허락 구하기
환 자 : 물론이지요.	
임상가 : 우선. 혈당 수치를 추적하는 것이 왜 중요하고 어떻게 하는 것인지에 대해 ○○님이 무엇을 알고 있는지 궁금합니다. 저는 ○○님이 이미 알고 있는 것들을 이야기하길 원하지 않습니다.	이끌어내기

환　자 : 혈당 수치를 계속 낮추는 것이 목표라고 생각해요. 그래야 제가 어디에 와 있는지 알 수 있을 거니까요.

임상가 : 좋습니다. 맞아요. 너무 낮을 필요는 없고요. 적절한 수준이면 됩니다. 모니터링은 일정 시간에 당 수치를 알아내는 방법입니다. 그밖에도 이득이 있습니다. 혈당 수치를 엄격하게 조절하는 것이 왜 중요한지에 대해 알고 계신 것이 무엇인가요?	인정하기 이끌어내기

환　자 : 너무 높거나 너무 낮을 수 있는데 모두 건강하지 않은 거죠?

임상가 : 맞습니다. 사실, 수치가 범위를 지나치게 넘어가면 위험할 수 있습니다.	제공하기

환　자 : 범위라면 어떤 건가요?	정보 제공에 대한 허락을 주고 있음

임상가 : 아침에 제일 먼저 측정하는 공복혈당은 정상 범위가 80에서 120입니다. 당뇨병 환자는 식사 후 2시간 되어 측정할 때 혈당이 80에서 180 사이에 있기를 바랍니다. 이해가 되시나요?	제공하기 이끌어내기

환　자 : 예. 제가 최근에 아침에 측정했을 때 127이었어요. 그래서 의사 선생님이 추가 검사를 하신 겁니다.

임상가 : 맞습니다. 그 수치는 정상을 넘어서는 거라서 의사 선생님이 당화혈색소 검사를 하신 것은 잘 하신 거지요. 그 검사에 대해 알고 계신 것이 무엇인가요?	제공하기 이끌어내기

환　자 : 많이는 몰라요. 오랜 시간 지속되는 평균 혈당 수치 같은 거라고 하시더군요.

임상가 : 맞아요. 원하시면 더 자세히 설명해드릴 수 있는데, 기본적으로 그 검사는 지난 3개월간의 ○○님의 평균 혈당 수치를 나타냅니다. 따라서 ○○님이 당뇨를 잘 관리하고 있는지 알려주는 상당히 좋은 지표가 됩니다. ○○님의 당화혈색소 수치를 기억하시나요?	제공하기 이끌어내기

환　자 : 7.4였던 걸로 압니다. 제가 당뇨병이 있어서 선생님을 만나봐야 한다고 의사 선생님이 말했어요.

임상가 : 맞습니다. 당뇨 관리를 위해서 ○○님이 할 수 있는 것이 무엇인지에 대해 함께 이야기 나누기를 의사 선생님이 원하십니다. 그 중 하나는 혈당을 규칙적으로 측정하는 것입니다. 어떻게 생각하세요?	제공하기 이끌어내기

환　자 : 해야 하면 해야겠지요.	변화대화

임상가 : 좋습니다. 괜찮다면 그것을 어떻게 하는 것인지 이야기하지요. 이런 것을 보시거나 사용하신 적이 있나요? (혈당측정기를 꺼내어 보여준다)	허락을 다시 받기 이끌어내기
환　자 : 아니오. 들은 적은 있어요. 바늘을 손가락에 찌르는 것 맞나요?	
임상가 : 맞습니다. 바늘이 있어요. 요즈음 바늘을 더 잘 만들고 있지요. 여기에 스프링이 달려 있어서 이렇게 되돌아옵니다(시연한다). 손가락 끝에 놓고 여기 이 단추를 누르시면 됩니다(시연한다). 한 번 해보실래요? 우선은 바늘을 찌르지 말고 해보시죠.	이끌어내기
환　자 : 예. (시도한다.) 아무런 느낌이 없네요.	
임상가 : 바늘이 정말 작고 빠르게 움직이지요. 많이 들어가지 않고요. 여기 들어가는 깊이를 조정할 수 있어요. 낮게 설정하셔서 작은 핏방울만 나오게 하면 됩니다. 거의 바늘 느낌이 없을 거예요.	제공하기
환　자 : 한 번 이상 사용 가능한가요?	정보를 요청한다
임상가 : 예 한 번 이상 사용도 가능합니다. 측정할 때마다 바늘을 바꾸시면 통증을 줄일 수 있습니다. 하지만 어떤 환자분들은 같은 바늘을 여러 번 사용하기도 합니다. 얼마나 자주 바꿀 건지는 ○○님에게 달려 있어요. 아프기 시작하면 이것을 돌리는데 찰칵 소리가 한 번 날 때까지 돌리세요(시연한다). 그러면 새 바늘로 바뀝니다. 이제 매우 중요한 것을 ○○님에게 말씀드려야 합니다. 이해가 되시는지 알고 싶습니다.	제공하기 개인의 선택권 강조하기 허락 구하기 – 세째 방식
환　자 : 뭔데요?	
임상가 : ○○님 외에는 그 누구도 이것을 사용할 수 없습니다. 아무도 해봐서는 안 됩니다. 아주 적은 양의 피라도 이 기계로 빨려 들어갑니다. 따라서 엄격하게 일인용 도구입니다. 왜 그런지 아시겠어요?	제공하기 이끌어내기
환　자 : 그러니까 다른 사람의 피가 들어가서는 안 된다는 거군요. 일종의 심각한 질병 말이죠.	
임상가 : 바로 맞습니다. 그 이유로 다른 사람과 이 기계를 공유해서는 안 됩니다. 새 바늘로 바꾸었다고 해도 그렇습니다. 아시겠나요?	제공하기 이끌어내기
환　자 : 예. 이해합니다.	

임상가 : 자, ○○님이 해보시기 전에 한 가지 더 보여드려도 될까요?	허락 구하기
환 자 : 예. 지금까지 이해됩니다.	
임상가 : 손을 이렇게 하십시오(시연한다). 기도하는 것처럼 하세요. 옆 쪽으로 보이는 부분이 손가락에서 바늘을 사용하는데 가장 좋은 부분입니다. 신경체가 많이 있는 손가락 끝은 피하세요. 뼈 있는 부분도 피하시고요. 옆 부분을 따라서 바늘을 찌르는 것이 가장 좋습니다. 질문 있으세요?	제공하기 이끌어내기
환 자 : 그러니까 여기 부드러운 옆이 채혈하기 가장 좋은 부분이라는 거군요.	
임상가 : 맞습니다. 손끝이나 뼈 있는 부분이 아닙니다. 아시겠죠? 그러면, 이제 ○○님이 손가락을 골라서 시도해보시기 바랍니다. 준비 되셨나요?	허락 구하기
환 자 : 예 그런 것 같아요.	
임상가 : 여기 작은 구멍에서 바늘이 나옵니다. 손가락 옆 부분에 똑바로 들고 하세요. 조금 옆쪽으로, 손톱에 더 가깝게요. 찰칵하면 찌른 부분 옆을 눌러야 합니다. 이렇게요. 그러면 피가 조금 나옵니다. 이 혈당측정기는 피의 양이 많이 필요가 없습니다. 채혈 후에 손가락을 눌러주는 것에 바로 초점을 맞추면 통증을 그렇게 많이 느끼지 않는다는 걸 저도 알게 되었습니다.	제공하기
환 자 : 선생님도 당뇨가 있으세요?	
임상가 : 예 그렇습니다. 이 일을 제가 즐기는 이유 중 하나입니다. 좋습니다. 이제 시작해보세요. 스프링을 뒤로 찰칵하고. 좋습니다. 손가락을 골라서, 옆쪽에 부드럽게 바늘을 찌르세요. 좋아요. 이제 찰칵하세요. 피가 조금 나올 때까지 눌러주세요. 잘 하셨어요! 충분합니다. 어떠셨나요?	제공하기 인정하기 이끌어내기
환 자 : 괜찮았어요. 나쁘지 않았어요.	
임상가 : 이제 여기에 검사지를 혈당측정기에 넣을 건데요. 이 끝을 핏방울에 갖다 대시면 됩니다. 이렇게 하시면 됩니다. 몇 초 내로 숫자가 나올 겁니다. 1780이군요.	
환 자 : 그렇게 높은가요?	

임상가 : 식사 후에 측정하면 당이 올라가는 것이 정상입니다. 특히 당뇨병 환자는 그렇습니다. 목표는 180 이하로 수치를 유지하는 것입니다. 그러니까 지금은 바로 아래 수치네요. 이 검사를 통해서 어떤 음식들이 당 수치를 높이는지 살펴보실 수 있습니다. 사람들마다 다르거든요. 식사 후 2시간 되어서	제공하기
검사를 하시기 권합니다. 어떤 음식들이 영향을 주는지 알 수 있게 됩니다. 이해되시나요?	이끌어내기
환　자 : 그러니까, 매 식사 후에 검사해야 하나요?	
임상가 : 제2형 당뇨병의 경우, 하루에 두 번 충분합니다. 매일 다른 때에 검사해도 됩니다. 아침 식사 전이나, 식사 후 2시간 되었을 때 하면 됩니다. 또는 운동 전과 후에 검사를 하셔서 운동이 당 수치에 어떻게 영향을 주는지 보실 수도 있습니다. 당분간은 수치를 기록해보세요. 기계 메모리에 저장되기	제공하기
도 하는데 측정 시간을 적으시고, 금식인지 아니면 식사 후 인지 기록합니다. 혈당측정 기록을 하실 수 있으시겠어요?	이끌어내기
환　자 : 예. 시간이 많이 걸리지 않으니까요. 기억하고 검사해야 하겠지요.	변화대화
임상가 : 아주 좋습니다. 다음 진료 일정이 언제인가요?	닫힌질문
환　자 : 2개월 후입니다.	
임상가 : 좋습니다. 혈당 수치 결과와 검사 시간, 식사 여부를 기록하셔서 의사 선생님에게 가지고 가시기 바랍니다. ○○님의 다음 당화혈색소 검사 결과와 비교하실 겁니다.	제공하기
환　자 : 저를 확인하시려는 거군요.	
임상가 : ○○님이 어떻게 하고 있는지 다음 단계는 무엇을 할 것인지 보려는 것입니다. 그러는 동안 ○○님은 어떤 음식과 운동이 당 수치에 영향을 주는지 많이 알게 될 것입니다. 개인적으로 과학자가 된 것처럼 생각하시기 바랍니다. 자신의 신체가 어떻게 작동하는지 관찰하고 배우는 것이지요. 그렇게 하실 건가요?	활동적 변화대화를 요청하는 닫힌질문
환　자 : 물론이지요.	변화대화
임상가 : 당 수치 모니터링과 관련하여 어떤 다른 질문이 있으신가요?	이끌어내기
환　자 : 손이나 팔에도 검사를 할 수 있다고 들었는데요.	

임상가 : 그렇게 할 수 있는 기계들이 따로 있습니다. 그런데 수치가 다릅니다. 우선은 손가락으로 시작하시기 권합니다. 이 기계는 ○○님 것입니다. 검사지와 기록지가 여기 있습니다. 처방전을 가지고 가면 약국에서 더 많이 사실 수 있습니다. 혈당 검사와 관련하여 다른 질문 있으신가요?	제공하기 이끌어내기
환자 : 아니오. 할 수 있겠어요. 검사지 처방전은 있습니다.	변화대화
임상가 : 좋습니다. 상자 안에도 지시사항 용지가 있습니다. 그럼, 탄수화물에 대해 좀 더 이야기 해볼까요? 아니면 오늘은 이것으로 충분할까요?	허락 구하기

초기 당뇨병 교육에서(환자에게 새로운 정보가 많을 때임), 임상가가 많은 정보와 조언을 제공하고 있기 때문에 OARS 기술이 적은 편이다. 그럼에도 불구하고 과정을 보면 협동적이며, 환자의 반응을 이끌어내고 확인하며 정보를 임상가가 과다하게 제시하지 않는 것을 볼 수 있다. 이러한 접근 방법은 환자에게 많은 새로운 정보를 제공만 하고 환자가 모두 이해했다고 추측하는 스타일과는 많이 다르다.

핵심 포인트
....

- 환자의 생활습관과 행동변화가 필요한 경우, 정보와 조언을 제공하는 것만으로는 충분하지 않다.
- 환자가 허락할 때만 정보와 조언을 제공한다.
- 환자가 이미 알고 있는 것을 가르치려고 하지 않는다.
- 어떤 정보가 필요하고 충분한지 결정한다.
- 이끌어내기-제공하기-이끌어내기 접근을 활용하여 처리 가능한 작은 분량으로 정보를 제공한다.

당뇨병 첫 진단

사람들은 때때로 그들이 당뇨병이 있다고 알게 되었을 때 어쩔 줄 몰라 한다. 이는 새로운 정보를 너무 많이 받아들이거나 장기 관리에 대한 도전이 어마어마하게 느껴진다거나 신체적 활동, 건강한 식단을 활용하는 것에 대한 주요한 도전이 반영되어 있는 것이다. (때때로 칼로리나 내용에 대한 제한도 있다) 혈당을 체크하거나 결과에 대한 내용을 들을 때, 많은 약을 먹을 때(때로는 하루에 여러번)와 이러한 것과 관련하여 혈당이 올라가거나 이를 피하고 싶은 반면에 심리적인 스트레스 관리, 족부 궤양을 예방하기 위한 방법, 정기적인 안과 검진, 치과 진료, 특별히 아픈 날의 당뇨병 관리에 대한 계획 등이다. 설상가상으로, 제2형 당뇨병을 진단받은 사람들 중 일부는 심근경색(심장마비) 또는 당뇨병성 망막증과 같은 합병증이 함께 진단이 되기도 한다.

당뇨병 환자의 일반적이고 이해 가능한 반응은 회피 반응이다. 싸우는 대신 도망가는 것이다. 이러한 회피는 심리적으로 부정("모르는 게 더 나아")하거나 체념("어차피 내가 할 수 있는건 아무것도 없어")하는 것처럼 보일 수 있다.

"아마 나는 진짜 당뇨병이 아닐지 몰라."

"너무 생각을 많이 해서 그래."

"당뇨병과 관련된 것들을 하는데 충분한 시간이 없었어."

"혈당체크를 안한다면, 내가 원하는 것을 좀 더 쉽게 먹을 수 있을 거야."

"괜찮아질거야."

"선생님을 만났을 때 선생님이 하실 수 있는 건 아무것도 없어요."

"만약 건강했을 때로 돌아간다면, 의사에게 내가 해야 할 것들에 대해 말해달라고 할거야."

"나는 좋은 당뇨병교육자를 만났지만, 모든 정보를 듣고 나니 당황스럽다."

당뇨병 진단 첫 해 동안 가장 중요한 일은 자신의 건강을 증진하고 유지하는데 있어 활동적인 역할을 함으로써 도망가기 보다는 싸우는 것을 선택한 환자들을 돕는 것이다. 동기면담 정신 협동과 수용은 적극적인 당뇨병 자가관리를 지지하는 데 중요한 토대를 제공한다. 이 장은 새롭게 당뇨병을 진단받은 환자를 만날 때 유용한 동기면담의 임상적 기술을 적용하는 부분을 설명할 것이다.

우리는 새롭게 당뇨병 진단을 받은 환자들을 위해 동기면담이 어떻게 사용되는지 사례를 통해 설명할 것이다. Frank는 심근경색으로 병원에 입원해 있는 동안 당뇨병을 진단받은 58세의 사업가며, 당뇨병이 오래전부터 있었던 것으로 보인다. 그는 제2형 당뇨병에 있어 강력한 가족력이 있었으며, 35년간 담배를 피웠다. 심근경색이 있기 전에는 그는 어떤 약도 먹지 않았다. 병원을 퇴원할 때는 6가지 약물을 복용하게 되었다. 병원에 있는 동안 당뇨병교육자, 영양사, 간호사를 만났으며, 영양사는 그에게 건강한 식사에 대한 정보를 제공하였다. 간호사는 병원 진료의 중요성과 발에 대한 자기점검에 대해 이야기하였다. 그녀는 또한 그에게 혈당을 체크하는 방법을 보여주었고, 그는 하루에 2번씩 하고 있다. 그의 퇴원계획은 영양사, 주치의, 그리고 심근경색을 치료했던 심장내과의사가 포함되어 있다. 우리는 당뇨병 진단 첫해에 주치의와 영양사의 약속을 보게 될 것이다.

내가 제1형 당뇨병을 진단받았을 때, 나는 20살 대학교 3학년이었고, 의료적으로 무지하였다. 파킨슨병을 앓고 있는 친척 한 명을 제외하고는 나는 이런 심각한 만성질환에 대해 잘 알지 못했다. 당뇨병성 케톤산증은 비교적 괜찮아 나는 입원할 것 같지는 않았다. 그러나 1970년대 초반, 나는 결국 입원하였고, 5일간 스스로 인슐린을 맞는 방법을 교육을 받았다. 내 인생에 있어서 어떤 변화가 필요한지에 초점을 맞추어 교육을 받았다.

입원은 내게 엄청나게 의료적 무지하다는 것을 알게 되었으며, 5일간 나는 당뇨병에 대해 잘 알게 되었다. 그러나 내가 집에 왔을 때 더 많은 질문을 갖게 되었다. 내게는 혈당수준이 올라가면, 안과질환이나 실명을 유발시킬 수 있고, 만성신부전, 심장마비, 신경손상, 족부 궤양을 일으켜 사지절단 등이 발생할 수 있다는 것들이 예기치 못하는 두려움으로 다가왔다. 나는 믿지 못하는 회의감이 들었다. 입원기간 동안 여러 차례 합병증에 대해 겁을 주는 것은 인슐린을 맞게 하려는 계략이라고 나는 생각했었다. 인슐린 치료는 죽지 않기 위해 꼭 필요한 것이었다.

퇴원할 때 나의 가장 큰 걱정은 빨리 죽게 되는 것이었다. 비록 지금은 치명적이지 않다는 것을 알지만, 그 때는 바로 죽을 수 있다고 계속 생각했었다. 당뇨병에 대한 환상은 끝났다. 나는 건강하게 살기 위해 필요한 모든 일을 하기로 결심했었다. 하지만 당뇨병에 대한 어려움을 이해하지 못하는 의료진을 볼 때 많이 힘들었다. 이러한 경험으로 인해 나는 만성질환을 가진 환자를 돕는 데 필요한 기술을 배우게 되었으며, 이후 동기면담을 학습하게 되었다.

Marc P. Steinberg

내가 60세 때, 의사가 혈당이 높다고 말해주었고, 이후 검사를 통해 당화혈색소가 높아졌다는 사실을 알게 되었다. "우리는 환자분이 당뇨병 또는 당뇨병 전단계로 진단할 수 있습니다. 둘 다 변화를 해야 할 시점이라는 것을 말합니다."

나는 망연자실했다. 나는 내가 당뇨병이 있으리라고 전혀 생각하지 못했다. 나는 건강한 식단을 먹었고, 살찌지 않았다. 나는 신체적 활동을 좀 게을리 했지만, 조부모님을 제외하고는 거의 위험 요소가 없었다. 나의 할머니는 60세에 당뇨병 진단을 받았고, 내 누이는 제1형 당뇨병 합병증으로 어린 시절에 죽었다.

나의 즉각적인 질문은 "건강하게 지내려면 내가 어떻게 하는 게 필요할까?" 였다. 나는 혈당검사 방법을 설명해주고, 플라스틱 음식 모형으로 식이요법 방법을 알려주는 l-hour 다운로드를 나에게 준 당뇨병교육자를 만나러 갔다. 제2형 당뇨병: 당뇨병을 진단받은 사람을 위한 핵심 안내서Type 2 Diabetes: An Essential Guide for the Newly Diagnosed, by Gretchen Becker가 더 도움이 많이 되었다. 당뇨병교육자는 당뇨병 환자가 해야 하는 실제적인 방법에 대해 단계별 접근과 유용한 전략들을 제공하였다. 나는 과학자이고, 내 혈당에 특정 음식이 어떻게 혈당에 영향을 주는지 정확하게 알아내기 위해 혈당검사를 하고 있다. 무해한 것처럼 보이는 특정 음식(팝콘이나 수박)을 혈당검사를 통해 피하는 것을 배우고 있다. 나는 아직도 혈당을 유지하기 위해 정기적으로 자가혈당체크를 하고 있다.

William R. Miller

관계 형성하기

동기면담 초기 과정인 관계 형성하기$_{Engaging}$는 사람들에게 효과적으로 당뇨병 교육을 하는 기초가 되지만, 사람들은 자신의 생활습관(예: 흡연)이 건강하지 않다는 것을 알게 될 때 그것에 대해 이야기하기를 꺼려한다. 종종 흡연가는 의료진으로부터 흡연에 대한 책망을 듣거나, 실제로 많은 동료, 친구, 가족들에게 듣게 된다. 특히 보건의료 현장에서는 흡연 습관에 대해 자연스럽게 공유하는데 있어 한계가 있다.

심근경색 이후 Frank의 첫 약속은 의사와의 진료였다. 퇴원시 그는 흡연을 하지 않겠다고 했었다. 간호사는 그를 상담실로 안내하였고, 최근 그가 지낸 이야기를 의사에게 전달했다. 간호사는 Frank에게서 담배 냄새를 맡을 수 있었다. 간호사는 또 다른 심근경색을 원치 않는다고 이야기하던 Frank에게 실망하였으며, 어떠한 조언도 하지 않았다. 대신에 의사에게 "저는 심근경색으로 거의 죽을 뻔 했던 환자가 어떻게 계속 담배를 피우는지 이해되지 않아요."라고 이야기하였다. 간호사는 또한 의사에게 Frank가 흡연과 당뇨병에 대한 위험성에 대해 심도있는 대화를 통해 금연의 이점을 알아야 한다고 말했다.

간호사의 걱정은 흡연 중인 당뇨병 환자들이 심혈관계 위험성이 확연히 높아진다는 사실에 기인한 것이었다. 당뇨병과 흡연은 심근경색의 위험성을 증가시키는 독립변수다. 제2형 당뇨병을 가진 사람들의 심장마비 위험성은 그렇지 않은 사람들에 비해 2-4배 높다. 흡연은 제2형 당뇨병 환자는 심근경색 위험이 1.7배나 더 많이 나타난다(AHA Scientific Statement, 2013). 그래서 제2형 당뇨병 환자 중 흡연가는 그렇지 않은 사람들에 비해 3.7~5.7배 심근경색의 위험성이 있다. 동기면담은 당뇨병 관리에 있어 이러한 위험성 부분들에 대해 협력적인 접근 방법을 제시한다.

의사와의 면담

의사는 편안하고, 친근하게 Frank를 맞아주었다. 의사는 Frank에게 최근 병원 입원기간 중 심장내과 의사에게 이야기를 듣고 그를 만나기를 기다려왔다고 말했다. 기분에 대한 의사의 질문에 Frank가 대답할 때 주의 깊게 경청하였다. Frank는 의사에게 심장 증상은 없었으며, 6가지의 약물을 적절히 복용하고 있고, 하루에 2번씩 혈당체크를 하고, 심장재활프로그램에 참여하고 있다고 이야기 하였다. Frank는 당뇨병으로 인해 좌절하였지만 잘 관리하기 위해서 해야 하는 것들을 잘 하려고 노력한다고 이야기하였다. 그러나 그는 빠르게 자신의 의지를 재확인하였다. "저는 이 모든 것을 하기 위한 시간을 마련해야 합니다." 그는 다음 주에 다시 직장으로 복귀하기를 원하였다.

의사 : ○○님은 새로운 많은 것들을 하고 있군요. 약물복용도 잘하고 있고, 혈당 체크, 심장재활도 잘하고 있네요. 다시 직장으로 복귀하기를 바라고 있고요. ○○님은 이 상황에 잘 대처하고 있으시네요. 어떻게 생각하세요?
<의사는 Frank의 자가관리와 다시 일을 하고자 하는 마음에 대해 인정하였다. 의사는 환자의 자가관리 다른 부분에 대해 열린질문을 하였다>

Frank : 좀 힘들어요. 완전히 다르게 먹는 건 아니지만 적게 먹어야만 해요. 저에게 쉬운 일이 아닙니다. 혈당체크는 내가 먹은 것이 당뇨병에 어떻게 영향을 미치는지 보여주죠. 대개 나쁜 소식입니다. 제 혈당 수치는 아침 목표 혈당수치 90-120보다 높고, 식후 2시간 목표 혈당 수치 180보다 높습니다. 아마도 약물치료에 문제가 있는 것 같습니다. 제가 먹는 대부분의 약은 심장약이고, 메트포르민_{Metformin}은 당뇨병 관리를 위해 먹는 유일한 약입니다.

의사 : ○○님은 혈당체크를 했을 때 더 낮은 혈당 수치가 나오시길 원하시
　　　 는군요. ○○님의 혈당측정기에서 다운로드 받은 혈당결과가 좀 높
　　　 지만 수치가 그렇게 문제가 되지는 않을 정도입니다.
　　　 <반영하기 후, 혈당수치가 개선될 것이라고 적절하게 안심시킴으로
　　　 써 의사는 Frank에게 정보를 제공한다>

Frank : 그 혈당수치가 떨어질까요?

의사 : 병원에서 ○○님에게 준 스케쥴에는 메트포르민~Metformin~ 용량을 증
　　　 가시키라고 되어있습니다. 몇일 안에 목표 용량에 도달하면 혈당수
　　　 치가 개선될 거예요. 저는 ○○님의 혈당수준에 대한 걱정이 병원
　　　 영양사와 만났을 때 권고 받은 식이변화에 대한 어떤 어려움과 관
　　　 련이 있는지 궁금합니다.
　　　 <의사는 Frank의 질문에 대답하고, Frank가 식이변화에 어려움이
　　　 있을 거라고 "추측"하는 반영을 하였다>

Frank : 잠시만요! 저는 저녁에 TV를 볼 때 일주일에 여러번 큰 아이스크림
　　　 을 다 먹곤 했었습니다. 저는 더 이상 그렇게 하지는 않아요. 사실,
　　　 제가 요즘 먹는 모든 디저트는 과일이고 TV를 볼 때는 먹지 않아요.
　　　 하지만 저는 제가 먹고 싶은 만큼 스테이크나 감자튀김을 먹을 수
　　　 있지는 않아요. 제가 출장을 갔을 때, 저는 이런 음식들을 생각했지
　　　 만 보기만 하고 먹지 않았어요. 저에게 두 개의 불행은 당뇨병과 심
　　　 근경색이예요. 식이요법 변화를 잘 했으면 좋겠어요. 하지만 하기
　　　 힘들어요. 저는 제 인생동안 열심히 살아왔고 변화하는 방법을 알
　　　 았어요. 저는 제가 먹는 방법들 중에 몇 가지를 변화시켜 왔어요.
　　　 <Frank는 즉각적으로 의사의 반영을 수정하였다. 동기면담의 가치
　　　 있는 부분은 의사에게 환자의 피드백을 바로 줄 수 있다는 것이다.
　　　 반영하기는 Frank가 이미 저녁과 저녁식사 이후에 변화된 식습관

을 이야기하면서 즉각적으로 활동적 변화대화로 수정되었다>

의사 : 잘하셨어요! ○○님은 저녁시간에 디저트의 칼로리와 지방을 확실히 낮추기 위해 자신만의 계획이 있으시네요. 아이스크림을 먹는 것과 같은 디저트와 간식을 먹는 것을 변화하는 것은 힘든 일입니다. 하지만 ○○님은 지금 그 변화를 실천하고 있으시네요. ○○님이 좋아하는 먹을 것을 포기하는 것은 큰 어려움입니다. 특히 ○○님이 출장을 다닐 때 중요합니다. ○○님은 더 많이 식당에서 식사를 하게 되기 때문에 목표혈당 수치를 달성하는 것이 어렵게 되고, 혈당수치에 대해 생각하게 됩니다.

<의사는 Frank에게 긍정적이고, 인정하는 접근을 사용했다. 그녀는 Frank가 했던 것을 인정하였다. 이러한 접근은 당뇨병 합병증에 대해 상기시키고, 합병증을 피하기 위해 필요한 행동의 리스트를 제공하는 접근과는 다르다. 인정하기는 "응원하기"의 형태가 아니다. 의사는 Frank의 강점을 인정하며 적극적으로 경청하였다>

Frank : 선생님 말이 맞습니다. 저는 식이요법 변화가 얼마나 어려운지 알고 있습니다. 저는 다음 주에 영양사를 만나러 갈 거예요.

<Frank는 영양사를 만나러 간다는 변화대화를 이야기하였다>

의사 : 우리가 흡연에 대해 이야기를 해도 괜찮으시겠어요?

<의사는 다시 초점 맞추기 과정으로 돌아간다. 의사는 민감한 주제에 대해 Frank의 허락을 구함으로써 이번 진료에 환자의 흡연 문제를 다루기를 원하였다. 허락을 구하는 것은 환자의 자율성을 존중하는 것이다. 사람들은 일반적으로 허락을 구하면 대화하는 것에 동의한다>

Frank : 저는 담배에 대한 이야기를 하지 않고 여기에서 나가고 싶습니다. 우리는 지난번에 흡연에 대해 애기했고, 저는 담배를 계속 피울 겁니다. 하지만 저는 정말로 중요한 것에 대해 이야기하고 싶습니다. 저는 이런 나쁜 상황에 다시 있고 싶지 않습니다. 지금까지 충분히 스트레스를 받아 왔습니다. 저는 일할 수 없고, 수입은 큰 타격을 받았습니다. 저는 죽을 수도 있는 고비를 방금 넘겼고, 당뇨병과 같은 질병을 관리하기 위해 노력하고 있습니다. 담배는 이러한 스트레스들로부터 저를 도와줍니다.

<Frank는 대화를 허락 했지만 흡연에 대한 유지대화를 많이 이야기하며 반응하였다>

의사 : 흡연 없이는 ○○님의 삶의 스트레스를 어떻게 다룰지 상상하기 어려우시군요. 흡연이 ○○님에게 중요하네요.

<의사는 반영하기를 통해 반영적 경청을 하였다>

Frank : 저도 담배를 끊어야 할 필요가 있다고 알고 있지만 지금 준비가 안되어있습니다.

<변화대화와 유지대화>

의사 : ○○님은 지금까지 담배를 계속 피우는 것이 얼마나 위험한 것인지 이해하셨고, 언제든지 어떻게 끊어야 할지 이야기 할 수 있습니다. 만약 담배를 끊는 것을 지금의 선택하지 않는다면, 저는 ○○님의 당뇨병을 잘 조절 할 수 있는 다른 어떤 변화가 있는지 궁금합니다.

<의사는 변화대화를 반영했고, 오늘 더 실현가능한 뭔가에 대한 방향으로 가면서 문을 열어둔다>

Frank : 저는 출장을 갈 때 건강하게 먹는 것에 대해 다음 주에 영양사를 만나 이야기를 할 예정입니다.

의사 : 네, 좋습니다. 영양사를 만나 이야기를 하는 것이 도움이 될 거예요. ○○님은 이미 몇몇의 좋은 변화를 실천하고 있습니다. 혈당을 낮추기 위해 또 해볼 수 있는 것이 무엇이 있을까요?

<다시, 의사는 인정하기를 한 이후 열린질문을 하였다>

Frank : 그들은 제가 운동을 더 해야 한다고 말했습니다.

의사 : 그것에 대해 어떻게 생각하세요? 가능할까요? ○○님이 하고 있는 작은 변화는 무엇인가요?

Frank : 엘리베이터 대신 계단으로 다녀요 (웃음)

<Frank는 약간의 변화대화를 사용하며 전진한다>

의사 : 정말 좋은 예시네요. 일상 중에 작은 변화가 있었네요. 또 뭐가 있나요?

Frank : 아내와 저는 수중 에어로빅water aerobics 수업에 나가고 있습니다.

의사 : 급성기 단계에 ○○님이 더 많은 것을 할 수 있고 평소의 일상으로 돌아갈 거라고 생각하고 있으시군요.

<환자의 삶에서 일상을 재조직할 수 있는 기회를 제공함으로써 의사는 환자의 관점에 선별적으로 반응한다>

Frank : 심근경색이 있은 후 당뇨병이 있다는 것을 알게 되었습니다. 저는 지금 심근경색과 당뇨병 때문에 꼼짝할 수가 없었습니다. 하지만 저는 계속 관리를 할 생각입니다.

<좌절에도 불구하고 Frank는 자가관리 의지에 대해 예비적 변화대화를 이야기하였다>

의사 : 제가 ○○님의 상황을 잘 이해했는지 들어보세요. ○○님은 식당에서 음식을 먹는 것에 대한 계획이 있고, 영양사와 이야기 할 계획이 있으십니다. 우리는 건강한 저녁식사와 ○○님의 혈당수치에 대해 인식과 걱정에 대해 얘기했습니다. 이러한 변화가 어렵다고 해도, ○○님은 그것들을 계속할 것입니다. 제가 제대로 이해했나요?

<의사는 요약으로 전환을 하였다. 의사는 면담 동안에 Frank에게서 들을 변화대화를 구체적으로 선별해서 이야기하였다. 변화대화가 중요한 이유는 누군가가 변화대화를 더 많이 이야기하면 변화할 가능성이 더 많다는 사실과 관련이 있다(Magill, Apodaca, Barnett & Mobti, 2010)>

Frank : 네

의사 : 2달에 한 번 진료를 보는 것이 편하시겠어요?

<마지막 말은 닫힌질문이다>

Frank : 그렇게 하겠습니다.

심리적 저항

얼마나 자주 사람들이 병원을 찾고 동시에 자신의 건강을 실제로 해치는 행동을 계속하는지 생각해보라. 확실히 중독, 정신건강질환, 인지적 문제, 그리고 가난과 같은 요인은 건강행동 개선에 중요한 장애요인이 될 수 있다.

Frank의 상황이 행동적인 역설$_{\text{behavioral paradox}}$처럼 보이는가? 사실 그는 니코틴에 중독되어 있고, 심근경색으로 고통 받았고 거의 죽을 뻔했다. 왜 죽을 뻔한 사람이 담배에 계속 피울까? 사람들은 자신이 심각한 문제를 가지고 있을 때, 그들이 자유를 잃는 경험을 한다. 당뇨병 또는 심장질환 환자의 자가관리로 인한 전반적인 삶의 변화는 자신들의 자유를 억제 당한다고 사람들이 느낄 수 있는 좋은 예시다. 이러한 상황을 심리적 저항psychological reactance이라고 한다(Worchel, 2013). 사람들이 잠재적인 자유 상실을 경험할 때마다 자유를 회복하려고 하는 것은 자연스러운 경향이다.

당뇨병 발병 시 사람들은 과거에 편안함과 관련이 있는 건강에 해로운 행동을 바꾸기 보다는 하나 이상의 새로운 자가관리 행동을 실천하는 것이 보다 쉽다는 것을 종종 알게 된다. Frank는 면담 시 많은 변화대화를 이야기하였다. 그는 당뇨병 관리를 원한다고 이야기 하였고, 실제로 이러한 과업으로 잘 실천하고 있었다. 그는 또한 또 다른 심장질환 문제를 피하기를 원했고 "언젠가"는 담배를 끊어야 된다는 사실도 알고 있었다. 하지만 그는 삶의 압도적인 변화를 다루고 당뇨병 자가관리 과업을 시작함에 따라 담배를 피우는 자유를 당분간 유지하였다.

환자가 저항을 할 때 임상가는 교정반사righting reflex로 반응하고 반박하고 싶은 유혹을 경험한다. 하지만 이러한 유혹은 일반적으로 상황을 악화시킨다. 동기면담을 활용하는 의사는 Frank에게 간단히 흡연에 대해 탐색하게 하고, 다른 부분에 대해 대화를 이끌어나갔다. 그를 직면시키기 보다는, 의사는 다툼과 논쟁을 의도적으로 피했고 담배에 대해 향후에 토론할 수 있는 기회를 열어 두었다. 협동적인 대화로 돌아가는 것은 환자의 불만, 향후 진료에 오지 않는 결정, 흡연에 대한 미래 논의를 하지 않는 것보다 더 가치가 있다. 사후관리는 사람들이 자가관리 계획을 수립할 때 도움이 되는 필수적인 요소다. Frank는 당뇨병 자가관리를 계속하기를 원한다고 말했고, 그는 또한 재방문을 하는 것에 기분 좋게 대답했다.

12장에서는 흡연중독과 물질남용의 다른 영역에서 동기면담을 활용하는 추가적인 예시를 제공한다.

영양사와의 면담

....

음식과 식이제한에 대한 주제는 친구와 가족과 함께 좋아하는 음식을 먹고 즐기는 자유를 상실로 인식되어 저항을 유발시킬 가능성이 있다. 권위적인 접근보다는 협동적인 접근이 특히 중요하다. 과업은 식사를 나누고 먹는 즐거움을 유지하면서 환자가 문화적 사회적 환경에 필요한 변화를 어떻게 할 수 있는지를 파악하는 것이다(Vanstone et al., 2013). 그것은 도전적인 과업이며, 환자 자신의 전문지식을 활용해야 한다.

다음 면담은 건강한 식사 선택을 탐색할 때 동기면담이 어떻게 활용할 수 있는지를 보여준다. Frank는 식당에서의 식사를 걱정하고 있었다. 그는 최근의 체중감량이 이것으로 인해 피해를 보게 될 것이라고 믿고 있었다. 영양사는 식당에서 식사의 어려움에 대한 그의 생각을 재구조화하도록 도와주었다. 변화대화 유발하기와 변화대화에 선별적으로 반응하기는 Frank가 어려워하는 부분에 대해 새로운 관점을 가지도록 도와주었다.

아내와 함께 Frank는 이전에 병원에서 만났던 영양사를 만나고 있다. 영양사는 Frank에게 아내 Brenda가 이번 방문에 동행했는지 확인하고, "가족 중 한 명이 당뇨병이 있을 때, 가족 전체가 당뇨병을 가진 겁니다."라고 말했다. 영양사가 Frank의 몸무게를 측정하는 동안 영양사는 따뜻하게 Frank와 아내를 반겨주었다.

영양사 : ○○님이 병원에 입원해 있었을 때, 두 분을 만난지 3주가 되었습니다. 그 시간동안 체중감량을 잘 하셨네요. 퇴원 이후에 체중을 4%나 감량했고, 109.7kg에서 105.2kg으로 체중을 줄이셨네요. 체중과 키로 측정하는 BMI(체질량지수)는 34.6에서 33.3으로 1점이 떨어졌습니다. 어떻게 그렇게 하셨어요?
　　　　<영양사는 Frank의 체중감량에 대한 인정하기로 시작하였다. 인

정하기는 관계 형성하기 과정을 강화시켜준다.>

Brenda : 남편은 정말 다르게 먹었어요. 남편은 디저트로 한줌의 쿠키나 큰
그릇의 아이스크림은 먹지 않았습니다. 그리고 우리는 주 3회 수
중 에어로빅을 시작했어요.
<Frank는 여전히 담배를 피우지만, 당뇨병의 자가관리에 있어 중
요한 변화를 실천하였다>

Frank : 아내와 저는 음식보다는 건강에 대해 더 많이 얘기했습니다. 수중
에어로빅은 좋았습니다. 그리고 아내가 모든 음식을 해주었습니다.
아내는 영양사 선생님이 우리와 함께 이야기했던 아이디어를 할 수
있도록 정말 많이 도와주었어요. 하지만 걱정이 있습니다. 저는 직장
에 복귀했고, 곧 며칠 동안 출장을 가게 될 예정입니다. 제가 가던 식
당에서는 저는 건강한 음식을 고르지 못했습니다. 제가 식당에서 식
사할 때 체중 감량을 계속 유지하는 것이 힘들어질 수 있습니다.
<영양사와 Frank가 간단하게 관계형성을 한 이후, Frank는 자신
이 원하는 것에 초점을 맞추어 설명을 하였다>

영양사 : ○○님은 입원시에 식이조절의 어려움에 대해 말한 적이 있습니다.
그 부분에 대해 저에게 더 말씀해주십시오.
<영양사는 열린질문을 하였다>

Frank : 식당에서는 종종 제가 먹는 양보다 더 많은 음식을 제공합니다. 그
리고 저는 접시에 음식을 남기지 않습니다. 저는 패스트 푸드점에
서 점심을 먹고, 저녁에서는 스테이크와 감자를 자주 먹었습니다.
선생님도 알다시피 탄수화물이 많은 빵, 쌀, 감자, 파스타를 먹었습
니다. 최근에는 이런 것들을 먹지 않습니다.
<Frank는 그를 걱정하는 이슈를 설명한다>

영양사 : 그래서 집에서 건강한 음식을 만들어 먹기 시작하셨군요. 그리고 ○○님이 집에 있지 않고 식당에서 식사를 해야 할 때 어떻게 해야 할지 어려움이 있군요. ○○님은 출장 중일 때 어떻게 계속 건강을 유지할 수 있을까요?

    <영양사는 Frank의 초기의 과정을 인정하고, 즉각적인 제안을 제안하기보다는 Frank 자신의 생각을 물어보았다>

Frank : 저는 출장 중일 때 호텔 수영장을 이용하는 것을 좋아합니다. 저는 수중 에어로빅 수업에서 하는 똑같은 에어로빅을 하는 것은 원치 않지만 저녁 먹기 전 30분정도 물 속에서 걷거나 수영을 할 예정입니다.

    <Frank는 신체 활동을 어떻게 계속하기를 원하는지 설명함으로서 변화대화를 이야기하였다>

영양사 : 좋은 생각이네요. ○○님은 운동을 계속 할 수 있을 거예요. 저는 ○○님에게 아내가 오늘 함께 오는지 물어보았습니다. 하지만 집에서 먹는 음식 대신 식당에서 음식에 대해 더 많이 이야기해야 할 것 같습니다.

Brenda : 괜찮습니다. 우리는 남편이 집에 있을 때도 저녁에 외식을 해요. 저는 남편을 돕고 싶고, 남편이 살이 좀 빠졌으면 좋겠습니다.

영양사 : ○○님은 패스트푸드 식당에 대해 걱정을 이야기 했습니다. 패스트푸드점과 다른 식당에서의 식사에 대한 정보를 설명 드려도 괜찮을까요?

    <영양사는 정보와 조언을 제공하기 전에 Frank의 허락을 요청하였다>

Frank : 물론이죠.

영양사 : 집에서와 같이 패스트푸드점과 다른 식당에서도 1회 섭취 분량
portion size 을 동일하게 적용하십시오. 만약 음식에 유혹된다면, 음식
을 많이 주문하기보다 적게 주문할 수도 있습니다. ○○님은 이미
기본 1회 섭취분량으로 음식을 먹고 있는 것 같군요. 환자분이 얼
마나 원하는 만큼 먹을지 결정하기 전에 얼마나 크게 나오는지 물
어보세요. 그리고 패스트푸드점은 감자튀김을 많이 주문하거나,
많은 양의 음식을 피하십시오. 다이어트 탄산음료는 칼로리가 없
습니다. 일반 탄산음료는 설탕이 많습니다. 저는 대부분의 패스트
푸드점 각 음식의 지방, 탄수화물, 칼로리 정보가 있는 리플렛을 가
지고 있습니다. ○○님에게 그걸 드릴 수 있습니다. ○○님은 또한
스마트폰으로 이러한 것들을 찾을 수 있습니다. 이러한 아이디어
에 대해 어떻게 생각하시나요?
<6장에서 설명한 이끌어내기-제공하기-이끌어내기는 상대적으로
적은 양의 정보와 조언이 제공된다. 기대되는 결과는 유지대화다>

Frank : 선생님이 말한 것을 이해해요. 저는 리플렛을 읽고 싶습니다. 저는
제가 혼자 할 때 이것이 도움이 될지 확신이 없습니다. 혼자 있을 때
먹는 양을 조절하기는 더 힘들어요.
<Frank는 약간의 유지대화를 이야기 하였다>

영양사 : ○○님은 특히 혼자 있을 때, 특히 많이 먹는 것을 걱정하는군요.
<영양사는 Frank의 개인적인 이야기에 반응한다>

Frank : 저는 먹는 것을 좋아합니다. 아내와 있을 때, 덜 먹는 것이 쉽습니
다. 아내와 저는 함께 먹는 것을 조절합니다.

영양사 : 부부가 서로 돕고 있으시군요. 그래서 ○○님이 집을 떠났을 때 약간의 새로운 경험이 필요하군요. <반영하기> ○○님이 집을 떠나 있을 때 가장 큰 차이를 가져올 것으로 생각되는 변화는 무엇일까요? <열린질문 - 이끌어내기>

Frank : 저는 패스트푸드점을 가지 않고 건강한 식당을 선택할 수 있습니다.

영양사 : 맞습니다. 대부분의 패스트푸드점에는 건강에 좋은 음식이 거의 없습니다. <제공하기> 패스트푸드점을 가지 않는 것도 한 가지 좋은 선택입니다. 또 다른 것은요? <이끌어내기>

Frank : 저는 탄산음료에 대해 선생님이 맞다고 생각합니다. 탄산음료에는 설탕이 너무 많이 들어있습니다. 다이어트 탄산음료의 맛을 정말 좋아하지 않지만 저는 아마 다이어트 탄산음료 맛에 익숙해지거나 무가당 차와 같은 다른 것을 마실 수도 있을 것 같습니다.

영양사 : 그러한 변화로 인해 혈당 수치에 큰 차이를 만들 수 있습니다. ○○님이 빅 사이즈 "특대$_{big\ gulp}$" 탄산음료를 마시는지는 모르겠지만, 그 안에 600이나 700칼로리가 들은 것과 0을 비교했을 때는 엄청난 차이네요. ○○님에게 현실적인 변화일까요? <이끌어내기>

Frank : 네. 제가 할 수 있을 거예요. <변화대화>

영양사 : 좋은 시작이 될 수 있겠네요. 작은 변화의 연속들을 만들고, 이것이 정말 큰 차이를 만들 수 있습니다. 자, ○○님에게 이렇게 물어볼게요. ○○님이 말했던 혈당조절을 잘하는 것과 건강한 식이조절이 0점에서 10점까지 척도 중에 얼마나 중요한가요? 0은 "전혀 중요하지 않다"이고, 10은 "지금 내 인생에서 가장 중요하다"는 것을

의미합니다. ○○님은 스스로에게 몇 점을 줄 수 있나요?

<조언을 제공하는 대신 영양사는 Frank가 덜 먹게 하기 위한 동기를 견고히하는 아이디어를 얻기 위해 중요도 척도와 자신감 척도를 활용을 선택하였다 (Miller & Rollnick, 2013, pp. 174-175, 216-217)>

Frank : 저는 제가 해야 하는 방식으로 먹기를 원합니다.

영양사 : 몇 점을 줄 수 있나요? ○○님이 어디에 있는지 제가 더 잘 이해하는데 도움을 줍니다.

<때때로 사람들은 첫 번째 시도에 숫자를 이야기 하지 않는다>

Frank : 저는 6점 또는 7점이요.

영양사 : ○○님에게 매우 중요하군요. 왜 2점이나 3점이 아니고 6점 또는 7점인가요?

Frank : 저는 많은 문제로 제 삶이 망쳐지길 원치 않습니다. 그리고 저에게는 체중감량이 필요합니다. <변화대화>

영양사 : 건강하게 먹고 체중을 감량하는 것이 ○○님이 건강해지는데 도움이 되는군요. 혈당이 잘 관리되는 것 이외에도 체중 감소가 되면 ○○님의 건강에 어떻게 도움이 될까요?

<이 반영은 더 건강해지는 것과 체중감량하는 것을 Frank의 욕구_{desires}와 연결하였다. 그리고 열린질문으로 지속적으로 유발한다>

Frank : 저는 아마 더 에너지가 생기고, 계속 피곤하지 않고, 스스로에 대해더 좋게 느낄 것 같습니다. <변화대화>

영양사 : 약간의 체중감량 성공에 대한 ○○님의 자신감이 어느 정도인지 계속 물어보고 싶습니다. 동일한 척도에서 체중감량 성공에 대한 자신감이 어떻게 될까요? 0점이 전혀 자신감이 없는 거고, 10점은 가장 자신감 있다고 하면요.
<척도는 중요성과 자신감에 대한 탐색으로 변화에 대한 준비를 평가한다>

Frank : 5점이나 6점이요. 하지만 그렇게 말하는 것이 저를 괴롭게 하네요. 저는 어떤 일을 할 수 있는 사람으로 느낍니다. 저는 일과 사람과의 관계에서 그렇게 했었습니다.

영양사 : 왜 1점이나 2점을 주지는 않았나요?

Frank : 체중감량은 제가 잘 해온 것들과 다릅니다. 훨씬 어렵습니다. 하지만 작년은 제가 5.4kg 중 1.3kg만 돌아와 체중감량에 성공한 첫 번째 해였습니다. 최근에 8.6kg을 감량했습니다.
<Frank는 자신의 삶에 이 부분에 대한 자기효능감과 감정에 대해 계속 이야기한다>

영양사 : 체중 감량에 이미 성공하셨네요. ○○님의 걱정은 혼자 식사할 때 먹고 싶은 것을 먹을 수 있는지에 대한 것이군요. ○○님의 자신감을 6점에서 8점 또는 9점까지 올리려면 어떻게 해야 할까요?
<영양사는 Frank의 체중감량에 대해 반영하고 그의 자신감에 대해 열린질문을 계속한다>

Frank : 어려운 질문입니다. 우리가 중요성에 대해 얘기했을 때, 아이디어가 생각났습니다. 몇 일간의 이틀 정도의 짧은 출장이 가능한지 회사에 물어보려고 했습니다. 저는 처음에 단기 출장에서 이러한 변화

를 만드는 것이 쉽다고 생각합니다. 그것은 나중에 장기 출장시에 도 도움이 될 거라고 생각합니다.

영양사 : 짧은 출장에서 경험을 해보는 것이 일리가 있네요. 어떻게 출장 스 케줄을 조정하시나요?
　　　　<반영하기 이후 변화를 향한 단계를 탐색하는 열린질문>

Frank : 저는 회사에서 14년간 많은 일을 했습니다. 회사 사람들은 저에게 감사하고 있습니다. 제가 사장님에게 이야기를 하면 허락해주실 거 라고 생각합니다. 저는 가능한 한 빨리 경험해 볼 필요가 있습니다.
　　　　<Frank는 그의 필요에 따라 변화에 긴급성으로 둔다>

영양사 : 짧은 출장 중에 잘 먹고 수영하려고 노력하는 것이 좋은 출발로 보 입니다. 오늘 얘기하고 싶은 다른 건 없나요?

Frank : 저는 이걸 해본 뒤에 아마 다른 질문을 해볼 수 있을 것 같습니다.

영양사 : 그러면, 언제 또 얘기할 수 있죠? 두 번의 짧은 출장 이후 만날까요? 그 전에 질문이 있으면 말씀해주십시오. 제가 패스트푸드점에서 음식을 고르는 책자를 드리겠습니다.

생각할 시간
....

Frank의 각각의 면담에서 그는 의사와 영양사에게 무엇을 이야기할지에 대해 생각하는 시간을 가졌다. 반영적 경청과 열린질문은 사람들에게 생각할 수 있는 시간을 제공하고, 그들의 경험을 반영하고, 앞날을 내다볼 수 있게 한 다. "예" 또는 "아니오"와 같은 닫힌질문과 다르게 열린질문은 대답하기 전에 개인적인 세세한 부분에 대해 더 생각하게 된다.

환자가 생각할 시간은 약속을 정할 때는 길게 필요치 않다. 동기면담은 단기면담과 장기면담 모두에서 활용되어질 수 있다. 개인의 환경에 대해 더 세부적으로 생각할 시간을 주고 마쳐야 한다. 이러한 세부적인 부분은 환자의 양가감정, 변화 이유 또는 변화하지 않는 이유, 그리고 장애물이 될 수 있는 다른 상태의 존재를 이해하는 것을 포함한다. 반영적 경청의 맥락에서, 동기면담은 변화계획을 생각하고, 어떻게 그들의 변화 계획을 수행할지에 대한 자세한 내용을 발전시키는 사람들에게 시간과 안전한 셋팅을 제공한다.

동기면담의 환자 중심의 힘$_{momentum}$은 현 상황에 변화 이유를 제공한 후, 더 건강한 상태로 환자를 리드할 수 있게 한다.

핵심 포인트
....

- 민감하거나 논쟁거리가 되는 주제에 대해 이야기하는 것에 대해 허락을 구하는 것은 단순히 존중하는 습관이 아니다. 허락을 구하는 것은 환자의 자율성을 존중하는 것이며, 결국 환자가 "예"라고 말하면 그 주제는 이후의 만남에서 논의 할 수 있다.
- 저항은 사람들이 똑같은 시간에 다른 건강한 선택을 하는 동안 역설적으로 건강하지 않은 행동을 고수하기 때문에 자유를 잃는 것으로 인식한다. 교정반사를 피하는 데 도움이 되는 이러한 역설을 이해하고 변화대화를 유발해야 한다. 환자들은 종종 건강하지 않은 행동을 정당화하는 이야기를 한다.
- 인정하기는 특히 사람들이 변화의 도전에 직면할 때 특히 도움이 된다.

운동과 건강한 식습관

운동과 건강한 식습관을 실천하는 것은 당뇨병 자가관리에 가장 어려운 부분이다. 사실 이러한 부분은 당뇨병 환자 뿐 아니라 많은 사람들에게 어려운 부분이다. 당뇨병 환자는 주당 150분의 운동(미국당뇨병학회, 2014, p. S31)과 엄격한 식이조절을 해야 한다. 일부 환자들이 이러한 의학적 충고에 왜 압도되고, 왜 무시하는지를 이해하는 것은 어렵지 않다. 비록 변화에 강한 관심이 있는 사람들조차도 자신이 원하는 장소와 시간이 아니거나 더 많은 신체활동을 권유받을 때 종종 낙심하게 된다.

이분법적 사고 피하기

환자와 임상가 모두는 변화에 대한 부정확하고 도움이 되지 않는 이분법적인 관점에 빠질 수 있다. 이분법적 사고의 기준은 성공 혹은 실패, 행동실천 혹은 미실천, 순응 혹은 재발을 의미한다. 이것은 새해의 결심이 실패하는 방식이다. 성공적인 행동변화는 점진적이고 불완전한 경향이 있다. 두 단계 앞으로 갔다가 한 단계 뒤로 가는 것이다. 일반적인 과정에서 사람들은 식사와 운동에 대해 매순간 몇 백가지의 선택을 할 수 있으며, 변화는 새로운 방향으로 이러한 선택의 균형을 기울이는 것이다. 변화는 원하는 결과를 목표로 근사치의 결과를 달성하는 방향성을 가진 과정이다.

당뇨병을 관리하는 도중에 휴일, 휴가, 가족 구성원이 아프거나 차사고와 같은 갑작스런 일상의 변화는 환자가 과식을 하거나 자가관리의 다른 측면을 무시하기 쉬워진다. 만약 아침에 체육관에 가는 것을 한 번 무시하면, 가까운 미래에 추가적으로 무시하는 기회가 생기게 된다. "난 정말 오늘 점심에 초콜릿 케이크 한 조각을 즐길거야."라는 결정은 건강한 식습관을 유지하지 않겠다는 것도 아니며, 미래 의사결정을 하는 것도 아니다. 임상가 자신과 환자를 낙담시키지 않는 것이 핵심이다. 환자가 낙담하면 실패를 가져다준다. "지금까지 식이조절을 해왔어. 식이조절은 끝이야. 식이조절을 할 수 없다는 것을 알았어." 변화를 시도하는 거의 모든 사람들은 때때로 자신의 목표와 일치하는 결정을 한다. 이것은 정상이며, 환자는 언제든지 다른 선택을 함으로써 자신의 변화계획을 지속하는 것을 자유롭게 할 수 있다. 과식을 하거나 계획된 신체활동을 하지 않는 것은 성공 또는 실패에 대한 질문이 아니다. 그것은 시간이 지남에 따라 사람들이 계획하고 있는 목표를 향해 직접적으로 이동하는 결정에 대해 이야기 할 수 있는 기회다. 올바른 방향의 모든 단계는 인정하기의 기회다. 약간의 체중감소 또는 몇 분의 신체활동은 건강하지 않은 현 상태어서 벗어나는 중요한 단계다. 건강 개선을 위해 현재 상태를 변화하는 것은 사람들이 매일 계획을 일관되게 준수하지 않는다고 해서 상실되지 않는다. 사람들이 변화를 시작할 때 전진후퇴를 반복하는 것은 정상이다. 변화의 방향을 우회함에도 불구하고, 사람들은 체중 감소와 운동 시간에 대한 변화 방향을 선택을 할 수 있는 자유를 매일 유지한다.

변화의 방향을 우회함에도 불구하고,
사람들은 체중 감소와 운동시간에 대한 변화 방향을
선택할 수 있는 자유를 매일 유지한다.

민감한 주제 이야기하기

대화를 시작하기 전에 복잡한 장애물은 많은 사람들이 미룰 수 있다. 비만이나 관절 통증은 신체활동에 방해가 된다. 자신이 좋아하는 음식을 먹는 것이 건강에 도움이 되지 않는다는 것을 알게 되었을 때 상실감을 느끼는 사람들에게는 식이조절은 더 어려울 수 있다. 건강한 식습관은 특히 섭식장애가 있는 사람들에게 특히 어려울 수 있다. 이러한 부분에 있어 관계형성을 촉진하는 방법이 있다. 비만과 무분별한 식사는 민감한 주제다. 허락 구하기$_{asking}$ $_{permission}$와 환자의 자율성을 존중하기$_{emphasizing\ respect\ for\ the\ person's\ autonomy}$는 쉽게 이야기를 할 수 있도록 도울 수 있다.

예) "우리가 체중 문제에 대해 이야기해도 괜찮을까요? 많은 사람들이 체중 문제를 어려운 부분으로 생각합니다. 저는 ○○님을 불편하게 만들 생각은 없습니다. 저는 ○○님이 자신의 일에 대해 책임 있다고 강하게 믿고 있습니다."

술을 과도하게 마시는 환자와 상담할 때 나는 언어뿐만 아니라 생각도 바꿔야만 한다. 나는 단어 중 '재발$_{relapse}$'라는 단어를 쓰지 않으려고 한다.
흑백 용어를 생각하고 있는 동안, 나는 같은 말에 대한 완곡한 표현을 찾으려고 한다.
미끄러짐, 뒤로 미끄러짐, 되돌리기. 사람의 행동은 그것보다 더 훨씬 복잡하다.
나는 결국 행동 자체를 그냥 설명하기로 결정했다.

William R. Miller

잘하고 있는 부분에 대해 인정하기

변화의 일반적인 관점은 그것이 수반하는 어려움이다. 변화에 대한 사람들의 통찰, 현재와 과거의 성취에 대한 사람들의 능력을 인정하기$_{affirming}$는 동기면담의 기본적인 면담기술이다. 과거에 성공한 가치가 있었던 변화에 대해 질문하는 것은 오랜 기간 동안 함께 상담하는 데 필요한 정보를 제공한다. 일부 실천가는 환자와의 첫 면담에서 이러한 정보를 얻었다.

인정하기는 사람들이 큰 어려움에 직면했을 때 아주 적절한 면담기술이다. 사람들이 과거에 가장 어려운 변화경험과 중요한 변화경험에 대해 질문하는 것은 종종 상당한 성과를 나타낸다. 이러한 정보는 인정하기 위한 풍부한 재료가 된다. "습관성 도박을 끊기 위해 하신 노력들이 환자분에게 큰 만족감과 더 나은 삶을 주었습니다. 어려운 변화 경험은 환자분이 당뇨병 자가관리를 하는데도 도움이 될 수 있습니다." 인정하기 성과는 결핍에 기반한 접근보다 강점기반 당뇨병 관리에 기여 한다. "최근에 고칼로리의 후식을 먹어서 환자분이 느낀 좌절을 저는 이해할 수 있습니다. 하지만 환자분이 지난번 방문에서 당화혈색소 수치가 개선되고 난 이후에 얼마나 더 에너지가 생기는지 말해주었죠. 환자분은 혈당문제를 해결하는 데 필요한 기술을 가지고 있음을 보여주었습니다."

운동 사례

Zoe는 8년째 제2형 당뇨병을 가지고 있는 32세 여자다. 지난해 그녀의 당화혈색소 수치는 8.2%-9.0%였으며, 3가지 당뇨병 경구약을 복용하고 있다. 지난 방문 시에 간호사는 그녀의 당화혈색소 수치가 올라가는 것에 대해 걱정을 표현했다. 간호사는 Zoe에게 당뇨병과 고혈압을 위해 현재 쓰고 있는 다른 약과 함께 기초 인슐린$_{basal insulin}$을 제안했다. Zoe는 인슐린을 거부했고, 간호사에게 인슐린 치료 대신에 신체적 운동 프로그램을 시작하겠다고 했다. 조절되지 않은 고혈당을 개선해주는 인슐린의 중요성에 대해 이야기한 후, 간호사는 Zoe를 당뇨병교육자(간호사)에게 신체활동 증진을 위해 의뢰하였다. 이것은 Zoe가 당뇨병교육자(간호사)와 신체활동에 대해 이야기 한 첫 번째 면담이다. 관계 형성하기 이후 초점 맞추기가 시작되고 난 이후 이 면담의 발췌는 시작되었다.

당뇨병교육자 : 저는 간호사의 의뢰 기록을 보고 ○○님이 당뇨병이 있다는 것과 신체활동 프로그램에 관심이 있다는 것을 알았습니다. 오늘 이 방문의 목적이 무엇이라고 생각하시나요?
　　　　　　 <당뇨병교육자는 열린질문으로 시작한다>

Zoe 　　 : 최근 제 당화혈색소가 올라가고 있어 어려움 있고, 그래서 매일 인슐린을 맞는 것을 권유받았습니다. 저는 정말로 인슐린 치료를 원하지 않습니다. 저는 간호사에게 뭔가 완전히 다른 것을 하고 싶다고 말했습니다. 저는 인슐린에 대해 준비가 되지 않았습니다. 제가 고등학생, 대학생 때 저는 일주일에 4번 이상 테니스를 했습니다. 제가 당뇨병을 진단받은 이후와 직전을 제외하고는 저는 그렇게 활동적이지 않았습니다. 대학 이후로 임신할 때까지 살이 쪘고, 살을 빼기 위해서 테니스를 다시 시작했습니다. 임신했을 때 당뇨병이 있었습니다. 저는 없어지길 원했지만 그렇지는 않았습니다. 저는 임신 이후 당뇨병이 사라지지 않았을 때 테니스를 포기했어요. 새로운 아기와 당뇨병은 저를 그렇게 압도하지는 않았어요. 저는 3개월 간 테니스를 치다가 포기했어요.
　　　　　 <Zoe는 인슐린치료에 대해 유지대화를, 테니스를 다시 치는 것에 대해 변화대화를 이야기하였다>

당뇨병교육자 : ○○님이 힘들었을 때조차도, ○○님은 성공적으로 운동을 하셨었네요. ○○님의 삶의 많은 스트레스를 받은 시기 3개월간 테니스를 치셨습니다. 그리고 제가 말한 것처럼 ○○님은 체중감소에 운동의 이점에 대해 잘 알고 있으시네요.

<당뇨병교육자의 반영하기는 두 가지 인정하기로 구성되어 있다. Zoe는 가장 어려운 시기에 신체활동 프로그램에 참여할 수 있었다. 두 번째는 당뇨병교육자는 체중감소에 신체활동의 유익한 효과에 대한 Zoe의 통찰을 인정하였다>

Zoe : 저는 운동을 좋아합니다. 하지만 지금 당장은 할 일이 많고 또한 가족을 돌봐야 해요. <운동에 대한 관심을 갖는 변화대화> 남편과 8살 난 딸이 있어요. 모든 것을 위해 내 시간을 갖기가 어렵습니다.

당뇨병교육자 : ○○님은 인생에서 많은 일들이 진행이 되고 있고, 모든 것들이 ○○님에게 중요합니다. 오늘 우리가 집중하고 싶은 것을 좀 더 살펴볼 수 있을까요?

<당뇨병교육자는 이번 방문에 함께 이야기할 주제를 정하는 것에 대한 허락을 구하고 있다. 그녀는 당뇨병과 관련된 주제에 대해 이야기하는 것에 대해 안내하고 있다. 동시에, 그녀는 Zoe가 그녀의 삶속에서 그녀만의 시간을 가지기 위해 다른 분야의 많은 것들과 경쟁하고 있다는 것을 인정했다>

Zoe : 물론이죠. 그래서 제가 여기 온 겁니다.

당뇨병교육자 : 저는 ○○님이 이번 방문에서 가장 이야기하고 싶고 중요하다고 느끼는 것을 찾고 싶어요. 저는 종이 위에 여러 가지 주제가 적힌 "방울 시트$_{\text{bubble sheet}}$"를 가지고 있습니다. 오늘 우리

가 탐색할 것에 대해 고를 수 있게 각 동그라미는 주제를 포함하고 있습니다. 주제는 혈당 수치 모니터링, 활발한 생활습관을 발전시키는 것, 당뇨병을 잘 다루는 것, 건강한 식사, 스포츠에 잘 참여할 수 있는 컨디션 개선시키기 또는 가족과 관련된 이슈를 포함하고 있습니다. 이 마지막 동그라미는 "기타"입니다. 왜냐하면 여기에서 언급되지 않은 어떤 것에 대해 ㅇㅇ님이 이야기하기를 원할 수도 있기 때문입니다.

< 면담 동안 이야기 할 영역을 명확히 정의 할 때, "메타대화metaconversation"로 나타나는 방울차트로 의제 그리기agenda mapping 활용하면 환자가 면담하는 동안 실천가가 무엇을 이야기 할 것인지를 결정하는데 도움이 된다(Miller & Rollnick, 2013, pp. 106118). 방울차트는 초점 맞추기focusing 과정을 도움을 주고 속도를 높인다. 4장에서 설명한 바와 같이, 방울 시트bubble sheet는 "색색깔의 방울들"로 쓰여진 주제의 시각적인 목록을 포함되어 있다. 이러한 것들은 신체적 활동, 건강한 식사, 약물치료 선택을 포함해서 많은 부분의 당뇨병 관리 부분에 있어 사용될 수 있는 컨버세이션맵[1]과 유사하다. 포함된 주제 중에는 환자의 자율성을 존중하고, "기타"는 환자에게 목록에 없는 더 중요한 주제를 선택할 수 있는 기회를 준다>

Zoe : 음, 저는 당뇨병에 대한 운동 계획을 함께 얘기하기 위해 왔습니다. 저는 가족에 대한 책임져야 하는 일을 잘 다룰 수 있습니다. 테니스는 개인적인 시간을 갖고 친구들을 만날 수 있는 기회를 저에게 줍니다. 제가 뭔가를 할 때, 개인적인 시간

---

1) 역자주 : 컨버세이션맵(Conversation Map)은 전세계 100여개국에서 사용되는 당뇨전문교육 프로그램이며, 미국과 멕시코의 경우 국가 공식 당뇨 환자 교육 프로그램이다. 지도에 당뇨병 관리에 다양한 주제가 있으며 환자가 관심 있는 주제를 선택하고 해당 내용에 대해 집단에서 이야기하는 형식으로 진행되는 학습 과정이다. 궁극적인 목표는 긍정적인 생활습관 변화와 문제해결 능력 향상이다.

은 꼭 필요합니다.

당뇨병교육자 : ○○님은 스스로를 위한 시간을 원하는군요. 그리고 필요한 개인적인 시간에 테니스를 할 생각을 하고 계시군요.
<당뇨병교육자의 반영은 변화대화의 새로운 부분에 초점을 맞춘다>

Zoe : 맞습니다. 하지만 종종 제가 얼마나 바쁜지 생각하면 기분이 나빠지기 시작합니다. 제가 제 자신에게 당뇨병과의 약속에서 말했던 것들을 열심히 하려고 합니다. 저는 인슐린 치료에 대해서도 생각해봤었습니다.
<Zoe는 그녀의 아이디어에 대해 묘사하면서 변화대화를 사용했지만, 그녀는 당뇨병교육자가 말했던 것에 여전히 양가감정이 있었다. 변화에 대한 양가감정은 일반적인 것이다. 변화에 대한 진행하기 시작하거나 직후에 양가감정을 경험하는 것은 일반적이다>

당뇨병교육자 : ○○님은 이것에 대해 2가지를 느꼈군요. ○○님은 당뇨병에 집중하고 인슐린 치료도 고려해보았지만 당뇨병 자가관리 개선을 돕기 위해 운동을 열심히 하는 것과 개인적인 시간을 더 가지는 것을 정말 중요하다고 생각하고 계시군요.
<Zoe의 양가감정에 대한 당뇨병교육자의 복합반영에서, 그녀는 더 신체적으로 활발히 움직여야 된다는 그녀의 욕구_{desire}와 인슐린에 대한 생각에 대해서는 함께 연결하였다. 그것을 따르는 생각을 강조하는 것에 반영을 쓰지만, 함께 사용했다. 반영은 Zoe가 제안 했던 변화의 가치를 강조한다>

Zoe   : 저는 인슐린 보다 정말 제가 원하고 필요한 두 가지가 소중합니다. 개인적 시간과 친구들과 테니스를 치는 것입니다.

당뇨병교육자 : 만약 ○○님이 몇 주 전에 말씀하신 개인적인 시간과 친구들과 테니스를 치기 시작했다면 일상에 무슨 변화가 있었을까요? 만약 ○○님의 인생에 그것들이 포함되어 있었다면 어떻게 달라졌을까요?
               <이러한 열린질문은 추측에 근거한 것이다. Zoe가 이러한 변화를 시작한다면, 그녀가 경험할 수 있는 가능한 이득에 대해 생각할 수 있는 기회를 Zoe에게 제공한다>

Zoe   : 저는 지금 보다 더 효율적이고, 매주 4일 45분씩 아침에 테니스를 칠 것 같습니다. 지금 주 4일 동안 10시간씩 일하지만, 주 5일에 8시간씩 일하는 것으로 쉽게 바꿀 수 있습니다. 딸의 학교 일정대로 지금보다 더 늦은 오후까지 일할 수 있습니다.
               <Zoe는 계획을 구조화하기 시작한다>

당뇨병교육자 : ○○님은 이것에 대해 이미 생각을 하셨군요. 신체활동을 성공하려면 ○○님이 해야 할 필요가 있는 것들을 알고 계시군요.

Zoe   : 저는 많이 먹는 것을 변화 할 필요가 있습니다. 제 자신을 돌보는 다른 방법을 찾거나, 늘어난 체중을 유지하면서 당뇨병 약을 더 복용해야 합니다. 늘어난 체중을 줄이고 싶습니다.

당뇨병교육자 : ○○님은 확실히 변화하고 싶으시군요. 다음 2주 후부터 시작하면 어떨까요?
               <이 반영과 열린질문은 활성화$_{activation}$와 행동 실천$_{taking\ steps}$으로 대화를 이동시킨다>

Zoe : 제 근무일정을 바꾸는데 한 달 정도 걸릴 거예요. 하지만 저는 지금 테니스를 시작할 수 있습니다. 저는 천천히 일주일에 2번씩 테니스를 치는 것을 생각하고 있습니다.

당뇨병교육자 : 제가 ○○님이 무엇을 해야 하는지 조언해드려도 괜찮을까요? <조언하기 전 당뇨병교육자는 허락을 구한다. 환자의 자율성을 존중하는 것은 논의에서 참여를 강화할 수 있다>

Zoe : 물론입니다.

당뇨병교육자 : ○○님은 신체활동을 적극으로 실천할 계획을 잘 세우셨습니다. 저는 당뇨병과 인슐린에 대해 몇 가지 생각을 제공해드리고 싶습니다. ○○님의 당화혈색소 수치는 높습니다. 신체적 활동 관점에서 실천할 행동을 할 준비가 되어 있습니다. 하지만 그것은 ○○님이 계속 인슐린이 필요할 수도 있다는 강력한 가능성입니다. ○○님의 운동과 체중감량, 혈당수치에 대한 계획이 있다고 해도 유의미하게 감소하지는 않을 수도 있고, 인슐린에 대한 필요성이 남아 있을 수 있습니다. 저는 ○○님에게 물어보고 싶은 것이 있습니다. 테니스를 치기 시작한 것처럼 지금부터 매일 3번 혈당체크를 할 수 있습니까? ○○님은 일어났을 때 그리고 매일 한 번의 식전과 식후에 측정할 수 있습니다. 식후 혈당검사의 가장 좋은 시간은 식사 시작한 후 2시간 뒤입니다. 하루는 아침에, 다음 날은 점심에, 세 번째 날은 저녁에 혈당체크를 할 수 있습니다. 이렇게 혈당체크를 하는 것은 우리 모두가 운동하지 않는 날과 운동하는 날에 혈당수치가 어떻게 반응하는지를 알 수 있도록 도와줍니다. 이 정보는 ○○님의 당뇨병 계획대로 잘 관리되고 있는지를 확인할 때 우리를 도와줄 수 있습니다. 제가

말했던 것에 대해 어떻게 생각하시나요?

<Zoe는 신체적 활동에 대한 건강한 계획을 가지고 있다. 그러나 그녀는 조절되지 않는 제2형 당뇨병이다. 당화혈색소 수치는 9%로 8년간 지속된 제2형 당뇨병의 젊은 사람의 경우에 신체활동이 당뇨병을 조절하는 방법으로 사용되기는 어렵다. 하지만 간호사와 당뇨병교육자는 Zoe에게 조절되지 않는 당뇨병에 대해 스스로가 자신의 계획을 만들어내고 이야기하는 것이 가치 있는 일이라고 믿는다. 계획은 사람들이 그들의 경험으로부터 배워 종종 수정되기도 한다. 사후관리는 환자에게 매우 중요하다. 당뇨병교육자는 그녀의 자율성을 존중한다. 하지만 그녀는 혈당 결과가 그녀의 효율성을 올려주는 것에 사용되어야 한다고 지적한다. "할 수 있다"는 태도는 변화계획을 발전시키는데 사람들의 노력으로 활용된다. 점진적 장애progressive disorder로써 당뇨병은 자주 치료 방법이 수정된다. 이것이 실천가의 조언이 중요한 특징이다. 자가혈당체크는 사람들이 혈당조절의 효과성을 평가하는 효과적인 방법을 제공한다>

Zoe   : 간호사가 말했던 것과 비슷하네요. 간호사는 운동이 당뇨병을 혈당을 낮추기 어렵다고 생각했어요. 그러나 제가 시도해야 할 필요가 있습니다. 체중감량도 도움이 될 수 있습니다. 저는 또 다른 약물치료를 시작하는 것보다 큰 변화로 당뇨병을 관리할 수 있다면 그렇게 하고 싶습니다. 저는 제 혈당 관리에 어떻게 도움이 되는지 측정해보고 싶습니다. 그렇게 해보고는 싶었지만 사실 매일 테스트 해볼지는 의문이네요. 저는 운동을 한 날에는 혈당체크를 확실히 하고, 운동하지 않은 날에는 1~2번 혈당체크를 하겠습니다.

당뇨병교육자 : 저는 우리의 대화를 검토해보고 싶습니다. 오늘 ○○님은 많은 계획을 세웠습니다. 다음 달 이후부터 근무 일정을 바꾸고 매주 4번씩 아침에 테니스를 칠 계획입니다. 또한 친구들과 테니스를 치면서 개인적인 시간을 보내기를 기대하고 있습니다. 이러한 계획과 식사량을 줄인다는 사실은 체중 감량을 돕고 이는 ○○님에게 중요한 가치가 있는 일입니다. 그리고 ○○님은 한 달에 한 번 또는 이러한 변화에 어떻게 반응하는지 혈당을 체크 할 것입니다. 제가 정확히 이야기 했나요? <당뇨병교육자는 반영적 요약을 통해 대화와 계획에 대한 검토하고 끝냈다>

Zoe   : 예. 맞습니다.

당뇨병교육자 : ○○님은 정말 단단히 결심을 하셨군요. 한 달 뒤에 다시 만나길 바랍니다.

이 면담에서는 제2형 당뇨병의 관리에 있어 일반적인 주제를 다루었다. 당뇨병의 점진적인 특성에 비추어 볼 때, Zoe의 당뇨병은 지난 1년 동안 혈당관리가 점점 조절이 되지 않았다. 그녀는 인슐린을 피했다. 이는 제2형 당뇨병 환자들 사이에 흔한 정서다. 인슐린은 그녀의 혈당조절을 빠르게 개선시켜줄 수 있다. 당뇨병교육자가 면담의 결론에서 지적한대로, 그녀가 선택한 길은 많은 사람들이 어려워하는 과업인 정기적인 운동과 적은 음식 섭취며, 이는 강한 결단이 요구될 것이다. Zoe는 계획이 인슐린의 요구를 피할 수 없을 것이라는 점에 대한 이해를 이야기하였다.

Zoe는 지금 인슐린을 시작해야 될까? 그녀의 인슐린 거부에 덧붙여, 또 다른 고려사항이 있다. 당뇨병 건강을 더 유지하기 위해 현재의 생활습관을 바꿈으로써 동기화된 사람의 노력을 지지하는 것은 가치가 있다. 가까운 시일 내에 사후관리를 하는 것이 필수적이다. 시간 경과에 따라 필요로 하는 계획의 조정을 탐색할 수 있는 기회를 제공한다. 대부분의 당뇨병 임상에서의 만남은 치료방법의 재조정이 지속적으로 포함된다. Zoe는 사후관리에 적극적으로 참여할 것이다.

섭식장애 임상 사례

음식 제한은 당뇨병 환자에 있어 특히 어렵다. 삶을 유지하는 영양분 이외에도 식사시간은 가족, 친구들과 사교하는 시간을 제공한다. 음식은 휴일, 기념일, 생일을 축하하는 데 없어서는 안 될 부분이다. 또한 문화적, 종교적 가치를 강화하는 데 사용된다. 마찬가지로 전세계적으로 공중보건기관의 가장 중요한 관심은 단당, 탄수화물, 지방 등의 과다 섭취로 엄청난 숫자의 과체중 및 비만인을 만드는 결과를 만들고, 전단계 당뇨병과 당뇨병 발병률이 증가한다는 것이다. 다음의 대화는 체중과 섭식장애 습관에 대해 다룬다.

Allan은 3년 전 제2형 당뇨병을 진단받은 43세의 남자며, 체질량지수$_{BMI}$는 36이며 비만과 제2형 당뇨병의 강한 가족력이 있다. 그는 여러번 4-9%의 체중 감량을 성공적으로 했지만 그때마다 그는 빠졌던 것보다 더 찌게 되었다. 그는 여러 가지 약을 적절하게 먹고 있으며, 당화혈색소 수치는 7.6%다. 이 대화는 그의 의사와 지난번 면담 때 했던 내용이다. 정다운 인사를 나누고, 초점 맞추기 과정이 시작된다.

의사: 지난번 면담이후로 많은 노력을 하셨네요. ○○님의 당화혈색소 수치가 좋아졌습니다. 8.4%에서 7.6%로 떨어졌습니다.
　　〈의사는 Allan의 당화혈색소 수치의 향상을 인정하였다〉

Allan: 아마 제가 저탄수화물 식단으로 했기 때문인 것 같습니다. 하지만 저는 몸무게는 줄지 않았습니다. 식단에 지방이 많은 음식이 있었고,

더 많이 간식을 찾았습니다.

<우리는 Allan과 의사가 초점 맞추기 과정에 참여하고 있는 것을 볼 것이다>

의사: ○○님의 체중과 다이어트에 대해 실망스러우시군요. ○○님의 걱정은 식사시 고지방 음식과 간식이 체중이 증가의 원인이군요.

<반영은 감정과 실망이 추가되면서 강해졌다. 의사는 Allan의 통찰에 대해 인정하기를 제공했다. Allan이 먹는 것에 대해 말했던 것은 초점 맞추기 방향으로 대화를 이동시킨다>

Allan: 지난번에 말했듯이, 저는 어린 시절부터 많이 먹기 시작했고 먹는 것 때문에 힘들어 했습니다. 저는 또한 더 많이 스트레스를 받고 있습니다. 제 아내의 일은 절반으로 줄었습니다. 그리고 저는 큰 프로젝트에 필요한 일을 잘 수행하지 못하는 비협조적인 동료와 갈등을 겪고 있습니다.

<식이문제는 Allan에게 오래 지속된 문제이다>

의사: 지금 스트레스가 엄청나시군요. 과거에 체중이 스트레스의 영향을 받는다고 ○○님이 말한 것을 기억합니다. ○○님이 스트레스를 받았을 때 음식이 어떻게 도움이 되는지 제가 이해할 수 있도록 말씀해주세요.

<의사는 복합반영을 하였고, 과거면담 내용을 진술하였다. 그리고 Allan의 식습관을 좀 더 이해하기 위해 유발하는 열린질문을 사용하였다>

Allan: 저는 그 사실에 대해 확신하지는 못하고 있습니다. 저는 때때로 체중 감량에 성공하기도 했었습니다. 때로는 간식을 많이 먹기 때문에 다시 체중이 늘어납니다. 저는 정말 먹는 것을 좋아합니다. 하지만 대

부분의 경우 딸이 천식이 심해졌을 때처럼 스트레스를 받을 때 체중이 늘었습니다. 딸은 입원해야만 했고, 지금은 괜찮아졌지만 우리는 3년간 많은 비용 때문에 고생을 많이 했습니다.

<그는 어떤 상황에서는 체중감량을 하였지만, 스트레스가 발생되면 식욕 조절이 어려워진다>

의사 : 스트레스는 삶의 한 부분이고, ○○님을 힘들게 하고 있군요. 환자분은 스트레스를 풀기 위해 음식을 먹는군요.

<대화는 섭식장애를 포함하여 초점이 확장된다>

Allan: 전 어렸을 때 많이 힘들었고, 스트레스를 많이 받았습니다. 부모님은 항상 싸웠습니다. 엄마는 나쁜 논쟁을 하고 난 후 케이크, 쿠키, 집에 있는 모든 재료로 단 것들 만들었고, 저는 그것들을 많이 먹었습니다. 아마도 먹을 때 기분이 나아지는 것 같습니다. 부모님의 논쟁은 고통스러웠습니다.

<음식은 그의 스트레스를 완화한다>

의사 : ○○님의 식이에 대해 이야기 하는 것이 괜찮을까요?

<의사는 민감한 주제에 대해 이야기하는 것에 허락을 구한다>

Allan: 물론입니다. 제가 과체중인 것을 알고 있습니다. 저는 땀을 흘리는 것을 극도로 싫어합니다. 그래서 체중관리를 위해 운동하는 것에 대해 물어보지 않으셨으면 합니다.

<Allan은 의사와 식이에 대해 이야기하는 것을 동의한다>

의사 : 저는 운동에 대해서 말하지 않겠습니다. 제가 가진 생각은 체중 증가, 스트레스, 당뇨병과 관련된 식이에 관한 것입니다. 스트레스를 조절하기 위해 음식을 사용하는 것은 식이의 일상적인 사회적, 영양적

측면과는 다릅니다. ○○님의 건강을 해칠 수 있는 방식으로 음식을 사용합니다. 그러나 이것에 대한 제 생각보다 더 중요한 것이 있습니다. 저는 이 아이디어에 대해 ○○님이 어떻게 생각하는지 궁금합니다. ○○님의 의견이 제 의견보다 더 중요합니다.

면담이 계속되면서 Allan은 그가 스트레스를 동반할 때 많이 먹는다는 것을 어느 누구에게도 말한 적이 없다고 이야기하였다. 그는 그것을 문제로 보고 그것을 피하기 위해 생각할 수 있는 모든 것들을 시도했었다. 의사가 질문으로 대답한다.

의사: ○○님은 이것에 대한 해결책을 찾기를 원하시군요. 이 부분이 관리가 잘 된다면 ○○님의 삶은 어떻게 될까요?
　　　<Allan은 그가 식이에 대해 뭔가 할 준비가 되었다고 이야기를 하지 않았다. 의사는 환자의 의도를 "추측"하는 반영을 하였다. 추측은 더 많은 이야기를 이끌어낸다>

Allan: 정말 어려운 질문입니다. 저는 항상 먹는 것에 있어 많은 끌림이 있고, 스트레스 받을 때는 저항할 수가 없습니다. 만약 제가 이것을 성공적으로 한다면, 저는 아마도 제 자신에 대해 훨씬 더 기분이 좋아질 것 같습니다.

의사: ○○님의 삶의 이 부분을 바꿀 수 있도록 돕는 어떤 아이디어가 있나요?
　　　<Allan은 면담 중 변화대화를 이야기했다. 의사는 Allan이 계획하기 과정을 시작하기 위한 준비 정도를 탐색한다>

Allan: 모르겠습니다. 저는 정말 성공하고 싶지만 성공하지 못할 것 같습니다.

의사 : ○○님이 무엇을 할 수 있는지 확신이 없으시군요. 제가 ○○님에게 아이디어와 조언을 제공한다면 도움이 될까요?

<이끌어내기-제공하기-이끌어내기의 예시다. 환자에게 허락을 구한 다음 의사는 정보와 조언을 제공한다. 정보와 조언은 다르다. 정보는 지식, 자료, 연구를 포함하고, 반면에 조언은 실천가의 의견이 포함된다>

Allan : 저는 선생님이 이야기 하는 것을 듣고 싶습니다.

의사 : 저는 ○○님의 식사가 단순히 음식을 즐기는 것과 관련이 없어 걱정입니다. ○○님은 스트레스를 받을 때, 먹게 됩니다. 그리고 이는 섭식장애 범주 안에 해당합니다. 섭식장애는 사람들이 원할 때라도 사라지지 않습니다. ○○님은 분명 열심히 노력했지만, ○○님은 이 문제를 어떻게 다루어야할지 만족하지 못했습니다. 이 문제를 해결할 수 있는 한 가지 방법은 심리상담사와 함께 하는 것입니다. 심리상담는 섭식장애 문제를 ○○님이 분석하고 생산적으로 작업하도록 도울 수 있습니다. 두 번째 방법은 당뇨병교육자 자격이 있는 영양사와 이야기를 하는 것입니다. 영양사는 건강한 식사에 대해 많이 알고 있습니다. 하지만 이것은 스트레스를 완화시키는 방법으로 음식을 사용하는 ○○님의 과거는 다루지 못합니다. 물론 ○○님은 항상 아무것도 하지 않을 수 있는 선택권이 있습니다. 이러한 방법들에 대해 어떻게 생각하시나요?

<E-P-E는 환자의 자율성을 존중하며 사용된다. 의사는 섭식장애를 다루는 방법과 아무 것도 하지 않을 수 있는 마지막 선택을 포함해 정보를 제공하였다. 자율성을 존중하는 것은 사람들에게 옵션을 선택할 시간을 주는 것이다. 사람들은 선택의 목록에 의해 자율성을 위협받는다고 느낄 때, 면담자의 침입에 대해 오해하고 분개할 수 있으며 변화를 고려하는 대신 그러한 감정에 집중할 위험이 있다. E-P-E

는 항상 옵션에 대해 환자의 의견을 공유하기 위해 클라이언트를 초
대하는 것으로 끝낸다>

Allan: 저는 무엇을 말해야 할지 모르겠습니다. 선생님은 제가 스트레스 받
을 때 먹는 방식이 정신적 문제라고 말했습니다. 저는 과거에는 그렇
게 생각하지 못했습니다. 그리고 저는 제 식습관으로 심리상담사를
만나야 한다고 생각한 적이 없었습니다. 저는 항상 제 인생을 일을
잘 처리 할 수 있다고 생각해왔습니다.

의사: ○○님은 유능한 분이시고, 당뇨병 관리를 위해 열심히 노력하고 있
습니다. 제가 이전에 ○○님에게 들었던 말은 스트레스와 식이를 해
결할 방법이 없다고 느낀다는 것입니다. 저는 ○○님은 삶의 이 부분
에 대해 뭔가를 하고 싶을 수도 있다고 들었습니다. ○○님은 체중에
미치는 스트레스의 영향에 대해 뭔가를 하는 방법을 찾고 싶습니다.
<의사는 인정하기를 사용하였다 -"환자분은 유능한 분이시고," - 그
리고 그의 식습관과 스트레스를 해결하는데 있어 Allan의 어려움에
대한 반영하기를 이후 사용하였다. Allan에게 해결책을 수립해야 한
다고 정중하게 책임을 이야기하였다>

Allan: 저는 선생님이 맞다고 생각하고 싶어요. 하지만 저는 제 삶에 있어 정
신적 문제가 있다고는 생각해 본적이 없습니다. 하지만 어쩌면 이것
이 제가 이 문제를 해결하지 못한 이유인 것 같습니다. 선생님의 제
안에 대해 생각해보겠습니다. 이것에 대해 어떻게 선생님에게 답변
할 수 있을까요?
<변화를 시작하는 첫번째 단계는 그것에 대해 생각하는 것이다. 이
변화대화 진술은 결단대화의 하나의 예다>

의사 : 참 좋은 생각입니다. ○○님의 인생에 이러한 어려운 부분에 대해 생각하는 것은 중요합니다. 이것에 대해 어떻게 사후관리를 받기 원하시나요?

<의사는 대화의 끝을 열린질문을 하였다. 변화에 대한 결단을 고려할 때, 열린질문은 사람들에게 자신의 결단과 관련된 아이디어를 자세하게 설명하게 한다. 이 열린질문은 체중감량에 대한 가장 중요한 장애물에 대해 무엇을 해야 하는지에 대해 생각하고 초점을 맞추게 한다>

Allan : 선생님의 진료 일정은 보통 너무 멀리 예약이 됩니다. 제는 다음 주에 선생님에게 이메일을 보내겠습니다. 심리상담사를 만날지 정한다면, 그 분의 이름이 필요할 것 같습니다.

<Allan은 또 다른 진료 예약을 하기 보다 쉬운 선택을 제공한다. 이것이 그에게 그의 섭식장애에 대한 치료하는 것에 대해 생각할 시간과 양가감정에 대한 여유를 가지게 한다>

의사 : 좋은 생각입니다. 저는 ○○님이 일을 즐기고 있는 사람인 것을 알고 있습니다. 한 가지 더 말씀드리고 싶습니다. 진료가 많이 밀려있어서 3개월 후에 진료 예약 날짜를 잡아도 괜찮겠죠.

<민감한 주제에 대해 결단을 하도록 Allan을 밀어붙이기 보다는 의사는 다음 사후관리 진료 일정을 잡는데 집중하기로 선택한다. Allan이 의사에게 이메일을 보내는 것을 포기하면 주제는 계속 열려있다>

Allan은 지금 계획을 시작할 준비가 되지 않았지만, 그는 고려하고 있는 중이다. 이것이 결단의 첫 단계. 변화를 고려하고 있는 것이고, 이후 어떻게 계획이 수립되는지에 의해 결정된다. Allan은 큰 단계에 있다. 그는 심리상담사를 만나는 것에 대해 생각을 이메일로 의사에게 보내기로 스스로 이야기했다.

섭식장애는 당뇨병에 있어 일반적인 장애물이다. 제1형 당뇨병을 가지고 있는 10대 특히 소녀들은 간식과 식사를 먹은 후 체중 증가를 막기 위해 인슐린을 맞지 않는다. 또한 폭식장애는 제2형 당뇨병에서도 종종 발생한다. 섭식장애는 극복할 수 없는 문제, 많은 사람들이 치료하는 것을 훈련받지 않은 어려운 건강상태로 보일 수 있다. 섭식장애는 당뇨병전문가 보다 심리상담사와 다른 정신건강전문가가 성공적으로 치료할 가능성 높기 때문에 정신건강전문가의 권한 아래 있다.

이 장의 두 인터뷰는 반영적 경청을 사용했고, 질문보다 반영을 더 사용하였다. 사람들이 자신이 방금 말했던 것을 반영으로 듣게 되면, 그들이 말했던 것에 대해 생각할 수 있는 기회를 가진다. 반영의 숙련된 사용은 환자의 상황에 대해 좀 더 자세하게 이해할 수 있게 한다. 이러한 접근은 변화에 대한 자신의 이유와 계획을 유발하는 유발하기 과정_{evoking process}에서 특히 중요하다.

열린질문을 하고 2~3개의 반영을 하는 것은 동기면담 대화에서 종종 기분 좋은 리듬을 만든다. 그것은 불화가 없는 리듬이다. 변화에 대한 교정반사와 다른 설득 시도의 필요성을 없애는 리듬이며, 변화를 고려하는 데 도움이 되는 리듬이다.

핵심 포인트

....

- 행동변화는 성공 혹은 실패로 이끄는 이분법적 과정이 아니며, 바라던 결과로 향하는 방향지향적인 근사치다.

- 사람들의 과거 또는 현재의 결과물 또는 사람들이 어려운 변화에 직면할 때의 인정하기affirmations는 특히 도움이 된다.

- 당뇨병 건강관리는 팀 스포츠다. 환자가 섭식장애가 있었던 과거력이 있다면 그들은 당뇨병전문가에 의해 성공적으로 치료되지 않을 수 있다. 정신건강전문가가 이러한 장(섭식장애와 정신건강 문제)에 도움을 줌으로써 당뇨병 관리에 있어 큰 빈칸을 채워줄 수 있고, 이는 더 나은 당뇨병 결과를 유지할 수 있는 방법이다.

- 반영적 경청은 동기면담의 기본적인 하나의 기술이다. 이는 사람들이 삶의 자세한 부분을 더 배우게 되는 기회를 제공한다. 또한 환자의 자가관리를 향상시키는 환자의 생각과 해결방법을 유발하는 데 도움이 된다.

약물치료

당뇨병 건강관리에서 약물치료에 대해 논의하는 데 많은 시간이 소요되는 것을 생각해보라. 만성 약물 사용에 직면한 사람들은 약물에 대한 걱정을 한다. 그들 중 많은 사람들은 원하는 약물과 원하지 않는 약물에 대해 이야기한다. 심지어 당뇨병에 효과적인 약의 수가 이전보다 더 많아졌지만 많은 사람들은 당뇨병 약물 사용에 회의적이다.

일부 환자들은 약물치료에 최소 접근의 입장을 취한다.

"제가 먹는 것과 활동하는 것만 지켜보며 자연스럽게 당뇨병을 관리하는 것이 낫겠습니다. 저는 합병증이 있을 때만 약물치료를 하려고 합니다."

"콜레스테롤을 낮추는 약물이 아주 안전하다고는 생각하지 않습니다. 저는 약물들이 간과 근육 문제를 일으킬 수 있다고 들었습니다. 저는 대신 식단을 바꾸는 것이 낫겠습니다."

"아스피린이 위험할 수 있다고 읽었어요. 아스피린이 제게 상처를 쉽게 입히기 때문에 복용하지 않는 것이 낫겠습니다."

다른 환자들은 약물치료에 선택적인 입장을 취한다.

"저는 다른 약을 또 먹어야만 한다면, 주사를 맞는 것이 더 낫겠습니다. 살을 빼는데 도움이 되는 거요."

"선생님이 이야기한 약 중 일부를 복용하고 싶습니다. 하지만 선생님이 저에게 인슐린을 놓을 계획이라면, 저는 약을 복용하지 않을 겁니다. 저는 당뇨병에 대해 이야기 하는 것을 원치 않습니다."

임상가들 사이에서, 가장 강조하는 것은 특정 약을 처방하고, 정보를 제공하고, 약물 사용에 대해 상담하는 것이다. 임상진료지침(American Diabetes Association, 2014; American Association of Endocrinologists, 2013)에서는 권고되는 약물에 대한 알고리즘과 당뇨병 치료에 대한 정보를 더욱 세분화하는 연구 정보를 제공한다(Brown & Bussell, 2011). 이러한 임상진료지침은 당뇨병 실천가를 직접적으로 겨냥하고 있다. 제약회사들은 셀 수 없이 나오는 많은 당뇨병 학술지와 뉴스레터에 그들의 특허 받은 약물을 광고한다. 그리고 중요한 것은 환자가 예방 가능한 고통을 피하도록 돕는 것에 중점을 둔 임상가들의 자비로운 감정이 환자와 약물치료에 대해 자주 대화 할 동기를 부여한다는 것이다. 그러나 당뇨병 환자가 그들의 약물치료의 많은 용량을 건너뛰는 침울한 발견이 줄어들지 않아 이 주제에 대해 이야기하는 것이다(Cramer, 2004).

동기면담과 복약순응도

연구에서 동기면담은 당뇨병 관리의 중요한 영역을 다루는 소중한 방법을 임상가에게 제공하고, 사람들의 약물사용을 돕는 효과적인 방법이라고 설명하였다. 동기면담은 우울증(Kaplan, Keeley, Engel, Emsermann, & Brody, 2013; Lewis-Fernandez et al., 2013), 고혈압(Ogedegbe et al., 2008), 사고 장애(Hamrin & McGuinness, 2013), 그리고 후천성면역결핍증(Hill & Kavookjian, 2012)의 복약 순응도에 도움이 되었다. 동기면담은 많은 다른 현장에서도 적합하게 활용될 수 있는 일반적인 품질_{generic quality}을 가지고 있다.

당뇨병에 대한 중요한 두 연구는 두 가지 기본적인 당뇨병 약물치료를 공들여 하는 것이 가치가 있다고 설명하였다. 그것은 인슐린_{insulin}과 메트포르민_{metformin}이다. 당뇨병 환자들에게 이 약물치료를 하는 것은 강력한 장점이 있다. DCCT_{Diabetes Control and Complications Trial} 연구에서는 제1형 당뇨병 환자들에게 집중적인 인슐린 사용을 검증하였고, UKPDS_{United Kingdom Prospective Diabetes Study} 연구에서는 제2형 당뇨병 환자들에게 메트포르민과 다른 많은 경구 약제뿐만 아니라 인슐린을 검증하였다. 이 연구들에서의 중요한 발견은 당뇨병의 부정적인 임상결과가 제1형 당뇨병에서의 인슐린의 효과적인 사용과 제2형 당뇨병에서의 메트포르민 사용에 의해 현저하게 개선될 수 있음을 보여주었다.

DCCT연구에서는 당화혈색소 수치를 낮추는 데 집중적으로 인슐린을 사용한 제1형 당뇨병 치료에 있어 두드러진 결과를 보였다. 1차적인 예방집단 (집중적인 인슐린 치료법을 사용)에서 당뇨병성 망막증은 76% 감소되었다. 2차적 예방집단은 당뇨병성 망막병증이 증식성망막병증_{proliferative retinopathy}(당뇨병으로 인한 시력 손상과 시각장애)으로 진행되는 위험이 54% 감소되었다. 1차, 2차 예방적 코호트 연구 모두에서 집중적인 인슐린치료가 당뇨병성 신장질환 39%, 임상적 신경병증 60%의 발병을 감소시켰다(Diabetes Control and Complications Trial Research Group, 1993). UKPDS연구에서는 당화혈색소 혈당조절을 위해 메트포르민을 사용한 치료집단에서 당뇨병 관련 사망 위험 42%, 모든 원인의 사망 위험 36%가 감소하였다(UKPDS Study Group, 1998).

당뇨병 환자 치료를 위해 크게 두 가지 유형의 약물이 사용된다. 첫 번째 유형의 당뇨병 약물은 고혈당에 의해 발생한 대사성 불균형을 치료한다. 메트포르민과 인슐린은 이 유형의 일반적인 약물이다. 두 번째 유형의 당뇨병 약물은 2차 합병증 예방과 개선을 위해 사용된다. 예를 들면 스타틴계 약물_{statin} 포함한 두 번째 유형의 약물은 심근경색과 뇌졸중 예방에 사용이 되고, 안지오텐신 전환효소 억제제_{angiotensin-converting enzyme inhibitors, ACE inhibitors} 또는 안지오텐신 수용체 차단제_{angiotensin receptor blockers, ARBs}는 고혈압 또는 울혈성 심부전 치료에 사용된다. 이러한 약물들은 당뇨병성 신장질환 예방을 위해서도 사용된다.

동기면담 정신

스타틴계 약물$_{statin}$에 대한 정보를 읽고 당뇨병 관련 심근경색, 뇌졸중, 심혈관 합병증을 예방하거나 지연시켜주는 이점보다 잠재적인 부작용이 더 크다고 믿는 제2형 당뇨병 환자 Sharon을 생각해보자. 그리고 Sharon과 이 주제에 대한 대화에서 동기면담 정신(2장 참조)을 활용하는 것과 교정반사를 사용하는 차이를 생각해보자. 교정반사를 사용하는 임상가의 동기는 이와 같을 수 있다. "당뇨병을 가지고 편안히 오래 살 수 있도록 도와주는 스타틴계 약물 사용의 중요성을 ○○님이 이해하는 것이 정말 중요해요."

한편 동기면담 정신 안에서 면담을 하는 임상가는 환자가 어떻게 거의 드문 약물 부작용의 위험보다 심각한 심혈관질환의 높은 위험을 선택하는지에 대해 호기심을 갖는다. 동기면담을 활용함으로써 임상가는 다음과 같이 생각할 수 있다. "이 사람은 심근경색 또는 뇌졸중의 일반적인 발병 위험을 감수하려는 분명한 이유가 있을 거야. 이 사람의 생각을 듣고 이해하는 것은 어려울수 있지만 흥미로울 수 있을 거야." 당뇨병 환자의 심근경색 위험이 당뇨병이 없는 사람들보다 3-4배 높기 때문에 임상가의 호기심은 당연한 것이다.

환자에 대한 호기심을 가지고 동기면담을 활용하는
임상가는 환자에 대해 근본적으로 수용하고
환자의 자율성을 존중한다.

환자에 대한 호기심을 가지고 동기면담을 활용하는 임상가는 환자에 대해 근본적으로 수용하고 환자의 자율성을 존중한다. 스타틴계 약물이 좋은 치료제라고 Sharon을 납득시키기 보다 임상가는 이 이슈에 대한 그녀의 생각을 협력적으로 탐색하기를 원한다. 임상가는 질병을 더 잘 치료하기 위해 면밀

하게 경청하고, 치료하기 위해서는 환자를 우선 이해해야 한다는 것을 깨달았다. 스타틴계 약물을 피하려고 하는 환자의 동기를 이해하는 것은 반영적 경청 기술을 활용함으로써 촉진된다. 임상가는 더 많은 것을 알기 원한다. 이 환자가 스타틴계 약물을 피하기 위한 강한 의견을 가지고 있는지? 또는 스타틴계 약물에 대한 약간의 양가감정을 가지고 있는지? 대답은 Sharon의 진술에 변화대화 포함 여부에 의해 나타날 것이다. 만약 변화대화가 없다면 동정compassion, 공감, 수용을 포함하지 않는 임상가의 말로는 변화대화를 유발하기 어려울 것이다.

불일치감 만들기

환자의 양가감정을 해결하는 데 적합한 동기면담은 양가감정을 만드는 데도 사용되어질 수 있다. 이것은 현 상황을 고수하려는 사람들과 면담할 때 특히 유용하다. 동기면담에서는 이것을 불일치감 만들기creating discrepancy로 부른다. 불일치감은 본질적으로 개인의 가치와 자신의 삶의 특정 영역에서의 현재 위치 사이의 차이다.

환자의 양가감정을 해결하는 데 적합한 동기면담은
양가감정을 만드는 데도 사용되어질 수 있다.

예를 들어 임상가가 혈당관리에 어려움을 겪고 있는 중년 남자 환자와 면담을 하고 있다. 그는 10년 후 은퇴를 원한다고 한다. 만약 대화가 혈당 문제에 초점을 맞추고 있다면, 열린질문을 할 때 환자가 이전에 이야기했던 내용을 활용하는 것이 도움이 될 수도 있다. "저는 ○○님이 은퇴에 관심이 많다는 것을 알겠습니다. ○○님은 은퇴에 대해 매우 긍정적으로 이야기하고, 정말로 기대하고 있으시군요. 하지만 저는 ○○님의 당화혈색소 9.8% 수치가 은퇴 계획에 어떻게 부합되는지 궁금합니다." 이 이야기를 할 때는 비꼬지 않고 정중하게 표현해야 한다.

질문은 환자에게 자신이 어디에 있는지 앞으로 어디로 가고 싶은지를 생각해보게 한다. 그것은 종종 환자의 내부 "양가감정 위원회_{ambivalence committee}"의 빠른 회의를 소집한다. 양가감정위원회는 서로 논쟁하는 목소리가 강하다. 이러한 경우에 위원회에서는 다음과 같이 이야기 한다. "저는 은퇴를 위한 좋은 계획을 꿈꾸고 있습니다. 하지만 당뇨병 관리의 어려움은 실제로 저의 미래를 엉망으로 만들 수 있습니다." 환자는 자신의 생각과 이야기를 듣고 무언가를 선택한다. "저는 혈당관리를 위해 뭔가를 해야만 합니다." 임상가가 변화대화를 듣고 있을 때 변화대화가 상당히 약할지라도 대화는 양가감정의 해결을 탐색하기 시작할 수 있다. 다음은 이전 진술의 반응이 될 수 있다. "저는 ○○님의 이야기가 무슨 뜻인지 압니다. ○○님의 중요한 계획에 적극적으로 참여할 수 없다면 힘들어질 수 있습니다. 저는 ○○님이 혈당관리에 어려움이 있는 측면도 있지만 다른 측면에서는 혈당관리를 위해 정말 뭔가를 하길 원한다고 들었습니다." 불일치감 만들기의 추가적인 예는 아래 Sharon과의 두 번째 면담에서 나타난다.

당뇨병 환자에게 건강관리를 제공하는 바쁜 일정 가운데 임상가는 종종 이해가 되는 걱정을 표현하기도 한다. 이러한 이야기들은 약물치료에 환자가 주저함으로써 발생하는 걱정을 이야기 할 시간이 더 필요하다는 신호다. 그리고 비록 약물치료가 당뇨병 대사성 기능장애를 개선하고 사람들의 합병증을 예방시키고 지연시키지만, 환자들은 종종 잠재적인 약물 부작용을 걱정한다. 그리고 결과적으로 약물을 복용하지 않는다. 권고되는 약물의 비싼 비용과 많은 수는 다른 장애요인이며, 이로 인해 약물치료를 더 어렵게 한다.

이 장에서는 3개월 전에 2형 당뇨병을 진단받은 56세의 여자 환자 Sharon과의 대화를 통해 대조되는 면담 스타일을 살펴볼 것이다. 그녀는 LDL 콜레스테롤 수치가 올라가면서 마지못해 스타틴 약물을 복용하기 시작하였다. 이 첫 번째 면담은 동기면담 접근이 아니며, 두 번째 면담은 동기면담 접근이다. 두 명의 임상가는 환자의 당뇨병 관리 돕는 PA$_{physician\ assistants}$[2]다.

■ 심장혈관질환의 위험성을 다루는 비-동기면담 접근

PA : ○○님, 어떻게 지냈어요?

Sharon : 몇 주 전에 메트포르민 복용량을 늘렸습니다. 혈당 수치가 선생님이 이야기 했던 목표 혈당수치와 가까워졌습니다. 그리고 약물로 인한 복통은 더 이상 없습니다.
<Sharon은 혈당관리에 성공에 초점을 맞추고, 처방된 대로 메트포르민을 복용하고 있다>

PA : 좋은 소식이네요. ○○님의 혈당측정기에서 그 동안의 검사 결과를 다운로드 받았습니다. 혈당 수치가 목표혈당 수치를 유지하고 있습니다. 저 또한 ○○님의 몸무게 늘지 않아 기쁩니다. 몸무게가 1.3kg 약간 줄었습니다. 일주일에 몇 번 운동을 하시나요?
<PA는 혈당관리에 있어 그녀의 성공을 인정하고 그녀가 몸무게가 늘지 않았다고 언급했고, 닫힌질문을 하였다>

Sharon : 일주일에 2~3일 30분정도 했습니다. 가끔씩 아침이나 저녁에 걷습니다.
<Sharon은 권고 받은 일주일에 150분 보다 적은 90분을 걷고 있었다>

---

2) 역자 주 : 국내 의료현장에서도 Physician Assistants를 PA라고 부르고 있어 약칭을 그대로 사용함.

PA   : 운동을 이틀 더 하는 것이 ○○님의 혈당수치에 더 좋은 영향을 줄 수 있습니다. 또한 저녁에 운동을 하는 것보다 아침에 운동을 하는 것이 ○○님의 혈당에 더 긍정적인 영향을 줄 수 있습니다. <조언은 매주 추가적으로 더 걸어야 할 필요성과 아침에 운동하는 장점에 대한 것이었다. 조언은 허락을 구하지 않고 제공되었다>

Sharon : 저는 아침 일찍 일하러 가요. 저는 지각할 여유가 없어요. <Sharon은 저녁에 운동을 유지하기 위해 논쟁한다>

PA   : 저는 2개월 전 이야기하다 중단되었던 이야기를 하고 싶습니다. ○○님의 LDL 콜레스테롤 수치를 낮추는 약인 스타틴 약 복용의 필요성에 대해 이야기를 하였습니다. 나쁜 콜레스테롤은 심장마비의 원인입니다. ○○님은 스타틴 약을 복용하는 것을 걱정했었습니다. 그래서 저는 그것에 대해 ○○님의 생각을 물어보았습니다. ○○님의 LDL 콜레스테롤 수치는 아시다시피 아주 높습니다. 이 약을 복용하는 것을 결정하셨나요? <PA는 자신이 하는 질문에 초점을 맞추어 계속 이야기한다. PA는 Sharon에게 스타틴 복용시 좋은 이유들에 대한 정보를 제공하였다>

Sharon : 저는 늦을 여유가 없어서 아침 일찍 일하러 갑니다. <Sharon은 저녁에 신체적 활동을 유지하는 것에 대해 논쟁한다>

PA   : 저는 2개월전 약속이 중단되었을 때를 말씀드리고 싶습니다. 우리는 나쁜 콜레스테롤로 심장마비를 일으킬 수 있는 LDL수치를 낮추는 스타틴계 약물의 필요성에 대해 논의했습니다. ○○님이 그것에 대해 걱정하고 있어서, 제가 생각을 여쭤보는 겁니다.

〇〇님의 LDL수치는 아시다시피 꽤 높습니다. 이 약을 복용하는 것에 대해 동의하시나요?

<PA는 그가 가진 질문에 초점을 맞추기를 계속한다. PA는 Sharon에게 스타틴계 약 복용시 좋은 이유들에 대해 설명한다>

Sharon : 제 마음은 변하지 않았습니다. 저는 약에 대해 여전히 걱정하고 있습니다. 그 약들은 근육 손상을 일으킬 수 있고, 그로 인해 어떤 사람들은 죽습니다.

<LDL 콜레스테롤 수치가 올라감에도 불구하고 Sharon은 PA의 설득과 이야기를 무시하고 스타틴 약을 복용하지 않을 것이다>

PA : 마찬가지로 심장마비도 치명적일 수 있습니다. 그리고 스타틴 약을 사용해서 오는 죽음보다 당뇨병으로 인한 죽음이 더 빈번합니다. 스타틴 약으로 사망하는 일은 거의 없습니다.

<PA는 Sharon에게 스타틴 약을 복용하는 것이 도움이 되기를 바라며 환자에게 겁을 주고 있다>

Sharon : 스타틴 약은 간 손상의 원인이 될 수도 있습니다.

<Sharon은 스타틴 약의 이점은 무시하고 부작용만 언급한다. 건강관리 면담에서 논쟁이 발생할 때 의료진과 환자는 종종 기분이 상한다>

PA : 간수치가 올라가는 것은 드문 일입니다. 지금 〇〇님의 간 기능은 정상이고 걱정할 필요가 없습니다. 대부분의 스타틴 약의 부작용은 죽음이나 장애가 아닙니다. 하지만 스타틴 약은 심장마비와 뇌졸중을 종종 일으킬 수 있습니다.

<의견 충돌과 설득이 계속된다>

Sharon : 저는 스타틴 약을 복용하고 싶지 않습니다. 차라리 다이어트를 하고 운동을 더 열심히 하는 것이 나을 것 같습니다.
    <Sharon은 또 다른 접근방법에 대해 변화대화를 이야기하였다>

PA : 심장마비는 어떤 다른 질환보다도 사람들을 더 많이 죽게 할 수 있습니다. 당뇨병 환자는 당뇨병이 없는 사람에 비해 2-4배 위험성이 높습니다. 위험성을 낮출 수 있는 뭔가를 해야 한다면 더 낫지 않을까요?
    <환자를 겁주는 것이 일반적으로 변화를 촉진하지는 않으며, 피하기 위한 욕구나 회피를 조장할 수 있다>

Sharon : 지금은 아닙니다. 선생님에게 말한 것처럼 저는 계획이 있습니다.
    <Sharon은 스타틴 약 사용에 대한 그녀의 태도를 반복한다>

PA : 운동을 더 열심히 하는 것이 ○○님에게 좋을 수 있습니다. 하지만 다이어트와 운동이 스타틴 약이 심장혈관을 보호하는 것처럼 동일한 효과는 없습니다. 스타틴 약을 복용하는 것이 ○○님의 건강관리 계획에 더 좋습니다.

Sharon : 그래서요? 저는 제 삶을 살아야만 합니다. 다른 것을 하겠습니다. 선생님에게 한 가지 말 하겠습니다. 당뇨병을 잘 관리할 수 있습니다. 오늘 이야기 시작할 때 선생님이 그렇게 말했습니다.
    < 잘들어! 난 그렇게 하지 않을 거야! >

PA : 하지만 당뇨병 환자가 최선의 치료를 받는 것은 정말 중요합니다. 저는 만약 제가 당뇨병 관리에서 이 부분이 정말 중요하다는 것을 강조하지 않았다면, 제 역할을 못한 것입니다. 저는 스타틴 약 복용에 대한 결정에 대해 환자분이 더 생각을 해주셨으면 합

니다. 다음 3개월 뒤 진료시에 우리는 이 대화에 대해 계속 이야기할 수 있습니다. 제가 ○○님이 마음을 바꿀 수 있도록 몇 가지 읽을 자료들을 드리겠습니다.

<'최선의 치료'의 중요성에 대한 뻔한 말은 Sharon을 설득하기 위한 또 다른 노력이다>

Sharon : 흠. 저는 제 콜레스테롤을 낮추기 위해 약을 먹지 않을 겁니다. 하지만 저는 당뇨병의 다른 부분에 대해 이야기하는 것이 좋습니다. 저는 스타틴 약 복용에 대해 이야기하는 것이 기분 좋지 않습니다. 선생님이 주시는 읽을 자료가 필요한지 잘 모르겠습니다. 이러한 약물들에 대한 정보는 이미 읽어봤습니다.

<Sharon이 더 압박을 받을수록, 그녀는 더 강하게 저항한다>

PA : 유감입니다. 저는 ○○님의 올라간 "나쁜 LDL 콜레스테롤" 수치를 내리는 약을 쓰지 않기로 ○○님이 결정을 했다고 차트에 기록하겠습니다. 아마 저는 다시 이 이야기를 할 것 같습니다. 스타틴 약 복용은 좋은 건강관리에 있어 중요한 부분이고, 저는 당뇨병에 있어 가능한 최선의 결과를 ○○님이 가질 수 있기를 바랍니다.

<대화에서 Sharon은 스타틴 약을 복용하지 않는 건강하지 않은 선택에 대해 지지하며 논쟁하는 반응을 하였다. 동기면담에서는 덜 건강한 선택을 계속하기 위한 유지대화를 지속하기보다 건강을 향한 변화대화를 유발하는 데 초점을 맞춘다>

■ 심장혈관질환의 위험성을 다루는 동기면담 접근

PA : 다시 만나니 반갑습니다. 지난번 면담 이후 어떻게 지내셨나요?

<PA는 그녀를 환영하고 열린질문을 하였다>

Sharon : 몇 주 전에 메트포르민 복용량을 늘렸습니다. 혈당 수치가 선생님이 이야기 했던 목표 혈당수치와 가까워졌습니다. 그리고 약물로 인한 복통은 더 이상 없습니다.

PA : 좋은 소식이네요. ○○님은 하루에 2번 혈당체크하고 있습니다. 그리고 저는 메트포르민 목표 용량에 도달했을 때 목표 혈당수치에 가까워졌다고 생각합니다. 약물치료도 열심히 하고 당뇨병 관리에 훨씬 자신감이 생긴 것 같습니다.
<이전 면담과 달리, PA는 반영적이고 인정하는 이야기하였다. "약물치료도 열심히 하고 당뇨병 관리에 훨씬 자신감이 생긴 것 같습니다">

Sharon : 저는 당뇨병 관리가 잘될 거라고 더 확신합니다. 혈당수치가 떨어져서 기쁩니다. 식습관은 영양사 선생님을 만난 이후 바뀌었습니다.

PA : 당뇨병 관리에 많은 노력을 기울이고 있으시네요. 오늘은 어떻게 도와 드릴까요?
<PA는 초점 맞추기 위해 열린질문을 하였다>

Sharon : 당뇨병교육자는 운동에 대해 이야기를 하고 저는 일주일에 2-3번 정도 걷고 있습니다. 걷기 운동을 즐겨하고 있고, 걸으면 기분이 좋아집니다.

PA : ○○님은 건강하게 먹고, 혈당수준을 잘 유지하고 있고, 걷기도 시작하셨군요. 당뇨병을 관리에 있어 건강한 방법을 많이 알고 계시네요. <반영하기 후 인정하기>

Sharon : 훨씬 나아졌습니다.

PA : 지난번 진료시에 저희가 나누었던 LDL 콜레스테롤을 낮추고, 심장마비와 뇌졸중의 위험성을 줄이는 것에 대한 이야기를 하는 것이 괜찮을까요?
<PA는 민감한 주제에 대해 이야기하기 전에 허락을 구한다>

Sharon : 저도 그것에 대해 이야기할 생각은 있지만 전 정말 그 약을 복용하고 싶지 않습니다.

PA : ○○님의 말을 이해합니다. 하지만 이 대화는 ○○님이 뭔가를 하도록 하지는 않습니다. 저는 그렇게 할 수 없습니다. ○○님의 당뇨병이고, 어떻게 관리할지는 ○○님만이 결정할 수 있습니다.
<PA는 Sharon의 자율성을 존중하였다>

Sharon : 저도 그 생각에 동의합니다.

PA : 우리는 지난번 당뇨병 환자의 심근경색과 뇌졸중의 위험성이 얼마나 현저히 높아지는지 이야기를 했습니다. 그리고 위험을 낮추기 위해 스타틴 약을 복용하는 것에 대해 ○○님은 의구심을 가지고 있었습니다. 지난번과 지금 ○○님은 스타틴 약을 복용하는 것에 전혀 관심이 없으시네요. 이러한 합병증의 위험을 당신은 걱정하지 않고 있고, ○○님은 스타틴 약을 절대로 복용하지 않겠다고 생각하고 있습니다.
<PA는 Sharon이 스타틴 약을 복용하기 너무 위험하다는 생각을 반영으로 나란히 가기$_{comes\ alongside}$를 하였다. 나란히 가기는 변화대화를 유발하기 위한 최후에 시도하는 접근$_{last-ditch\ approach}$이다 (Miller & Rollnick, 2013, p. 199)>

Sharon : 그건 제가 말한 것이 아닙니다. 저는 이러한 합병증의 위험들이 있다는 것을 알고 있습니다. 아버지는 심장마비가 있었고 거의 죽을 뻔했었고, 이후 심부전이 있었습니다. 그리고 할머니 중 한 분은 심한 뇌졸중이 있었고 요양원에서 돌아가셨습니다. 저는 아버지와 할머니처럼 제 삶이 그렇게 끝나기 원치 않습니다. 하지만 저는 제 아버지나 할머니보다 훨씬 건강한 방식으로 살고 있습니다. 두 분 다 담배를 피우셨어요. 하지만 지금은 괜찮습니다. 저는 약의 부작용으로 인해 아프게 되는 것을 절대로 원치 않습니다.
〈Sharon은 이야기를 수정하기 시작한다. 그녀의 이야기를 결론 짓기 전에, 그녀는 자신 삶에서 무엇을 원하는지 표현하는 변화 대화를 이야기 하였다. "저는 아버지와 할머니처럼 제 삶이 그렇게 끝나기 원치 않습니다"〉

PA   : 환자분은 조심하고 싶군요. 이해가 됩니다. 당뇨병 관리는 힘든 일이고 약으로 인해 다른 만성질환으로 삶을 끝내기를 원치 않는군요. 〈반영적 경청을 계속한다〉

Sharon : 맞습니다.

PA   : 심근경색과 뇌졸중의 가족력이 있군요. 최근 제2형 당뇨병을 진단 받았고, 환자분의 나이가 56세시네요. 자신의 인생을 생각할 때 ○○님은 10년 후에 은퇴할 때 어떤 모습이 되길 원하시나요? 그때 ○○님이 무엇을 하고 싶나요?

Sharon : 저는 건강하기를 바라고 당뇨병도 잘 관리되기를 원합니다. 저는 남편과 함께 여행하고 손주들과 그들의 부모인 자녀들에게도 가고 싶습니다. 자녀와 손자들이 휴식이 필요할 때 그들을 도울 수 있었으면 합니다. 우리는 1남 2녀가 있습니다. 여기에서 하루 이

틀여행가면 그들을 볼 수 있습니다. 그리고 좋은 소식은 우리는 8년 뒤에 은퇴할 수 있다는 겁니다.

PA   : ○○님과 남편은 이미 다가올 미래에 대한 좋은 계획이 있으시네요.

Sharon : 그리고 우리는 자녀들을 방문할 때 더 많은 짧은 휴가를 가졌었습니다. 당뇨병에 걸린 것이 조금 걱정스럽지만, 저는 항상 인생의 힘든 시기를 잘 관리해왔습니다.

PA   : ○○님은 오늘 여러번 당뇨병을 잘 관리하는 것의 중요성을 이야기 하였습니다. 그러한 태도는 강력하군요. 지난번에 저에게 말한 것 같이 ○○님은 대부분의 사람들이 어려워하는 일들을 잘 관리하는 데 오랜 경험을 가지고 있습니다.
         <질문을 하거나 충고를 하는 대신에 PA는 반영적 경청으로 계속한다. Sharon은 자신의 삶과 열망에 대해 자세하게 이야기를 한다>

Sharon : 부모님으로부터 얻었습니다.

PA   : 가족은 ○○님의 삶에서 중요하네요. 부모님과 자녀들은 환자분이 살 수 있도록 많은 것을 주었군요. 8년에서 10년 뒤에 심근경색이나 뇌졸중이 발병한다면 미래 계획은 어떻게 될까요?
         <PA는 중요한 질문을 하였으며, 이 질문은 양가감정을 이끌어낼 수 있다. 이 질문은 Sharon의 가치와 잠재적 불일치감(퇴직 이후의 삶을 즐기기 전에 너무 아프게 되거나 죽는 것)을 강조하였다>

Sharon : 저는 가능한 오랫동안 건강하길 원합니다. 하지만 제가 먹어야만 하는 약의 부작용이 걱정됩니다. 그래서 저는 이런 약 복용해야 한다는 생각을 좋아하지 않습니다. 그러나 제가 은퇴한 이후 삶이 필요하다고 느낍니다. 그리고 제가 할 수 있는 일을 하길 원합니다.

<Sharon은 변화대화를 이야기하였다. "저도 은퇴한 이후 삶이 필요하다고 느낍니다." 그리고 그녀는 더 변화대화를 이야기하였다. "그리고 제가 할 수 있는 일을 하길 원합니다." 이러한 진술은 변화에 대한 이유(은퇴한 이후 삶이 필요하다)와 욕구("제가 할 수 있는 일을 하길 원해요")를 표현한다. 이러한 진술은 그녀의 첫 번째 변화대화이다>

PA : ○○님은 두 가지를 이야기 했습니다. 잠재적인 약물 부작용으로 인해 약물 복용을 하지 않기를 원하고 있습니다. 그리고 다른 측면은 ○○님은 도움이 될 수 있기 때문에 스타틴 약에 대해 궁금해 한다는 것입니다.

<PA는 양가감정을 듣고, 양가감정에 초점을 맞추어 반영을 하였다>

Sharon : 저도 그렇게 생각합니다. 전 정말 스타틴 약을 원하지 않습니다. 하지만 가족들과 즐겁게 지내기 위해서는 건강하게 살아 있어야 합니다. 의사결정하기가 어렵네요. 어려워하는 부분에 대해 호기심을 가져야 한다고 저도 생각합니다.

PA : ○○님은 자신에게 가장 최선을 다하는 것이 필요합니다. ○○님을 억지로 하게 할 수는 없습니다. 약물치료 문제가 심근경색의 가능성과 얼마나 관련이 있는지 ○○님에게 알려주는 것이 도움이 될까요?

　　　　　<PA는 정확히 Sharon이 의사결정을 해야 하는 사람이라는 것
　　　　　을 명확하게 이야기하였다. 그는 그녀에게 도움이 될 만한 정보
　　　　　를 제공하기 전에 허락을 구한다>

Sharon　: 네, 저는 약물 복용에 대해서 복잡한 마음이지만, 가족의 가치에
　　　　　대해서는 그렇지 않습니다.
　　　　　<Sharon은 스타틴 약에 대한 불확실성과 그녀의 가족에 대한
　　　　　강한 긍정적인 이야기에 대해 간단한 진술로 그녀의 양가감정을
　　　　　드러내고 있다>

PA　　　: ○○님의 콜레스테롤과 혈압 수준과 흡연하지 않는 당뇨병이 있
　　　　　는 56세 여성의 심근경색 위험은 27%입니다[Risk Score Profiles,
　　　　　2013]. 현실적인 결과로는 ○○님의 LDL 콜레스테롤 수치를 낮
　　　　　추는 스타틴 약을 복용하면 심장마비의 위험은 11%로 떨어집
　　　　　니다[Risk Score Profiles, 2013]. 사망으로 이어질 수 있는 심각한
　　　　　근육 부작용의 연간 위험은 100,000명당 5명 이하로 발생합니
　　　　　다. 약10~15%의 사람들에게서 가벼운 근육통이 발생하고 대부
　　　　　분의 사람들은 자연적으로 회복됩니다. 일부 사람들은 약을 중
　　　　　단합니다. 스타틴 약의 간 부작용은 드물고, 간 손상과 관련이
　　　　　거의 없습니다[Maji, Shaika, Solanki, & Gaurav, 2013]. ○○님의
　　　　　최근 혈액검사 결과상 간 문제에 대한 근거는 없습니다. 그리고
　　　　　간 문제는 거의 일어나지 않을 것입니다. 이 정보에 대해 ○○님
　　　　　은 어떻게 생각하시나요?
　　　　　<이끌어내기-제공하기-이끌어내기(E-P-E)는 정보를 제공할 때
　　　　　활용된다. 정보 제공에 대해 허락을 받은 후 PA는 정보를 제공
　　　　　하고 열린질문으로 마무리 하였다. "이 정보에 대해 ○○님은 어
　　　　　떻게 생각하시나요?">

Sharon : 제가 생각했던 것보다 심장마비의 위험이 더 높고 약 부작용 문제는 훨씬 적네요. 좋은 소식인 동시에 나쁜 소식입니다.

PA : 당뇨병에서 심장질환의 위험을 줄이는 데 중점을 둡니다. 이러한 심장질환 발병은 일반 집단보다 당뇨병 환자들에게 훨씬 흔합니다. 하지만 이러한 상황에서 원하는 것을 하는 것은 ○○님의 결정입니다.
<자율성이 존중될 때, 사람들은 논쟁 하지 않는다. 대신에 환자는 의사결정을 하기 위해 생각하는 시간을 갖는다>

Sharon : 저는 이것에 대한 결정할 필요가 있습니다. 저는 가능한 한 오랫동안 건강하고 싶습니다. 남편과 이야기하고 더 좀 더 생각해보겠습니다. 이번 달 말에 다시 와도 되겠습니까?
<Sharon은 현 상황으로부터 양가감정을 겪고 있다. 그녀는 이 부분에 대해 고려하는 것의 중요성에 대해 깨달았다. 그녀는 어떤 변화를 할지 생각하면서 결단의 이전 단계에 있다>

PA : 물론입니다. 생각나는 질문이 있으면 적어 오십시오. ○○님의 질문에 대답하는 것이 중요합니다.

Sharon : 진료 예약을 하겠습니다. 이것에 대해 이야기해주셔서 감사하고, 무엇을 해야 할지에 대해 생각할 시간이 있어서 좋았습니다. 저는 아직도 약의 부작용이 두렵습니다. 하지만 일찍 죽고 싶지는 않습니다. 저는 지금처럼 건강하고 싶습니다.

누가 환자에게 무엇을 해야 한다고 이야기했나?

이 두 개의 면담에서 당신은 어떤 차이점을 느꼈나요? 이 질문에 대답하기 위한 몇가지 힌트는 면담에서 설득$_{persuasion}$과 의제설정의 차이와 관련이 있다. 동기면담 정신과 면담기술 OARS는 변화가 필수적이라고 강조하며 설득하거나 논쟁하는 교정반사$_{righting\ reflex}$를 하지 않는 방법을 제공한다. 의제설정의 차이는 중요하다. 첫 번째 면담의 의제는 PA에 의해서만 정해졌다. 그는 "Sharon에게 스타틴 약을 복용하게 하는 것"을 목표로 하였다. 하지만 그는 가장 중요한 사실을 무시했다. "변화"를 할 수 있는 오직 한 사람은 환자 자신 뿐이다. 그리고 사람들은 준비가 되고, 의지가 있고, 할 수 있을 때만 변화를 시작한다. 만약 준비가 되어 있지 않다면 사람들에게 무언가를 하도록 강요하는 것은 효과가 없다.

당뇨병 관리에서 환자의 합병증 예방과 자가관리 향상을 도울 수 있는 많은 기회가 있다. 첫 번째 면담에서처럼 때때로 교정반사가 활용되고, 사람들에게 무엇을 해야 하는지 단지 설득하기도 한다. 하지만 이것은 면담 전에 변화 시작할 준비가 된 소수의 사람들에게만 효과적이다.

하지만 많은 환자들은 변화를 시작할 준비가 되어 있지 않다. 환자들은 자가관리 변화를 해야 한다는 임상가의 논쟁, 진술, 권고에 잘 반응하지 않는다. 이러한 장애요인으로 인해 단순히 환자에게 해야 하는 것을 이야기 하는 것은 효과가 없다. 일부 환자들은 현재상태가 편안하다. 다른 환자들은 상당한 양가감정을 가진다. 다른 환자들은 우울증, 화학적 의존 장애, 섭식장애와 같은 어려운 장애요인에 직면할 수도 있다. 종종 환자들은 교정반사가 활용되었을 때 불평을 하지 않는다. 환자들은 귀가 하였다가 자가관리에 변화 없이 이전과 동일하게 다음 진료를 받으러 온다. 비록 교정반사가 설득하기 위해 활용되어질 때 변화는 연기된다. 이러한 방식으로 환자와 면담을 하면 장기간 자가관리가 어려워질 수 있고, 사후관리 약속에서 환자는 현재 상황에 대한 장

황한 진술이거나 혹은 얼마나 변화가 어렵고 불쾌한지에 대한 양가적 진술을 할 수도 있다. 심지어 악화될수록, 환자 중 일부는 병원을 아예 오지 않는다.

동기면담은 보다 적절한 인간중심 접근이다. 교정반사 대신에 동기면담은 대인관계 갈등, 논쟁, 설득으로부터 벗어난 대화를 이끌고, 논의를 유발한다. 이후 진료에서는 당뇨병 전문가와 환자 자신에 대한 전문가가 변화에 대한 논의를 하는 "전문가 간의 활발한 협동"(Miller & Rollnick, 2013, p. 29)이 된다.

동기면담을 활용한 대화에서 환자는 그들의 계획을 설득하거나, 바라거나, 바꾸거나 하지 않는다. 대신에 그들은 파트너쉽과 자율성을 존중받는 환경에서 생각하고 탐색하는 기회를 갖게 한다. 동기면담의 정신과 기술은 Sharon과 같은 사람에게 기회를 만들어낸다. 다음 두 번째 면담에서 그녀는 자신이 무엇을 할 것인지 스스로 이야기 하였고, 면담을 하는 동안 강압적으로 무엇을 해야 한다고 느꼈던 순간은 없었다.

핵심 포인트

- 교정반사로 변화를 강요하는 것은 종종 실패한다. 동기면담 정신, 면담 기술 OARS, 호기심은 사람들이 건강하지 않은 현재 상황을 유지하려고 왜 논쟁을 하는지 이해하는 데 도움이 된다.
- 환자의 입장을 이해하는 것은 변화대화를 유발하기 쉽게 만든다.
- 불일치감 만들기는 실제로 현재 상황을 고수하는 환자와 면담할 때 양가감정을 만든다. 불일치감은 환자의 현재 상태와 미래에 환자의 가치 사이의 차이다.

제2형 당뇨병 환자의 인슐린 사용

제2형 당뇨병을 새롭게 진단받은 사람들은 당뇨병이 경구약물치료로만 처방받는다고 알게 될 때 종종 안도한다. 대부분의 제2형 당뇨병 환자는 인슐린 치료를 피하고 싶어 한다. 그리고 나중에 인슐린 치료가 필요하다면 자신의 자가관리가 잘못되었다고 느낄 수도 있다. "난 정말 충분히 노력하지 않았어. 인슐린을 시작하기 전에 좀 더 나아질 기회가 필요해." 사실 이것은 8장에서 Zoe가 말했던 내용이다. 자기 비난의 비슷한 표현을 당뇨병 환자에게 듣는 것은 흔한 일이다.

건강한 행동이 혈당조절을 촉진 할 수는 있지만, 인슐린 치료의 필요를 막지는 못할 수 있다. 당뇨병의 점진적인 특성으로 인해 합병증을 피하기 위해 정기적으로 치료 방법을 수정하는 것이 필요하다.

생활습관 변화와 약물치료는 당뇨병 자가관리에 중요한 부분이다. 연구에서 생활습관과 관련된 일련의 건강한 행동과 약물치료는 실제로 당뇨병 합병증을 예방하거나 완화할 수 있음을 밝혔다(Diabetes Control and Complications Trial Research Group, 1993; UKPDS Study Group, 1998). 비록 생활습관 변화 단독으로 당뇨병 진행을 예방할 수 있지만(Diabetes Prevention Program Research Group, 2002), 다른 치료를 하지 않고 생활습관 변화만 하겠다는 것은 조절되지 않는 당뇨병을 치료하는데 효과적이지 않다(Schellenberg, Dryden, Vandermeer, Ha, & Korownyk, 2013). 인슐린 치료는 장기간 제2형 당뇨병을 관리하다보면 종종 필요하다.

제2형 당뇨병 환자의 혈당조절을 향상시키는 인슐린 이외의 수많은 경구약과 주사제가 있다. 하지만 그 약물들은 인슐린의 효능을 가지고 있지 않다. 인슐린은 약 1세기의 역사를 가지고 있으며, 당뇨병 환자가 혈당조절을 보다 잘 할 수 있도록 돕는다. 인슐린은 내인성 인슐린 생산$_{endogenous\ insulin\ production}$이 당뇨병 대사 문제로 인해 시간이 지남에 따라 줄어들게 되면서 그 차이를 채운다. 제2형 당뇨병이 있었지만 알지 못하고 늦게 진단된 환자는 인슐린 치료가 필요할 가능성이 더 높다. 늦게 제2형 당뇨병이 진단된 환자들은 일찍 당뇨병이 진단된 환자에 비해 인슐린 수치가 진단 이후에 더 급격하게 떨어진다.

사람들은 때때로 인슐린 치료 시작을 슬퍼하지만 처음에 인슐린 치료를 반대한 사람들은 인슐린 치료를 시작한 이후에 기분이 종종 나아진다. 제2형 당뇨병 환자가 인슐린 치료를 시작하면 그들은 거의 이전을 회상하지 않고 인슐린 치료 중단에 대해 이야기하지 않는다. 환자의 혈당수준이 개선이 되면 환자의 에너지 수준이 증가한다. 혈당수준이 더 잘 조절될 수 있다는 만족감은 환자를 더 만족하게 하고, 성취감을 느끼게 한다. 이러한 긍정적인 영향은 역설적으로 위협적이거나 바람직하지 못한 것처럼 보이는 치료에 있어 일반적이다.

반영적 경청$_{reflective\ listening}$과 유발하기$_{evoking}$는 인슐린 치료에 대해 환자와 이야기할 때 효과적인 기술이 될 수 있다.

반영적 경청

....

반영적 경청(5장 참조)은 변화에 대한 환자의 동기와 준비에 대한 유용한 정보를 듣고, 무엇을 이야기 하는지 주의 깊게 집중하는 것으로 시작한다. 반영적 경청은 임상가가 다음 질문을 하거나 논박하려는 마음으로부터 자유롭게 한다. 대신에 임상가는 환자가 이야기하는 의미를 이해하려고 노력해야 한다. 이는 마치 임상가가 통역가의 방식으로 환자의 이야기를 경청하고 면담을 하는 것이다. 임상가는 이렇게 생각할 수도 있다. "그가 방금 이렇게 이야기했습니다. 저는 그가 실제로 이야기한 것보다 더 많은 것을 의미한다고 생각합니다. 그래서 저는 제가 듣고 생각한 것과 이것이 그에게 무엇을 의미하는지에 대한 제 생각을 그에게 이야기할 것입니다." 이러한 사고의 유형은 복합반영complex reflection이라고 한다.

Miller와 Rollnick은 반영을 설명하기 위해 시각적인 은유metaphor를 제공하였다. 그들은 반영을 빙산iceberg과 비슷한 것으로 기술하였다(Miller & Rollnick, 2013, p.58). 환자가 이미 이야기한 것을 단순히 반복하는 단순반영simple reflections은 빙산의 일각처럼 물 위의 부분과 같고, 복합반영complex reflections은 물 아래 숨어 있는 빙산을 추측하는 것이다. 이 예를 생각해보자. 환자는 다음과 같이 말한다. "저는 인슐린 치료를 싫어합니다. 단지 당화혈색소 수치를 개선하기 위해 더 열심히 관리가 필요할 뿐입니다."

> 단순반영 : "○○님은 인슐린 치료를 원치 않으시고, 당뇨병 관리를 더 열심히 하려고 하시는군요."

단순반영은 환자가 말한 내용을 단지 반복한다. 단순반영이 충분히 좋을 수도 있다. 하지만 복합반영은 논의가 앞으로 나아갈 가능성이 더 높다.

복합반영은 논의가 앞으로 나아갈 가능성이 더 높다.

복합반영 : "○○님은 건강을 유지하기 위해 당화혈색소 수치를 낮추길 원하시는군요. 그것은 ○○님에게 정말 중요합니다. 인슐린 치료를 시작하는 것이 큰 걸음처럼 보고 있고, 좀 더 열심히 당뇨병을 관리함으로써 인슐린 치료하지 않을 수 있는지 궁금하시군요."

이 복합반영은 면담 논의 내용을 여러 가지 방법으로 열어준다. 복합반영은 자신의 당화혈색소 수준을 조절하고 건강을 유지하려는 환자의 욕구$_{desire}$와 같은 긍정적인 부분을 강조하며 시작하였으며, 인슐린 투여하는 것처럼 걱정되는 일에 대한 환자의 부정적인 진술을 재명명$_{reframe}$하였다. 환자가 "당뇨병 관리를 더 열심히 하는 것"이 충분한지에 대해 약간의 의문을 가지는 것은 기회이다. 반영은 환자의 이야기에 동의하는 것이 아니라는 것을 명심해야 한다.

질문하는 대신 반영을 하면 변화를 촉진하기 더 쉬워진다. "왜 인슐린 치료를 원하지 않습니까?" 또는 "당뇨병 관리를 열심히 한다면 당화혈색소 수치가 정말 떨어질 수 있다고 생각합니까?"라고 임상가가 질문을 한 이 상황에 환자가 어떻게 반응할지 상상해보자. 반영적 경청은 문제해결 과정에 환자를 참여하게 하며, 임상가가 환자의 관점에서 상황을 이해할 수 있도록 돕는다. 반영적 경청은 또한 임상가가 환자에게 인슐린 치료를 하도록 설득하고 교정반사를 하는 것처럼 변화를 좌절시키는 함정$_{pitfalls}$을 피할 수 있도록 도울 수 있다.

유발하기

당뇨병 환자들은 자신의 생각이 자가관리 계획에 포함이 될 때 건강관리를 고려하기가 보다 쉬워진다. 물론, 자가관리 계획을 수립하는 것은 임상가와 환자가 참여하는 협력적인 과정이다. 동기면담은 사람들이 변화를 할 수 있도록 돕는데 집중한다. 이 과정은 환자 자신에게 무엇이 최선인지에 대한 환자의 생각을 유발하는 것으로 시작한다. 다시 말하면, 반영적 경청과 열린질문을 하고 이끌어내기-제공하기-이끌어내기 상호작용을 함으로써 변화를 탐색하는 대화를 시작 할 수 있다.

이 장의 면담은 8장에서 다루었던 Zoe 사례며, 지난번 당화혈색소 수치는 9%였다. 그녀는 인슐린 치료를 하길 원하지 않아 주로 테니스를 치면서 신체활동을 크게 증가시키는 계획을 세웠다. 그녀는 또한 체중을 줄이기 위해 음식 양을 줄이기로 결정했다.

이 면담에서 Zoe는 그녀의 당뇨병교육자인 간호사와 면담을 하였다. 간호사는 Zoe를 설득하지 않고 능숙하게 면담을 진행하였다. 대신에 간호사는 Zoe의 생각을 유발하기위해 열린질문, 반영하기, 변화척도(7장 참조)를 활용하면서 대화를 조심스럽게 안내하였다. 간호사는 면담 처음 절반 동안 인슐린 치료에 대한 Zoe의 지속적인 유지대화에 불화(논쟁)로 반응하지 않았다.

제2형 당뇨병 환자의 인슐린 치료 개시 면담

간호사 : ○○님, 다시 만나게 되어 반갑습니다. 지난 3달간 약 5kg가 빠지셨네요<인정하기>. 어떻게 지내셨나요?

Zoe : 살이 빠져서 기분이 좋습니다. 저는 1주일에 4일 테니스를 치고, 적게 먹습니다. 병원에 와서 당화혈색소 검사를 했는데 결과가 어떻게 나왔는지 궁금합니다.

간호사 : 3개월 전에 9%였고, 지금은 8.7%입니다. 이 결과에 대해 어떻게 생각하시나요? <Zoe를 참여시키는 열린질문>

Zoe : 제가 당뇨병 관리를 위해 했던 노력에 비해 변화가 많지 않네요. 테니스를 치고 난 후에 혈당이 90mg/dl에서 100mg/dl 초반 값이 나왔습니다. 아침식사 전 혈당수치는 변화가 많지 않았습니다. 혈당수치가 1시간 정도 테니스를 친 이후보다 아침이 훨씬 더 높았습니다.

간호사 : 제가 혈당측정기에서 다운로드 받아서 혈당수치를 볼 수 있습니다. 공복혈당이 올라가서 ○○님이 좌절하는 것이 이해가 됩니다. <복합반영> 그래도 ○○님은 운동할 때 혈당수치가 내려가서 기쁘게 생각하시는군요. <복합반영>

Zoe : 지난번에 여기 있었을 때 당뇨병을 성공적으로 관리하길 원했습니다. 전 아직 젊잖아요[32세]. 당뇨병이 싫습니다. 당화혈색소 수치가 적게 떨어진 것이 저에게 나쁜 소식처럼 느껴지네요. 인슐린 치료를 원하지 않습니다. 인슐린 치료에 대한 생각은 저를 정말로 힘들게 합니다. <유지대화 진술>

간호사 : 물론 인슐린 치료 시작 여부는 ○○님에게 달려있습니다. 저는 결정할 수 없습니다. <개인의 선택을 강조하기> ○○님은 인슐린 치료가 어떤 이점이 있다고 생각하는지 궁금하네요. 인슐린 치료의 이점에 대해 무엇을 알고 계신가요? <Zoe의 인슐린에 대한 지식을 유발하는 열린질문>

Zoe : 선생님이 말한 것에 대해 듣고 인슐린에 대해 공부했습니다. 그리고 제가 임신 중에 인슐린 치료를 받았는데 그때 혈당에 큰 효과가 있었습니다. 인슐린의 그 부분을 제가 좋아합니다. <변화대화-욕구> 하지만 저혈당 문제가 생길 것 같아 좀 두렵습니다. <유지대화, 인슐린 사용에 대한 양가감정> 그리고 제가 인슐린 치료를 해야 하는 상황은 당뇨병 관리를 성공하지 못했다는 것을 의미합니다.

간호사 : 올라간 혈당 수치를 낮추는 인슐린 효과에 대해 잘 알고 있으시네요. <Zoe의 통찰을 인정하기> 당화혈색소를 낮추기 위해 당뇨병 관리를 했지만 지금 ○○님 스스로를 비난하는 것처럼 들립니다. 도움이 될 만한 정보를 제공해드려도 괜찮을까요? <정보 제공하기 전 허락 구하기>

Zoe : 네

간호사 : 당뇨병은 시간이 지남에 따라 변합니다. 어떻게 변화에 반응하길 원하는지에 대해 결정하는 기회를 ○○님에게 제공합니다. <개인의 선호를 강조하기> ○○님은 운동을 다시 하길 원했고, 잘 하셨습니다. <인정하기> 운동은 ○○님의 당화혈색소 수치를 원하는 만큼 내리는 데 효과가 없었습니다. 점진적인 질병인 당뇨병은 인슐린 치료 없이 혈당을 관리하는 것이 점점 어려워집니다. 그것은 당뇨병의 특징입니다. ○○님의 당뇨병 관리 노력이 실패한 것이 아닙니다.

Zoe : 테니스에 대해 이야기와 이 모든 것이 제 잘못이 아니라고 이야기해주셔서 감사드립니다. 어쩌면 그것이 당뇨병의 특징이고, 제가 당뇨병 관리를 위해 하는 일이 높은 혈당 수준의 원인이 아닐 수도 있겠네요. 어느 쪽이든 인슐린 치료를 고려하는 것은 제가 원하지 않

는 상황입니다. <유지대화>

간호사 : 인슐린이 ○○님에게 전혀 도움이 되지 않는군요. <확대반영>

Zoe 　 : 저는 그렇게 말하지 않았습니다. 저는 단지 인슐린을 맞아야 하는 상황을 좋아하지 않습니다. 제가 임신 중이었을 때 인슐린을 맞았습니다. 아이를 위해 최선의 결과를 바랬기 때문에 그렇게 했었습니다. 지금은 다른 걱정이 있습니다. 저는 또 아이를 출산하지는 않을 겁니다. 인슐린은 살을 찌게 만듭니다. 저는 살찌기보다는 계속 빼고 싶습니다. 그리고 저는 테니스를 칠 때 저혈당이 오는 걸 정말 싫어합니다. <유지대화 지속>

간호사 : 그래서 ○○님이 인슐린 치료에 대해 걱정하는 한 가지는 살이 찌는 거네요. 살이 덜 찌기 위해서는 무엇을 할 수 있을까요? <열린질문으로 Zoe의 생각을 유발하기>

Zoe 　 : 좀 더 적게 먹고 테니스를 칠 수 있습니다. 테니스를 치지 않는 날에 도움이 필요할지도 모르겠습니다. 그런 날에는 간식을 더 먹게 됩니다.

간호사 : 신체활동이 많지 않은 날에 어떻게 더 적은 칼로리를 섭취할 수 있을까요? <열린질문으로 계획을 쉽게 만들 수 있다>

Zoe 　 : 저는 이미 시작했습니다. 먹고 싶은 간식을 사지 않습니다.
　　　　<그녀는 이미 체중감소를 위해 행동실천을 하고 있고, 계획에 이러한 노력을 포함하고 있다>

간호사 : ○○님은 계속 살을 빼기를 정말 원하고 계시군요. 그리고 먹고 싶은 간식들을 피하는 방법을 알고 있군요.

Zoe : 저는 당화혈색소 수치를 낮추기 위해 뭔가를 할 필요가 있다는 것을 압니다. 하지만 오랫동안 인슐린 치료를 하고 싶지는 않습니다. <양가감정>

간호사 : ○○님은 인슐린 치료를 늦추기 위해 최선을 다했었고, 뭔가를 더 할 필요가 있다고 생각하시는군요. <양가감정을 양면반영, 뒤 부분에 변화대화를 반영>

Zoe : 저는 아직 젊은데 당뇨병은 그렇게 오래 되지 않았습니다. 제가 하는 것이 제가 원했던 결과를 가져오지는 않습니다.

간호사 : 그래서, 0점에서 10점까지 척도에서 혈당 수준을 잘 관리하는 것이 ○○님에게 얼마나 중요한가요?

Zoe : 중요하다는 건 저도 알고 있습니다. 왜냐하면 지난번에 선생님을 만난 이후에 저는 많은 것을 하기 시작했습니다. 중요성은 8점이나 9점입니다.

간호사 : 혈당을 잘 관리하는 것이 정말 중요하군요. ○○님은 혈당관리의 중요성을 알고 계시군요.

Zoe : 제가 인슐린 치료를 다시 할 수 있을지 모르겠습니다.

간호사 : 저 역시 그걸 물어보려고 했습니다. 똑같은 0점에서부터 10점까지 척도에서 당뇨병을 관리하는데 다시 인슐린 치료를 시작하는 것에 대해 ○○님은 실제로 얼마나 자신감이 있나요?

Zoe : 약 5점, 6점입니다.

간호사 : 상당한 자신감이군요. 왜 1점 또는 2점이 아니라 5점, 6점인가요?

Zoe　: 저는 임신했을 때 원한 건 아니었지만 인슐린을 사용해 봤는데 정말 효과가 있었습니다.

간호사 : ○○님은 이전에 인슐린을 사용해보았고 효과를 본적이 있으시군요. <변화대화 반영> 자신감이 6점에서 8점 또는 9점으로 높아지려면 무엇을 해야 할까요?

Zoe　: 저는 테니스를 할 때 저혈당이 되거나 걱정하는 것이 싫습니다.

간호사 : 알겠습니다. ○○님은 저혈당을 피하기 위해 모든 것을 다하기를 원하는군요. 어떻게 저혈당을 피할 수 있을까요?

Zoe　: 잘 모르겠습니다. 임신했을 때는 지금처럼 활동적이지 않았습니다. 제가 운동할 때 인슐린을 사용할 필요가 없었습니다.

간호사 : 다시 말하지만, 그것은 ○○님의 결정입니다. ○○님에게 인슐린 치료를 하는 사람들이 저혈당을 예방하는 방법에 대해 이야기 해드리는 것이 도움이 될까요?

Zoe　: 네.

간호사 : ○○님이 인슐린을 맞겠다고 결정한다면, 기초 인슐린_{basal insulin} 하루 복용 양부터 시작하게 됩니다. 기초 인슐린은 아침에 일어날 때 고혈당이 있는 사람들에게 도움이 됩니다. 테니스를 치는 날에는 인슐린의 양을 조정할 수 있습니다. 테니스를 치기 전과 후 그리고 하루에 4번 보다 더 많이 혈당검사를 해야 합니다. ○○님은 저혈

당이 발생할 때를 대비해서 포도당 알약_{glucose tablets}을 가지고 다닐 수도 있습니다. 질문이 있으시면 약사와 제가 도움을 드릴 수 있습니다. 이것에 대해 어떻게 생각하시나요? <유발하기>

Zoe : 혈당검사 결과에 따라, 그리고 테니스를 치는 날에 따라 인슐린을 조정하는 것은 좋을 것 같습니다. 이전에 포도당 알약은 사용해봤습니다.

간호사 : 이 방법이 ○○님에게 친숙하군요. ○○님은 이미 체중관리 방법을 알고 있습니다. 그리고 이 방법이 저혈당을 예방하는 현실적인 방법처럼 보입니다.

Zoe : 오늘 선생님과 인슐린 치료에 대해 이야기 할 줄 알았습니다. 저의 당화혈색소 검사 수치가 좋지 않았습니다. 당화혈색소 수치가 저를 많이 힘들게 합니다. 기초 인슐린 치료를 시작하려면 무엇을 해야 하나요? <계획하기 계속>

간호사 : 제가 ○○님을 위해 당뇨병교육자와 약속을 잡겠습니다. 그는 약사입니다. 저희는 인슐린을 시작하는 사람들에게 함께 교육하고 있습니다. ○○님은 인슐린을 작은 용량부터 시작할 겁니다. 약사는 저혈당의 위험을 낮추기 위해 복용량을 늘리는 방법에 대해 환자 분과 이야기 할 겁니다. 인슐린 용량 조정은 적을 겁니다. 그리고 제가 말씀 드렸듯이 테니스를 치는 날에는 용량이 인슐린 용량을 조정 할 수 있습니다. 약사는 아침에 혈당 수치가 잘 조절되는지 확인하고 인슐린 치료로 인한 다른 문제가 없는지 확인하기 위해 사후관리를 할 겁니다. 어떻게 생각하시나요?

Zoe : 인슐린 치료를 시도해보려고 합니다. 저는 인슐린 치료를 하는 것을 원한다고 말 못하지만, 제 자신과 아이들을 위해 건강해야 한다면 뭔가 달라져야 할 필요가 있습니다.

간호사 : 이것은 ○○님에게 큰 변화군요. 오늘 말씀하셨던 것에 대해 생각할 때, 가족과 함께 하는 삶은 환자분에게 정말 가치가 있으시군요. 임신을 했을 때 건강한 아이를 갖기 위해 열심히 노력하셨고요. 그리고 어려움이 있더라도 건강해지길 원하고 있고요.

Zoe : 인슐린 맞는 것을 싫지만 건강히 지내고 싶습니다.

간호사 : 인슐린 치료를 할 준비되어 있다고 들리네요. 지금까지 이야기를 정리해서 요약해보겠습니다. ○○님은 기초인슐린을 맞기 시작할 거고, 이틀에 한 번 테니스를 칠 것입니다. ○○님은 테니스를 치는 날과 아닌 날의 인슐린 용량에 대한 투여 계획을 받게 될 것입니다. 체중조절을 위한 계획은 좋다고 생각하며, 그러한 체중조절 노력들이 효과가 있을 거라고 믿습니다. ○○님은 좀 더 적게 먹는 것을 계속하고 식료품 가게에서 건강에 좋지 않은 간식을 사지 않는 것을 계속할 것입니다. 또 다른 것이 있나요?

Zoe : 한 가지 있습니다. 선생님이 제게 어떤 문제가 생기면 사후관리 해줄 수 있다고 했습니다.

간호사 : 맞습니다. 사후관리 만남 약속을 정해보죠. 2달 뒤에 다시 만나는 것 어떠신가요?

Zoe : 좋습니다.

면담 동안에 간호사는 대화가 진행됨에 따라 변화대화를 유발했다. Zoe 의 계속되는 유지대화에 간호사는 확대반영_{amplified reflection}을 사용했다. 반영은 변화대화를 이끌어냈고, 환자의 진술을 재명명 하였다. "인슐린이 ○○님에게 전혀 도움이 되지 않는군요." Miller와 Rollnick(2013, p.204)은 '나란히 가기_{coming alongside}'로 설명하였다. 환자의 유지대화를 확대하는 방식으로 동의하는 것은 때로는 변화대화를 유발한다. 사람들은 임상가의 "추측"을 바로 잡아주는 것을 즐기는 것처럼 보이며, 그것은 대화를 바꾼다. 한 가지 분명한 것은 유지대화에 동의하면 불화를 피할 수 있다는 것이다. 환자의 이야기에 동의하지 않는 것은 직접적으로 반대하는 것이다.

환자의 유지대화를 확대하는 방식으로 동의하는 것은
때로는 변화대화를 유발한다.

양가감정이 아주 명확할 때 면담에서 변화척도_{change rulers}가 변화대화를 견고히 하고, 활동적 변화대화_{mobilizing change talk}를 촉진하는데 활용되었다. 이끌어내기-제공하기-이끌어내기_{Elicit-Provide-Elicit, EPE}는 변화계획을 수립하는 데도 활용되었다. 환자들은 종종 인슐린 사용법에 익숙하지 않기 때문에 인슐린 치료계획을 수립하는데 종종 도움이 필요하다. 이끌어내기-제공하기-이끌어내기는 자가관리에서 인슐린 치료를 고려하는 환자에게 설명을 할 때 적합하다.

당뇨병 관리에 있어서 동기면담 연관성

당뇨병은 시간이 지남에 따라 진행됨으로써 환자들은 치료와 자가관리를 변경하는 것이 많은 이점이 있다. 당뇨병 약물은 최근 몇 년간 증가하였고 당뇨병 관리에 대한 더 많은 정보를 알게 되었다(Diabetes Control and Complications Trial Research Group, 1993; UKPDS Study Group, 1998).

인슐린 투여는 지금 더 정교해졌다. 거의 20년 전만하더라도 탄수화물 섭취량에 맞는 인슐린 용량에 대한 명확한 가이드라인이 없었고, 인슐린 감수성 지표를 구하는 공식도 없었다. 이 공식은 높은 혈당수준을 교정할 때 보다 정확한 인슐린 투여량을 계산한다. 인슐린/당질비$_{insulin-to-carbohydrate ratios}$에 대한 수학적 알고리즘은 식사와 간식을 먹을 때 혈당수치를 보다 엄격하게 조절할 수 있도록 하였으며, 고혈당과 저혈당 모두를 예방할 수 있게 하였다. 혈당수치 자가 모니터링, 인슐린 펌프, 지속적 혈당 모니터링 기술의 발전과 함께 인슐린 투여의 이러한 변화는 자가관리 책임이 추가가 되었지만 당뇨병을 더 쉽게 조절할 수 있게 만들었다.

하지만 사람들이 사용하지 않으면 인슐린, 다른 약물, 치료가 소용이 없어진다. 동기면담은 당뇨병교육자가 직면하는 어려운 환자의 행동변화를 다루는 방법을 제공하고, 당뇨병 임상결과를 개선할 수 있는 자가관리 선택을 촉진한다.

핵심 포인트

- 반영적 경청은 변화에 대한 환자의 동기와 준비에 대한 도움이 되는 정보에 주의 깊게 집중하는 것으로 시작한다.
- 복합반영은 긍정적인 진술로 시작을 하고 환자가 방금 이야기한 것 이상의 의미를 추가하는 것이다. 환자가 의미한 바를 추측하는 것이다.
- 환자가 양가감정을 가지고 있을 때, 변화척도는 변화대화를 견고히 하고, 활동적 변화대화를 유발하는 데 사용될 수 있다.
- 이끌어내기-제공하기-이끌어내기 상호작용은 변화를 준비 중인 환자에게 도움이 된다. 이끌어내기-제공하기-이끌어내기는 더 많은 정보나 조언이 필요한 친숙하지 않은 영역에서 계획 수립을 촉진한다.

사후관리 방문시 당뇨병 자가관리 다루기

당뇨병 관리는 팀 스포츠다. 급성기 치료와 달리, 장기간의 당뇨병 관리는 전문가와 가장 중요한 환자 본인이 팀에 참여하는 지속적인 과정이다. 환자 자신만큼 본인을 잘 아는 사람이 없다. 그래서 환자는 일상에서 당뇨병 자가관리를 할 때 자기 자신에 대한 전문가다.

다행히 주기적인 사후관리 방문은 당뇨병 관리의 일상적인 부분이지만 많은 경우에 환자들은 권고되는 만큼 사후관리를 받지는 않는다. 이러한 사후관리 방문은 환자들이 당뇨병 관리를 유지하고, 당화혈색소와 다른 건강 지표들을 모니터링 하는데 유용하다. 환자들은 당뇨병 관리라는 마라톤에서 자신의 동기를 강화하기 위해 더 구체적으로 토론을 할 수 있는 기회를 종종 놓친다. 각각의 사후관리 방문에서 당뇨병 자가관리에 대한 동기면담 기반 대화가 가능하다. 동기면담은 일회성 절차가 아니라 변화에 대한 지속적인 대화를 위한 임상적 스타일이다.

*동기면담은 일회성 절차가 아니라 변화에 대한 지속적인
대화를 위한 임상적 스타일이다.*

진행성 질병 관점

당뇨병은 진행성 질병이기 때문에 의료적인 접근과 자가관리 접근이 동시에 이뤄져야 한다. 제2형 당뇨병 환자들은 최선의 노력에도 불구하고 당화혈색소 수치가 계속 올라갈 때 실망감을 느낄 수 있다. 물론 예외는 있지만 환자가 식이요법, 운동요법, 자가 모니터링, 약물요법을 얼마나 잘 관리하든지 간에 당뇨병은 계속 진행될 것이다. 좋은 자가관리는 이러한 당뇨병의 진행을 늦추거나 때로는 호전시킬 수 있지만 당화혈색소가 계속해서 증가하면 환자가 실망하지 않도록 돕는 것이 중요하다.

이전 장에서 논의했듯이, 제2형 당뇨병의 일반적인 이슈는 인슐린 치료를 시작해야 한다는 일부 환자들의 두려움이다. 현재의 약물치료를 통해 인슐린 치료를 종종 지연될 수 있지만 지속적인 고혈당의 대안으로 인슐린 치료를 시작하는 것이 환자에게 가장 유리할 때가 있다. 환자는 인슐린 치료를 받는 것을 실패로 간주할 필요가 없으며 그렇게 인식해서도 안된다. ("만약 내가 더 내 자신을 잘 관리했더라면!") 현재 필요한 것, 앞으로 나아가는 것, 건강을 유지하고 미래의 합병증을 예방하기 위해 무엇을 해야 하는지에 초점을 맞추어야 한다. 인슐린 치료를 시작에는 몇 가지 긍정적인 측면이 있고 안도감을 제공하는 것으로 볼 수 있다(Becker, 2006). 혈당조절이 훨씬 쉬워지고 식사와 운동의 변화에 따라 복용량이 조정되어질 수 있다. 일단 환자가 인슐린 치료를 시작하면 환자가 인슐린 치료를 중단하고 싶다고 이야기하는 것은 이례적인 일이다.

당뇨병 자가관리 주제 정하기

．．．．．．．．．．．．．．．．．．．．．．．．．．．．．．．．．．．．．．

모든 사후관리 방문은 자가관리에 대해 논의할 수 있는 기회며, 대부분의 환자는 임상가가 대화를 잘 이끌면 기꺼이 자가관리에 대해 이야기를 할 것이다. 당면한 의료적 문제를 처리하고, 검사결과를 검토하고, 당뇨병 자가관리 주제를 정할 때는 열린질문을 하면 된다.

"그래서 ○○님은 당뇨병을 어떻게 관리를 해오셨나요?"

"당뇨병 관리에서 잘되고 있는 것은 무엇이고, 어려운 부분은 무엇인가요?"

"건강을 위해 ○○님이 할 수 있는 추가적인 변화가 있는지 궁금하네요."

논의 주제를 정할 때는 그림 3.1 버블 시트를 사용하는 것이 가장 좋다. 환자에게 대화 할 수 있는 가능한 주제의 모음을 보여줄 수 있다.

"우리는 건강을 유지하기 위해 ○○님이 하고 있는 것에 대한 이야기를 나눌 수 있는 시간입니다. 남은 시간동안 ○○님이 논의하고 싶은 주제 또는 선호하는 또 다른 주제가 있는지 궁금합니다."

중요한 부분은 매 사후관리 방문시 일상적인 당뇨병 자가관리에 대해 대화를 하는 것이다.

■ 행동적 검토

환자가 정기적인 방문하는 동안에 임상가가 활용할 수 있는 몇 가지 기술들이 있으며, 이 기술들은 환자와의 대화를 촉진하고 격려를 제공할 수 있다.

질문하기

환자가 무엇을 이야기하고 싶은지 물어보는 것 이외에, 당뇨병 관리에 있어 중요한 특정 주제에 대해 환자에게 물어보는 것도 가능하다.

예) "어떻게 운동을 하고 활동적으로 지내시는지 말씀해주세요."
"무엇을 먹고, 무엇을 먹지 말아야 할지에 대해 어떻게 결정하시나요?"
"혈당을 체크하고 기록하는 것은 어떤가요?"
"얼마나 자주 메트포르민 약 복용을 잊어버리나요?"

경청하기

환자가 제공하는 정보에 대해 임상가가 어떻게 반응하는지가 매우 중요하다. 종종 환자들은 임상가에게 건강관리에 취약한 부분을 이야기할 수도 있다.

당뇨병교육자 : 무엇을 먹고, 무엇을 먹지 말아야 할지에 대해 어떻게 결정하시나요? 그것에 대해 말씀해주세요.

환자 : 제가 단 음식을 줄이고 있습니다. 여전히 지금도 단 음식을 먹고 있습니다.

당뇨병교육자 : 단 음식을 줄였지만 여전히 단 음식을 가끔 즐기고 있군요.

환자 : 맞습니다! 저는 적당히 조절하고 있습니다. 괜찮을까요?

당뇨병교육자 : 네. 제가 물어보고 싶은 것이 그것입니다. 무엇을 먹을지 어떻게 결정하시나요?

환자 : 저도 선생님이 말한 것처럼 탄수화물을 계산하며 먹고 있습니다.

당뇨병교육자 : 탄수화물 계산 방법을 알고 있으시군요. 훌륭합니다.

환자 : 누군가 한끼 식사당 4단위, 간식당 1단위의 탄수화물을 먹어야 한다고 말해주었습니다.

당뇨병교육자 : 그렇군요. 잘 지켜지고 있나요?

환자   : 외식을 할 때 더 지키기가 힘듭니다. 집에서는 식품성분표를
            볼 수 있으니까요

당뇨병교육자 : 외식을 할 때가 더 어려우시군요.

환자   : 맞습니다. 어떤 메뉴에는 탄수화물이 있기는 하지만 많지는
            않습니다.

당뇨병교육자 : 그 밖에 어떻게 관리를 하고 있나요?

환자   : 식후 2시간 뒤에 가끔 혈당을 재고, 특히 과식을 했다고 생각
            이 들면 식후 2시간 혈당을 체크해봅니다. 어제는 점심을 먹
            고 혈당 수치가 228이 나와서 깜짝 놀랐었습니다.

당뇨병교육자 : 그렇게 혈당 수치가 높아지는 것을 좋아하지 않는군요.

당뇨병교육자가 이 면담에서 활용한 기술은 열린질문과 반영하기다. 이것
은 변화에 대한 대화를 이어가는 좋은 방법이다. 환자는 종종 건강에 좋지 않
은 행동을 이야기하면 뭐라고 듣거나 강의를 듣게 될까 걱정한다. 호기심을 가
지고 질문을 하고 비판단적 반영으로 반응하는 것은 신뢰를 구축하고 환자가
솔직하게 말하도록 격려하는 기술이다.

조언하기

그럼에도 불구하고 정보나 조언을 주는 것이 가능하다. 그리고 환자는 임
상가가 제공하는 정보와 조언을 가치 있게 생각한다. 6장에서 설명했듯이 정
보나 조언을 제공할 때 동기면담 일치하는 방식은 환자의 허락을 구하는 것이
다. 허락을 구하는 가장 일반적인 형식은 환자가 임상가에게 질문을 하는 것
이다. 임상가는 다음과 같은 질문으로 허락을 구할 수 있다.

"당뇨병을 관리하기 위해 무엇을 더 알고 싶습니까?"
"제가 어떤 것을 더 이야기 해드리는 것이 도움이 될까요?"
"당뇨병에 대해 궁금한 것은 무엇이 있나요?"

직접적으로 물어보며 임상가는 당뇨병 관리의 주제를 설명하는 것을 허락을 구할 수 있다.

> "어떻게 운동이 혈당에 영향을 미치는지에 대해 이야기를 할 수 있을지 궁금합니다."
> "다른 환자들이 당뇨약을 잊지 않고 복용하는 방법에 대해 이야기드릴 수 있습니다. 관심이 있으세요?"
> "○○님의 검사결과를 보고 약간 걱정이 되는 부분이 있습니다. 그것에 대해 이야기할 수 있을까요?"

개인의 선택권 강조하기

환자 자신의 질병 자기관리에 대해 결정하는 것은 항상 환자라는 것을 기억해야 한다. 이러한 사실을 인정하면 환자들이 임상가가 하는 말을 더 듣게 될 가능성이 많아진다.

환자 자신의 질병 자기관리에 대해 결정하는 것은
항상 환자라는 것을 기억해야 한다.

> "그것은 정말 ○○님에게 달려있습니다. ○○님은 무엇을 해야 할지 결정하는 유일한 사람입니다."
> "저는 이것이 ○○님과 관련이 있을지 없을지 모르겠습니다."
> "○○님은 무엇이든 선택해서 먹을 수 있습니다. 그것은 항상 ○○님의 선택입니다."

정상화하기

환자들은 약을 복용하지 않거나, 식이요법을 하지 않고, 운동 또는 자가모니터링을 게을리 했을 때 이야기하기를 종종 꺼려한다. 사실 당뇨병 자가관리가 완벽하지 않은 것이 정상이다. 최선의 의도로 시작하지만 점차적으로 당뇨병 관리를 소홀하게 되는 것이 매우 일반적이다.

여기에서의 한 가지 문제는 "규칙위반 효과$_{rule\ violation\ effect}$"(Marlatt & Donovan, 2005)라고 불리는 것인데, 이는 새해의 결심이 종종 무너지는 것을 말한다. 최선의 의도를 가지고 사람들은 스스로에게 달성하기 힘든 규칙을 목표로 정해 놓는다.

"저는 단 것을 먹지 않을 거예요."
"주 5회 운동할 거예요."
"매 식후 2시간에 혈당체크를 할 거예요."

그런 다음 불가피한 일이 일어나면 그들은 규칙을 어기게 된다. 개인의 삶과 변화, 다양한 유혹의 발생, 여행은 일상생활의 패턴을 방해하게 된다. 그것은 예측이 가능하기 때문에 그 자체로는 문제가 아니다. 문제는 사람들이 자신들의 규칙을 깨뜨린 후 스스로에게 말하는 것이다.

"이제 난 끝났어! 다이어트를 망쳤어!"
"난 너무 의지가 약해! 나는 자제력이 없어!"
"뭐가 중요해? 그러게 관리하는 것이 그만한 가치가 없는 것 같아."
"제가 시작했던 곳으로 다시 돌아왔어요."

그것이 규칙위반 효과다. 자기 스스로에게 이렇게 말하는 것은 일종의 흑백사고(좋음 또는 나쁨, 약함 또는 강함)를 불러일으킨다. 당신이 다이어트를 하거나 아니면 하지 않는 것이다. 또 다른 파괴적인 생각은 다음과 같은 사고

를 동반할 수 있다: "이제 그것을 지키지 못했어. 지금 다이어트는 끝났어. 더 이상 잃을게 없어. 그런 노력을 그만 둘 수도 있어." 그리고 그러한 생각은 완벽하게 정상적인 "실수$_{slip}$"를 장기간의 "재발$_{relapse}$" 또는 "실패$_{failure}$"로 바꿀 수 있는 힘이 있다.

이러한 낙담을 겪을 때 제공되는 두 가지 유용한 메시지가 있다. 첫 번째는 모든 규칙에는 예외가 있다는 것이다. 사람들이 최선의 의료에서 벗어나는 것은 매우 정상이다. 두 번째는 핵심은 다시 당뇨병 자가관리로 바로 돌아오는 것이다. 만약 당신이 "마차에서 떨어진다"면, 곧바로 마차에 올라타라. 당뇨병 자가관리는 완벽을 위한 경쟁이 아니다. 오히려 장기적으로 지속하는 문제이다.

임상 사례

이 사례의 환자, Adrian은 5년 전 제2형 당뇨병을 진단받았고 매 3-4개월마다 정기적인 진료를 받고 있었다. 이 사례에서 면담가는 1차 진료기관의 의사이지만, 간호사, 행동건강전문가, 당뇨병교육자도 이러한 상황을 면담할 수 있다.

의사 : 저는 ○○님의 검사결과를 가지고 있지만, 우선 ○○님이 당뇨병을 어떻게 관리했는지를 먼저 조금 들어보고 싶습니다. <열린질문>

Adrian : 당뇨병 관리하려고 많이 노력했습니다.

의사 : 사실 당뇨병 관리는 무엇을 먹을지 선택하고, 혈당체크를 하고, 약물치료를 하고, 운동을 하는 것입니다. 이러한 자가관리 행동 실천이 많은 차이를 만듭니다. <반영하기> 이 부분에 대해서 대해 여

쭈어 볼게요. 3개월전 진료 이후 ○○님의 당뇨병 관리가 좋아졌
는지, 똑같은지, 그렇지 않은지에 대해 말씀해주세요. <열린질문
하기>

Adrian : 잘 모르겠습니다.

의사　 : 저는 ○○님에게 가르치려고 하지 않을 겁니다. 당뇨병을 가지고
생활하는 ○○님의 경험을 이해하고 싶습니다. ○○님은 당뇨병 관
리에 대해 어떻게 생각하세요?

Adrian : 아마 잘 관리되고 있지는 않을 겁니다. <취약함을 제공함>

의사　 : 알겠습니다. 잘 관리되지 않았나보네요. 어떤 방법을 시도 해보셨
습니까? 무엇이 힘들었나요? <반영하기, 열린질문>

Adrian : 저는 그렇게 자주 혈당을 체크하지 않았습니다. 그리고 제가 가끔
혈당 체크 할 때의 검사수치가 좋지 않아 보는 것이 싫었습니다.

의사　 : 혈당체크에 대해 생각하지 않는 것이 더 편하셨군요.<반영하기>

Adrian : 그래요. 저는 식사할 때, 특히 제가 먹지 말아야 할 것을 먹을 때 혈
당체크에 대해 생각합니다. 하지만 저는 높은 혈당 수치를 보고 싶
지 않습니다.

의사　 : 어찌 되었건 혈당 수치는 현실이군요. <반영하기>

Adrian : 네. 혈당측정기를 속일 수는 없죠. 하지만 제가 먹는 것에 대해 그
만큼 조심하지 않았다는 것을 알고 있습니다. <예비적 변화대화>

의사 : 한편으로는 혈당 수치를 생각하지 않기를 원하고, 다른 한편으로 는 무엇을 해야 하는지 알고 있군요. <양면반영>

Adrian : 맞습니다! 그래서 이번에 제 당화혈색소 수치가 얼마인가요?

의사 : 잠시 후에 말씀드리겠습니다. 말씀드리기 전에 2가지 질문을 하겠 습니다. 첫 번째 질문은 지난번과 같은 당화혈색소 수치이거나 낮 은 수치는 ○○님에게 어떤 걸 의미하나요?

Adrian : 혈당 수치가 같거나 낮으면 잘 관리하지 못했지만 운이 좋았다고 생각합니다.

의사 : 좋습니다. 그리고 만약 당화혈색소 수치가 높아졌다면 그것은 어 떤 것을 의미할까요? <변화대화 이끌어내기>

Adrian : 다른 무언가를 할 때인 것 같습니다. <잠정적인 변화대화>

의사 : 맞습니다. 음, ○○님 예상대로 약간 올랐습니다. 이번 당화혈색소 수치는 7.8%입니다.

Adrian : 좀 무섭네요.

의사 : ○○님은 당화혈색소 수치가 높아질 것 같은 예감하셨군요. <반영 하기>

Adrian : 네. 저는 당화혈색소 수치를 속일 수는 없다고 생각합니다.

의사 : ○○님은 자신이 잘 관리가 되지 않고 있는 것을 알고 있고, 좀 더 노력해야 하는 시간이라는 것을 잘 알고 있는 것처럼 들리네요. 이 것에 대해 말씀해주십시오. 당화혈색소 수치를 떨어뜨리기 위해 ○○님에게 어떤 변화가 필요하다고 생각하나요? < 긍정적 변화와 자기효능감에 초점 맞추기>

Adrian : 제가 혈당체크를 하지 않을 때, 먹는 것에 대해 덜 주의하게 됩니다. <변화대화>

의사 : 혈당체크와 먹는 것은 함께 관련이 있군요. <반영하기>

Adrian : 확실히요. 제에게 혈당체크를 멈추는 것은 화염 경보기와 같은 경 고 신호 같은 것입니다.

의사 : 그래서 ○○님이 할 수 있는 한 가지는 혈당체크를 더 자주하는 거 군요. 어떻게 혈당체크를 더 자주 할 수 있을까요? <반영하기, 열린 질문>

Adrian : 아침 식전 혈당수치는 대부분 괜찮습니다. 식후 혈당이 높아서 그 게 저를 힘들게 합니다. <변화대화>

의사 : 혈당이 그렇게 높은 것을 보고 싶진 않으시군요. <반영하기>

Adrian : 음. 그건 제가 제대로 먹지 않았다는 것을 상기시켜줍니다. 어제 점 심을 먹은 후에 혈당체크를 했을 때 수치가 256이 나왔어요. 저는 그 수치가 어느 정도는 좋다고 생각합니다. <변화대화>

의사   : 그 혈당 수치는 나쁘다는 건데, ○○님은 도움이 된다고 생각하시는군요. 어떻게 그렇게 생각하시나요? <반영하기, 열린 질문(유발하기 위한 질문하기)>

Adrian : 저는 고혈당을 원하지 않지만 현실로 다가오고 있습니다. <변화대화>

의사   : 알겠습니다. 지금 저는 한 가지 걱정이 있습니다. 그것에 대해 이야기하는 것 괜찮을까요? <허락구하기>

Adrian : 물론입니다.

의사   : 이것이 문제인지 아닌지 모르겠습니다. 하지만 어떤 면에서는 ○○님이 혈당검사를 할 때에는 이미 먹은 것을 바꾸기에는 너무 늦습니다. 그리고 혈당검사가 단지 ○○님의 기분을 나쁘게 만드는 것처럼 들립니다. 대부분의 사람들에게 나쁜 기분은 변화하는 데 도움이 되지 않습니다. 저는 혈당을 체크하기 전에 ○○님이 어떤 것들을 할 수 있는지 궁금합니다. <걱정 표현하기, 정보제공하기, 열린질문>

Adrian : 선생님은 무엇을 제안하시나요? <허락하기>

의사   : 아주 많은 가능성이 있습니다. ○○님은 자신에 대한 전문가입니다. 여기에 다른 환자분들에게 도움이 되었던 몇 가지 것들이 있습니다. 이것들 중에서 ○○님에게 의미가 있는 것이 있을지 잘 모르겠습니다. 들어보시고 생각해보십시오. 괜찮으시겠어요?
<의사는 요청한대로 정보를 제공하고 여기 선택권을 만들어준다>

Adrian : 네 <허락하기>

의사 : 한 가지 방법은 ○○님이 드시는 모든 것들을 적어오고 이야기를 하는 것입니다.

Adrian : (말을 가로 막고) 그건 정말 귀찮은 일입니다.

의사 : 제가 말한 것처럼 이러한 방법들 중 어떤 방법은 ○○님에게 맞지 않을 수도 있습니다. 하지만 몇 가지 가능성에 대해 언급하겠습니다. 어떤 사람들은 먹기 전에 무엇이든 적어 두었습니다. 어떤 사람들은 당질을 계산하고, 식사 당 당질을 제한하기도 합니다. 어떤 사람들은 고탄수화물 식품을 집에서 두지 않는 것이 도움이 된다는 것을 알게 됩니다. 또한 특히 아침 또는 점심 식사 이후에 바로 운동을 해서 일부 탄수화물을 소모하는 것이 도움이 될 수 있습니다. 제 환자 중에 한 분은 친구와 많은 이야기를 하며 외식을 하는데, 그 분은 탄수화물을 제한하고 디저트를 피하고 친구들에게 도움을 요청하는 것이 필요했습니다. 이것들은 몇 가지 아이디어일 뿐입니다. 이러한 방법들에 대해 ○○님은 어떻게 생각하시나요? <환자가 의사가 제시한 방법이 무엇이 잘못되었는지 이야기 하는 동안에, 의사는 한 번에 하나씩 제시하는 함정$_{trap}$ 에 빠지기보다 다양한 선택 옵션을 제공하였다. 그것은 논쟁 하는 것보다 선택을 보다 용이하게 한다>

Adrian : 저는 감자칩과 같은 고탄수화물 정크 푸드를 사지 않는 것이 좋다는 것을 알고 있습니다. 그리고 저는 아침에 운동하는 것에 대해서는 생각해보지 못했었습니다. 제 업무가 충분히 유동적이라 아침에 운동을 해볼 수 있을 것 같습니다. 저는 보통 밤에 운동해 왔습니다. <변화대화>

의사   : ○○님이 외식하거나 쇼핑을 할 때 고탄수화물 음식 피하기 것과 아침에 운동하는 것, 이 두 가지가 가능하시군요. 이러한 것들을 할 수 있다고 생각하나요? <요약하기, 결단대화 요청하기>

Adrian : 노력 해보려고요. <능력에 대한 약간의 의심이 있는 활성화 대화>

의사   : 좋습니다! 그럼 3개월 후 다시 뵙겠습니다. 그 때 어떻게 되고 있는지 이야기해보죠.

의사는 약 5분간의 대화를 통해 다양한 변화대화를 이끌어 낼 수 있었고, 가능한 행동변화 계획을 수립할 수 있었다. Adrian이 시도할 수 있는 행동변화 계획이 생겼고, 의사는 다음번 진료 때 진행사항을 체크할 수 있다.

변화대화는 임상가를 기운이 나게 한다. 임상가는 "어려운" 환자와 함께 일하는 스트레스와 피로를 개선할 수 있다. 동기면담을 학습한 임상가는 자신의 대화 스타일이 변함에 따라 이전에 "어렵게"여겨졌던 환자들을 좀 더 편하게 바라본다는 이야기를 종종 한다.

핵심포인트
·················

- 당뇨병은 시간이 지남에 따라 의료적 치료와 자가관리를 조정해야 하는 진행성 질병이다.
- 모든 사후관리 방문은 환자가 당뇨병을 관리하기 위해 무엇을 하는지 이야기하고, 자가관리를 향상할 수 있는 방법을 논의 할 수 있는 중요한 기회다.
- 열린질문과 반영하기 기술을 활용하여 환자의 건강행동 변화 주제를 이끌어내고 탐색할 수 있다.
- 당뇨병 자가관리가 완벽하지 않은 것이 정상이다. 환자가 규칙위반 효과를 피할 수 있도록 도와야 한다. 일단 규칙이 깨지면, 환자는 행동변화에 실패하거나 계획을 실천하지 않는다.
- 마차에서 떨어졌을 때, 곧바로 다시 올라타라. 이것은 환자(식이요법, 운동요법 등) 뿐만 아니라 임상가(동기면담 실천)에게도 적용된다.

Chapter

물질사용

양가감정은 흡연, 과도한 음주, 불법마약을 하는 사람들에게 일반적이다. 그들은 대개 물질 남용과 관련된 피해나 위험에 대해 잘 알고 있지만, 계속 물질사용을 지속한다. "저는 그것을 원하고, 더 잘 압니다"의 딜레마는 당뇨병 환자에게도 친숙한 딜레마다.

동기면담은 원래 문제 음주자의 변화에 대한 양가감정을 해결하기 위해 개발이 되었다(Miller, 1983). 사람들을 물질사용을 줄이거나 끊을 수 있도록 도와주는데 있어 동기면담의 효과에 대한 광범위한 임상시험 근거가 있다. 동기면담은 알코올, 담배, 그리고 다른 약물사용 치료에 성공적으로 활용되어왔다(Grimshaw&Stanton, 2010; Smedslund et al., 2011; Tait&Hulse,2003; Vasilaki,Hosier,& Cox,2006). 하지만 이 모든 것이 당뇨병 관리와 어떤 관계가 있는가?

당뇨병과 물질사용

알코올 사용과 다른 약물사용은 당뇨병 관리에서 중요한 주제다. 왜냐하면 이러한 물질사용은 건강의 많은 차원에 영향을 미치기 때문이다. 음주, 흡연 및 불법 마약사용은 특별한 문제로 간주되어 전문가에게 의뢰된다. 하지만 물질사용은 일차 진료 문제로 점차적으로 인식되고 있고, 일반적인 건강관리에서도 종종 효과적으로 다루어질 수도 있다. 물질사용 장애는 당뇨병 관리를 방해할 수 있는 가장 인식하기 어렵고, 다루어지지 않는 요인 중에 하나다.

물질사용은 일반인구 집단에서 일반적이고, 당뇨병 환자도 마찬가지로 흔하다. 미국 성인 전체인구의 약 18%가 폭음(정의 : 술을 한 번 먹을 때 여성은 4잔 이상, 남성은 5잔 이상)을 하고 있고, 35세 이하에서는 30%가 폭음을 하고 있다(Kanny, Liu, Brewer, & Lu, 2013). 성인 4명 중 약 1명이 담배를 피운다(King, Dube, & Tynan, 2012). 12세 이상 청소년의 10명 중 약 1명은 불법마약을 사용하며, 청소년과 초기성인의 비율이 높다.

비록 적당한 알코올 사용은 제2형 당뇨병 발병 위험을 낮추지만(Howard et al., 2004; Koppes, Dekker, Hendriks, Bouter, & Heine, 2005), 당뇨병 환자 중에서 과도한 음주자(Holbrook, Barrett-Connor, & Wingard, 1990; Howard, Amsten, & Gourevitch, 2004)와 흡연자(Rimm, Chan, Stampfer, Colditz, & Willett, 1995)는 위험이 높아진다.

약물사용은 당뇨병 환자에게
특별한 위험을 초래한다.

당뇨병 관리에 있어 이러한 행동에 주의를 기울여야 하는 좋은 이유가 있다. 흡연, 과도한 음주, 그리고 불법마약 사용과 관련된 실제적인 건강 위험 이외에도 약물사용은 당뇨병 환자에게 특별한 위험을 초래한다. 예를 들어 알코올은 글리코겐$_{glycogen}$을 생산하고, 포도당$_{glucose}$으로 분해하여 간의 기능을 차단하여 저혈당의 위험을 증가시킨다. 중추신경계 억제제로써 알코올의 진정 효과를 고려할 때, 급격히 혈당이 떨어져서 잠들 수 있는 위험이 있다. 약물사용은 일반적으로 사람들이 저혈당 증상을 간과하고, 혈당 모니터링을 무시하고, 식사 하지 않거나 필요한 약을 복용하지 않는 원인이 될 수 있다. 자극제$_{Stimulants}$는 혈당을 자극할 수 있다. 단기기억의 손상, 식욕 증진(마리화나) 또는 식욕 억제(코카인, 각성제) 효과에 의해 자가관리가 악화될 수 있다.

흡연의 위험은 잘 열려져 있으며, 당뇨병 환자에게는 그 위험이 배가 된다. 흡연은 인슐린 흡수를 감소시키고 포도당 부하 검사$_{glucose\ tolerance\ test}$에 영향을 줄 수 있다. 혈관 수축$_{vasoconstriction}$은 눈과 신장의 손상 위험을 증가시키고, 신경병증과 성기능 장애를 악화시킬 수 있다. 당뇨병으로 인해 이미 높아진 심혈관계 위험 있는 흡연자는 고혈압, 심장병, 뇌졸중의 위험이 높아진다. 그리고 흡연은 사지절단의 위험을 크게 증가시킨다.

물질사용에 대해 환자에게 질문하기

일상적 실천에서 당뇨병 관리를 위해 오는 환자들은 자신의 물질사용에 대해 질문을 받는 것을 기대하지 않을 수도 있다. 일상적인 치료의 한 부분으로 물질사용에 대해 물어보는 것을 고려해야 한다. 그리고 곧 당신의 환자는 그것을 보게 될 것이다.

■ 민감한 주제 이야기하기

임상가는 환자의 물질사용에 대해 알아야 할 필요가 있다. 사람들이 자신의 건강관리를 돕는 데 알아야 할 일상적인 주제의 하나로 이야기하는 것이 좋다. 만약 임상가가 이러한 질문을 편안하게 느낀다면 환자는 보다 정직하게 대답하기가 쉬워진다. 당뇨병 자문을 하는 동안 다음과 같은 잠재적으로 민감한 질문으로 시작하는 것이 도움이 될 수 있다.

"당뇨병을 진단받았을 때 건강에 실제로 영향을 줄 수 있는 것에 대해 모든 환자에게 묻는 몇 가지 질문이 있습니다. 지금 이것에 대해 이야기하는 것이 괜찮을까요?"

위와 같이 간단한 대화를 시작하는 것은 질문을 일반화("나는 모든 환자에게 물어 봅니다")하고, 당뇨병 관리에 있어 그것의 중요성을 강조하고, 허락을 구하는 것이다. 다이어트, 운동, 스트레스, 우울증과 같은 위험 및 보호 요인에 대한 광범위한 선별의 일환으로 물질사용에 대한 질문을 하는 것이 유용할 수 있다.

■ 선별 질문

흡연과 관련하여 간단하게 "담배를 피우십니까?"라고 간단히 물어 보는 것이 건강관리에서 일상적이다. 예/아니오로 대답하게 하는 닫힌질문은 알코올과 다른 약물에 대한 질문을 할 때 덜 적합하며, 전체적인 진실에 도달할 가능성이 적다. "술을 마십니까?"라는 질문에 "예"라는 대답은 임상가에게 상대적으로 작은 정보를 제공한다. 때때로 와인 한잔은 혈중알코올농도_{blood alcohol concentration, BAC}를 유의하게 증가시키는 과음보다 덜 우려가 된다. 다음과 같은 선별 질문을 추천한다.

- 남성 환자 : "지난 1년간 하루에 4잔 이상 술을 마신 적이 몇 번 있었나요?"
- 여성 환자 : "지난 1년간 하루에 3잔 이상 술을 마신 적이 몇 번 있었나요?"

여성은 남성보다 작은 경향이 있기 때문에 절단점$_{cutoff point}$은 여성이 보다 낮다. 또한 남성이 알코올이 혈류에 도달하기 전에 위장에서 보다 빨리 대사 시킨다. 동일한 체질량에서도 남성이 같은 양의 알코올을 마시는 여성보다 혈 중알코올농도가 낮을 것이다(Miller & Muñoz, 2013).

환자들은 "한 잔"에 대해 매우 자유롭게 생각을 할 수 있다. 한 여성 환자 는 하루에 두 잔만 마셨다고 말했지만 그녀의 "잔"은 베르무트 얇은 층이 있는 진$_{gin}$을 가득 채운 236㎖(8온스) 텀블러였다. 환자 교육시에 그림 12.1에 표시 된 것과 같은 간단한 카드를 활용할 수 있다. 그림에서 표시된 모든 술에는 같 은 양의 알코올(에탄올)이 들어있다. 선별 과정에서 이와 같은 카드를 사용하 는 방법이 있다.

> 아래 각 술에 동일한 양의 알코올이 포함되어 있습니다.
>
> - 맥주 : 354㎖ (12온스), 알코올 5%
> - 와인 : 147㎖ (5온스), 알코올 12%
> - 양주 : 44㎖ (1.5온스), 알코올 40%

그림 12.1 "한 잔"의 기준

임상가 : 이제 저는 ○○님의 알코올 사용에 대해 물어보고 싶습니다. 지난 1년 동안 술을 마신 적이 있으신가요?
환자 : 네
임상가 : 네, 자 그럼 이제 "한 잔"의 기준에 대해 말씀드리겠습니다. 맥주 354 ㎖(12온스), 와인 147㎖(5온스), 양주 44㎖(1.5온스)에는 동일한 양 의 알코올을 포함하고 있습니다. 지난 1년 동안 하루에 3잔(여자 는 3잔 이상, 남자는 4잔 이상) 이상을 마신 적이 몇 번이나 있나요?

환자   : 자주는 마시지는 않아요. 아마 1달에 1번 정도요.

임상가: 아마 1년에 12번 정도겠네요.

환자   : 그 정도 또는 더 많을 것 같아요.

임상가: 알겠습니다. 감사합니다. 보통 술을 좀 드실 때는 몇 잔 정도 드시나요?

환자   : 글쎄요. 그렇게 많이 마시지는 않지만 아마 와인 2~3잔 정도 마실 거예요.

핵심은 환자가 마시는 양을 정확하게 줄이거나 진단을 내리는 것이 아니라 알코올과 당뇨병에 대한 대화를 해야 하는지 여부를 결정하는 것이다. 비음주자에게는 간단하게 다음과 같이 말할 수 있다. "좋습니다. 알코올 사용이 당뇨병 환자에게 까다로울 수 있습니다. 좋은 선택을 하셨네요."

불법 약물사용에 관해 질문을 할 때 효과적인 선별 질문은 다음과 같다 (Smith, Schmidt, Allensworth-Davies, & Saitz, 2010).

"지난 1년 동안 불법 약물 또는 비의료적인 이유로 처방약을 사용한 적이 몇 번 있었나요?"

만약 1회 이상의 사용한 경험이 있다고 환자가 대답을 한 경우 다음과 같은 간단한 질문을 할 수 있다. "그것에 대해 조금 더 말씀해주십시오." 그리고 닫힌질문보다 반영적 경청을 활용하는 것이 더 많은 것을 알게 해준다.

임상가: 자, ○○님에게 이것에 대해 물어보겠습니다. 지난 1년 동안 불법 약물 또는 비의료적인 이유로 처방약을 사용한 적이 몇 번 있었나요?

환자   : 제 기억으로는 몇 번이요

임상가: 그것에 대해 조금 더 말씀해주십시오.

환자   : 네. 저는 몇 번 코카인을 한 적이 있었습니다.

임상가 : 코카인이 ○○님이 사용한 한 가지군요. <반영하기>

환자 　: 물론 마리화나도 사용했었습니다.

임상가 : 그렇군요. 다른 건요?

환자 　: 저는 몇 번 치과 치료를 받았는데, 그녀가 저에게 진통제를 주었습니다. 이 진통제도 포함이 되나요?

임상가 : 그 경험에 대해 말씀해주세요.

환자 　: 저는 이를 뽑았는데 진통제가 발치 후에 통증을 진정시키는데 도움이 되었습니다. 약보관함에 진통제를 보관하고 있으며, 가끔 1~2알을 복용하고 있습니다.

임상가 : 환자분이 진통제를 복용했을 때 통증이 진정되어 좋으셨군요. <반영하기>

환자 　: 네. 때때로요.

솔직한 대화를 나누려면 임상가가 교정반사에 저항하며 환자에게 걱정이나 조언을 바로 이야기하지 않는 것이 중요하다. 추후 이러한 것을 이야기하는 시간이 있다. 반영적 경청은 판단이나 비판의 감정이 없이 환자가 임상가에게 편안하게 이야기할 수 있게 한다.

물질사용에 대해 환자와 이야기하기

선별질문의 목적은 물질사용에 관한 더 이상의 대화가 필요한지 여부를 결정하는 것이다. 당뇨병 관리의 맥락에서 임상가는 물질사용이 환자의 혈당 조절 및 자가관리에 어떤 영향을 미치는지에 관심이 있다. 대화를 할 때 명심해야 할 세 가지 구성요소가 있다.

1. 임상가의 걱정을 표현하라.
2. 관련 정보를 제공함으로써 임상가가 걱정하는 이유를 설명하라.

3. 환자가 자가관리의 이익을 위해 어떤 행동변화를 하는지 탐색하라.

환자에게 일방적으로 교육하지 말아야 한다. 임상가의 전문지식을 공유할 뿐만 아니라 듣기에도 적당한 양의 정보로 대화가 이루어져야 한다. 건강관리 맥락에서 이러한 종류의 단기 개입이 종종 물질사용의 중요한 변화를 이끄는 확실한 근거가 있다(e.g., Babor et al., 2007; Bernstein et al., 2005; Grim-shaw & Stanton, 2010; Smedslund et al., 2011).

■ 임상가의 걱정을 표현하라

임상가의 걱정을 표현할 때 이끌어내기-제공하기-이끌어내기 방법이 특히 유용하다.

해당 주제에 대해 환자가 이미 알고 있는 것을 물어보는 것은 좋은 시작이다. 환자에게 이미 알았던 것을 말하는 것은 도움이 되지 않지만 환자의 목소리는 변화대화의 한 형태다.

임상가 : 일반인과 당뇨병 환자에게서 흡연의 위험에 대해 ○○님이 알고 계신지 궁금합니다. <이끌어내기>

Robin : 음.. 저는 흡연이 심장에 좋지 않다고 알고 있습니다. <변화대화>

임상가 : 어떤 식으로요? <이끌어내기, 환자의 의견에 동의하는 것은 아니지만 변화대화를 좀 더 유발하기 위한 질문>

Robin : 혈압 또는 어떤 것을 높이고, 심장마비를 일으킬 확률이 높아지지 않을까요? <변화 대화>

임상가 : 네. 맞습니다. 혈액순환은 어떨까요? <제공하기, 이끌어내기>

Robin : 네. 제 생각엔 혈액순환이 차단한다고 생각합니다. <변화대화>

임상가 : 맞습니다. 예를 들면 흡연은 손과 발의 혈액 순환을 감소시킵니다. 당뇨병 환자에게 흡연이 특히 왜 위험한지 알고 계신가요? <제공하

기, 이끌어내기>

Robin : 설마! 그런가요? <정보제공에 대한 허락하기>

임상가 : 네. 그렇습니다. 고혈당은 ○○님의 피를 더 끈끈하고 두껍게 만들고, ○○님의 팔다리나 눈으로의 혈액공급을 방해합니다. <제공하기>

Robin : 눈도요? <정보제공에 대한 허락하기>

임상가 : 네. 정기적으로 안과 검진을 하는 것이 좋습니다. 그래서 저는 ○○님의 발을 보면서 혈액순환이나 감각을 항상 체크하는 겁니다. 이해하시겠어요? <제공하기, 이끌어내기>

Robin : 저도 그렇게 생각합니다. 당뇨병 환자들이 가끔 다리를 절단하는 것을 알고 있습니다. <변화대화>

임상가 : 다리 절단은 흡연의 위험 중 하나입니다. ○○님이 담배를 피우게 되면... (침묵) <제공하기, 이끌어내기>

Robin : 더 나빠지게 된다는 거네요. <변화대화>

임상가 : 네. 그렇습니다. 흡연하는 당뇨병 환자들은 절단 수술을 받거나 실명할 확률이 2배나 높습니다. <제공하기>

Robin : 알겠습니다.

임상가 : 그래서 제가 ○○님의 흡연을 걱정하는 한 가지 이유입니다. 이해가 되시나요?

Robin : 네

이끌어내기-제공하기-이끌어내기가 환자가 이미 알고 있는 것으로 시작하여 환자의 변화동기를 증진시키기 위해 정보를 조금씩 제공하는 소크라테스식 접근이다. 이러한 접근은 임상가로부터 행동변화에 대해 듣는 것보다 환자 스스로 결론에 도달하는데 도움이 된다. 이끌어내기-제공하기-이끌어내기 과정이 잘 이루어졌을 때, 환자는 실제로 스스로 변화를 이야기한다.

이끌어내기–제공하기–이끌어내기 과정이 잘 이루어졌을 때,
환자는 실제로 스스로 변화를 이야기한다.

환자의 건강과 복지에 대한 임상가의 구체적인 걱정을 표현하는 것은 좋다. 환자 스스로 문제에 대해 이해하지 못하고 있으면 일방적으로 교육하거나 명령하지 말아야 한다. ("당뇨병이 있을 때는 흡연하시면 안됩니다!") 자신이 무엇을 할지 선택하는 것은 언제나 환자며, 대화의 목표는 환자가 건강한 선택을 하도록 돕는 데 있다. 사람들은 비난이나 겁주는 전략보다 임상가의 걱정에 훨씬 잘 반응한다. 대화를 할 때 환자의 자율성을 존중하면서 임상가의 걱정을 표현하고, 정보제공에 대한 환자의 허락을 구해야 한다.

"저는 의사로서 ○○님에게 흡연에 대해 이야기 드리고 싶습니다. ○○님의 건강과 당뇨병에 흡연의 영향이 걱정이 됩니다. ○○님에게 가르치려고 하는 것이 아닙니다. 흡연에 대해 이야기하는 것이 괜찮으신지 궁금합니다."

"제가 당뇨병에 대해 아는 것을 토대로 ○○님의 음주가 약간 걱정이 됩니다. 무엇을 할지 결정하는 것은 ○○님에게 달려 있습니다. 알코올이 당뇨병에 어떤 영향을 미칠 수 있는지에 관해서 조금 이야기하고 싶습니다. 괜찮을까요?"

"마리화나를 피우는 많은 사람들은 그것이 매우 안전한 약물이라고 생각합니다. 마리화나가 당뇨병과 자가관리에 어떤 영향을 주는지에 대해 ○○님이 무엇을 알고 있는지 궁금합니다. 그것에 대해 이야기 해주실 수 있을까요?"

■ 임상가의 걱정에 대한 이유를 설명하라

때때로 환자가 이미 알고 있는 것을 묻는 것은 많은 정보를 이끌어내지 못한다. 물질사용과 당뇨병 자가관리 사이에 관련이 있음을 결코 알지 못했을 것이다. 관련된 정보를 제공하는 것은 중요하며, 이끌어내기-제공하기-이끌어내기 접근으로 잘 제공할 수 있다.

임상가: 그래서 ○○님은 알코올 섭취에 신중해야 되는 이유를 정말 모르시군요.

〈이런 종류의 반영을 할 때 임상가의 목소리 억양을 아래쪽으로 끌어내려 진술하는 것이 특히 중요하다. 문장 끝을 올리면 반영은 잠재적으로 비난하는 질문이 된다〉

Dale : 맞습니다. 저는 알코올 중독자가 아닙니다. 〈유지대화〉

임상가: 분명히 ○○님이 알코올 중독자가 아니라고 생각합니다. 당뇨병에 대한 알코올의 영향이 저는 걱정이 됩니다. 제가 ○○님에게 약간의 정보를 드려도 될까요? ○○님이 무엇을 할지는 ○○님에게 달려 있습니다. 〈허락 구하기, 자율성 존중하기〉

Dale : 물론입니다.

임상가: 당뇨병 환자가 술을 마실 때 발생할 수 있는 몇 가지 사항들이 있습니다. 하나는 혈당이 너무 낮아질 수 있다는 것입니다. 알코올은 간에서 정상적인 양의 당을 생산하지 못하게 합니다. 그래서 너무 많은 양의 인슐린을 분비되어 인슐린 쇼크가 발생하기 쉽습니다. 약간 혼란스러워 보이시네요. 어떻게 설명 드리는 것이 좋을까요? 〈제공하기, 이끌어내기〉

Dale : 저는 알코올이 혈당을 낮추는지는 몰랐습니다.

임상가: 네. 그럴 수 있습니다. 인슐린 용량을 더 예측할 수 없게 만듭니다.

그리고 만약 술을 마신다면 자주 혈당체크를 해야 합니다. 왜 혈당
체크를 자주 해야 하는지 아시나요? <제공하기, 이끌어내기>

Dale : 제 생각에는 이중부담$_{double whammy}$ 일 것 같습니다.

임상가 : 인슐린과 알코올, 맞습니다. 알코올은 ○○님의 의식을 약간 흐리
게 할 수 있습니다. 그것은 진정효과입니다. 술을 마실 때 그런 적
이 있었나요? <제공하기, 이끌어내기>

Dale : 물론입니다. 술을 몇 잔 마신 후에 의식이 약간 흐려집니다.

임상가 : 그래서 ○○님은 아마 혈당이 떨어지면서 잠이 들 가능성이 더 많
습니다. 그리고 그것은 ... (약간의 침묵) <이끌어내기>

Dale : 좋지 않은 거네요. <변화대화>

임상가 : 실제로요. 종종 일어나는 일들에 대해 한 가지 더 이야기해드릴까
요? <허락 구하기>

Dale : 네

임상가 : 이것이 ○○님에게 적용이 될지는 모르겠습니다. 종종 사람들이
술을 마실 때 긴장이 풀리고 자신이 해야 하는 것에 주의를 기울
이지 않습니다. <제공하기>

Dale : 저는 침착해져요.

임상가 : 그리고 그것은 ○○님이 먹는 음식, 음주량, 혈당체크, 인슐린 복용

량에 대해서도 덜 신경 쓰게 된다는 걸 말합니다. 다르게 말하면 부주의해질 수 있다는 겁니다. 이런 일이 일어난 적이 있나요? <제공하기, 이끌어내기>

Dale : 네. 가끔 있습니다.

임상가 : 삼중고$_{triple whammy}$네요. 알코올이 3가지를 합니다. 3가지에 대해 말씀해줄 수 있나요? <제공하기, 이끌어내기>

Dale : 잠이 오고, 혈당이 떨어지고, 해야 하는 일에 주의를 덜 기울이는 것입니다.

임상가 : 정확합니다.

Dale : 그래서 술을 전혀 마시면 안된다는 건가요?

임상가 : 흠. ○○님이 해야 될 것들에 대해 좀 더 얘기해보죠.

■ **환자의 행동변화를 탐색하라**

임상가는 자신의 걱정을 표현하고, 이유를 설명하고 거기서 멈추면 안 된다. 걱정의 이유가 두드러질 순간이 절호의 기회다. 만약 환자가 할 수 있는 것을 탐색하지 않고 불안을 키운다면 임상가는 역할을 제대로 수행하지 못한 것이다.

다음 단계는 환자가 건강행동 변화에 대해 이야기하는 것이다. 하지만 여기에서 환자가 무엇을 해야 하는지 이야기하는 전문가 역할$_{expert role}$을 임상가는 피해야 한다. 환자는 자신의 삶과 행동에 대한 전문가다. 그래서 행동변화

과정은 처방$_{\text{prescription}}$이 아니라 협의$_{\text{negotiation}}$가 되어야 한다. 만약 환자가 제안을 요청하면 임상가는 되도록 선택메뉴를 제안을 제공할 수 있다. 임상가는 환자에게 몇 가지 가능성을 공유하기 위해서 허락을 구할 수도 있다.

물질사용의 가장 일반적인 두 가지 유형은 흡연과 음주다. 물론 흡연에서 가장 건강한 선택은 완전히 끊는 것이다. 여기에서 임상가는 병원이나 지역사회에서 이용 가능한 금연보조제 또는 금연 프로그램에 대한 정보를 제공 할 수 있다. 왜 우리는 환자에게 한 번에 하나씩 옵션을 제공하는 대신 다양한 선택메뉴를 제공하는가? 이유는 다음과 같다.

환자　　: 사람들은 담배를 어떻게 끊나요?

임상가: 여러 가지 선택이 있습니다. 어떤 분들은 금단증상이 바로 올 수 있습니다.

환자　　: 저는 선생님에게 첫 번째 주에 미칠 것 같다는 이야기를 들었습니다. 금단 증상은 정말 싫습니다.

임상가: 네. 금단증상에 도움이 될 수 있는 니코틴 패치, 껌, 그리고 다른 약물들이 있습니다.

환자　　: 저는 어떤 약도 복용하길 원하지 않습니다. 너무 많은 부작용이 있고, 껌에 매달릴 수 있습니다.

임상가: 미국암학회$_{\text{American Cancer Society}}$에서는 담배를 끊을 수 있는 좋은 집단을 알려줄 수 있습니다.

환자　　: 저는 낯선 사람들과의 집단에서 말하고 싶지 않아요.

"이 방법은 어떤가요?"라는 접근 방식을 사용하면 환자는 각 방법의 잘못된 점을 임상가에게 이야기하는 동안 변화에 대해 논쟁하며 후퇴하게 된다. 더 나은 전략은 다양한 선택메뉴를 제시하고 환자에게 어떤 방법이 시작하기 좋은지 물어보는 것이다.

환자　: 사람들은 담배를 어떻게 끊습니까?

임상가: 저는 ○○님에게 다른 환자들이 성공적으로 금연한 몇 가지 방법에 대해 이야기 해드릴 수 있습니다. 관심 있으신가요?

환자　: 네

임상가: 제가 다양한 선택메뉴에 대해 설명할 것입니다. 들으시고 이 방법들 중에서 ○○님에게 가장 적절한 방법을 이야기해주십시오.

환자　: 알겠습니다.

임상가: 실제로 대부분의 사람들은 금단 증상을 경험합니다. 어떤 사람들은 끊기 전에나 절반정도 줄였을 때 나타나기도 하고, 다른 사람들은 금연을 시작했을 때 바로 나타나기도 합니다. 일부 사람들에게 도움이 된다고 생각하는 약물이 있습니다. 일부 약물은 니코틴을 줄이는데 도움이 되며, 다른 약물은 갈망$_{craving}$에 효과가 있습니다. 무료로 제공되는 집단을 통해 금연을 준비하고 전략을 배울 수 있습니다. 그리고 금연을 전문적으로 치료하는 개별 전문가도 있습니다. 또한 추천할만한 좋은 웹사이트나 책이 있습니다. 어떤 사람들은 친구들에게 금연하기 위해 도움을 받기도 합니다. 환자분이 얼마나 많은 도움을 원하느냐에 달려있다. 자신에 대해 알고 있는 것을 감안할 때 어느 방법이 ○○님에게 가장 좋은 방법이라고 생각하시나요? 아니면 ○○님이 다른 좋은 아이디어를 가지고 있을 수도 있습니다.

알코올과 관련하여 어떤 사람들은 완전히 단주하는 것이 가장 쉽다고 생각한다. 다른 사람들은 술을 적당하게 마시는 것이 핵심이다. 정말 적당한 음주는 당뇨병에 위험요인이 아니다. 과음주자 또는 알코올의존 환자는 술을 적당히 마시는 것이 더 힘들 수 있다(Miller & Muñoz, 2013). 그림 12.2에서는 술을 마시는 당뇨병 환자를 위한 실제적인 안전 지침을 포함하고 있다.

임상가 : 저는 때때로 ○○님이 술 마시는 양이 걱정이 됩니다. 이 점에 대해 ○○님은 어떻게 생각하시나요? <이끌어내기>

Dale : 저는 완전히 술을 끊는 것을 정말 원하지 않습니다.

임상가 : 몇 가지 선택메뉴가 있습니다. 해오던 대로 계속 술을 마시는 것과 약간 줄이는 것입니다. 어떻게 생각하세요? <제공하기, 이끌어내기>

Dale : 저는 술을 줄이는 것을 생각하고 있습니다. <활동적 변화대화>

당뇨병 환자가 술 마실 때 자신을 보호할 수 있는 안전 지침

- 빈속에 술을 마시지 않는다. 술을 먹기 전 무언가를 먹는다.
- 당뇨병과 음주의 위험성은 음주량과 관련이 있다. 여자는 하루에 한 잔, 남자는 하루에 2잔까지로 제한한다. [한잔 기준 : 맥주 354㎖(12온스), 와인 147㎖(5온스), 양주 44㎖(1.5온스)]
- 당분을 포함한 음료를 피한다.
- 자주 혈당체크를 하고, 특히 운동하거나 춤을 춘다면 더 자주 체크한다.
- 의료적 상황이 적힌 카드$_{medical\ ID}$, 팔찌 등을 항상 지니고 다닌다.
- 술을 천천히 마신다. 시간이 지남에 따라 무알코올, 무설탕 음료로 바꾼다.
- 내용물을 확인 할 수 있게 스스로 자신의 술을 섞고 따른다.
- 저혈당이 있을 때 잠을 자지 말고, 음주 후 잘 때는 혈당을 체크할 수 있도록
- 알람을 설정한다.
- 당신이 당뇨병 환자라는 것을 알고 있고, 저혈당을 치료하는 방법을 아는 누군가와 함께 술을 마신다.
- 절대 음주운전을 하지 않는다.

그림 12.2 미국당뇨병학회 지침에 근거한 당뇨병 환자의 알코올 사용 안전 지침

임상가 : 미국당뇨병학회$_{American\ Diabetes\ Association}$에서 음주자를 위해 시트로 만들었는데 한 번 보시죠. 이 내용 각각에 대해 ○○님이 어떻게 생각하는지 말씀해주십시오. <제공하기: 임상가는 그림 12.2 시트를 환자에게 제시함, 이끌어내기>

Dale : 저는 일반적으로 빈속에는 술을 먹지 않습니다. 대개 저녁을 먹으면서 아니면 저녁을 먹고 난 이후 와인을 마십니다.

임상가 : 네. 좋습니다. 또 다른 것은요?

Dale : 그리고 저는 단 음료를 좋아하지 않습니다. 저는 설탕이 저에게 좋지 않다는 것을 알고 있습니다.

임상가 : 맞습니다.

Dale : 하루에 한 잔씩 마시라고 하는데 전 그 이상 마십니다.

임상가 : ○○님에게 큰 부담이시군요. <반영하기>

Dale : 네. 저는 가끔은 와인 한 병을 다 마십니다.

임상가 : 지금 ○○님이 알고 있는 것을 고려할 때, 이것에 대해 어떻게 생각하시나요? <이끌어내기 (교정반사에 억제하며)>

Dale : 저는 술을 줄여야 한다고 생각합니다. 저는 술을 줄이기 위해 노력할 수 있습니다. <변화대화>

임상가 : 좋습니다! ○○님이 원하면 여기 도움이 될 만한 정보가 있습니다. <제공하기 (예, 미국국립음주연구원_{National Institute on Alcohol Abuse and Alcoholism}, 1996)>

Dale : 네. 보죠. 저는 음주운전을 하지 않습니다.

임상가 : 전혀요. <반영하기, 하지만 질문이 포함되어 있음>

Dale : 안합니다. 저는 집에서 와인을 마십니다.

임상가 : 좋습니다. 이 목록에 대한 다른 아이디어가 있나요? <이끌어내기>

환자에게 정보지를 넘기는 대신 임상가는 다른 선택메뉴를 고려하고 변화대화를 이끌어내는 데 시간을 사용한다. 이후 면담의 후반부에서 임상가는 다음과 같은 요약을 제공할 수 있다.

임상가 : 당뇨병 환자가 과음을 했을 때 혈당이 떨어지고, 자가관리에 주의를 기울이지 못하고, 잠이 드는 위험을 ○○님은 이해하고 있는 것으로 보입니다. 좋습니다. 제가 ○○님의 계획을 잘 이해했는지 들

어보세요. ○○님은 마시는 와인의 양을 1~2잔으로 줄이고 싶다고 했습니다. 그건 정말 좋은 생각인 것 같습니다. 천천히 와인을 한모금씩 마시고 잔을 내려놓는 아이디어를 좋아했습니다. 저는 ○○님에게 도움이 될 만한 내용의 안내책자를 드렸습니다. ○○님은 의료적 내용이 적힌 카드 또는 팔찌를 가지고 다닐 계획입니다. 그리고 술을 마실 때 혈당체크를 더 자주 하겠다고 말했습니다. 그리고 만약 와인 1~2잔 한도를 초과해서 마시면 밤 동안에 혈당을 체크하기 위해 알람을 설정하기로 하였습니다. 제가 말한 내용이 맞습니까? <환자의 변화대화를 수집하는 요약하기>

Dale : 네.

임상가 : 그럼 한 번 물어 보겠습니다. 0점에서 10점까지 척도 중에서 전혀 중요하지 않으면 0, 정말 중요하면 10이라고 할 때 ○○님이 이야기했던 것들을 수행하는 것이 얼마나 중요하다고 생각하나요?

Dale : 7점이나 8점이요.

임상가 : 정말 높은 점수군요. ○○님이 전에는 이 모든 것에 대해 많이 생각하지 않았지만 지금은 중요하다고 생각하는군요. 왜 그렇게 높은 점수를 주셨나요?

Dale : 전 알코올과 인슐린이 서로 상극인줄은 몰랐습니다.

임상가 : 조심하고 싶으시군요. <반영하기 - 바꾸어 말하기>

Dale : 네 <변화대화>

임상가 : 그래서 ○○님이 말한 것에 대해 중요하다고 생각하시는군요. 이것들을 할 수 있다는 자신감은 얼마인가요? 0점에서 10점 척도 중에서 어느 정도일까요?

Dale : 8점이요.

임상가 : 이번에도 8점이네요. ○○님 자신을 보호하기 위해 이러한 것들을 실천할 생각이시군요.

Dale : 네. 그러고 싶습니다. <변화대화, 아직 예비적 변화이지만>

임상가 : 이제 노력할 건가요? <활성화 대화를 요청하기, 결단대화 아닌>

Dale   : 네, 노력할 겁니다.

임상가 : 좋습니다. 3개월 후에 우리 다시 만나고, 어떻게 지냈는지 얘기할 수 있을 것 같네요. 이러한 변화들을 지켜가고 있는 중에 제가 도움이 될 만한 어떤 일이 있으면 사무실로 전화하거나 이메일 주십시오. 아시겠죠?

Dale   : 네. 고맙습니다.

이 사례에서 대화는 구체적인 변화계획을 수립하고, 활동적 변화대화를 유발하였다. 물론 모든 단기 행동변화 자문에서는 그렇게 오랫동안 면담을 진행하지 못하지만 이런 종류의 대화는 요청하지 않은 정보와 조언을 전달하는 것보다 훨씬 더 많은 변화를 일으킬 수 있다.

■ 사후관리

잘 정립된 습관을 바꾸기란 한 번 이상의 노력이 필요하다. Mark Twain은 "담배를 끊는 것이 세상에서 제일 쉽다. 왜냐하면 수천 번 해봤기 때문이다." 라고 농담을 한 적이 있다. 첫 번째 대화에서 변화가 충분하지 않다고 해서 낙담하지 않는다. 환자가 다음 방문을 할 때 환자 차트에 기록을 해두거나, 티클러 파일_{tickler file}을 사용해서 물질사용에 대해 다시 확인 할 수도 있다. 환자가 어떤 동기를 표현과 행동변화 계획에 대해 기록해두고 지난번 방문 이후에 일어난 일에 대해서도 물어본다.

만약 변화가 없었으면, 위의 단계를 다시 반복하면 된다. 환자 자신의 변화에 대한 지식과 동기를 탐색하고, 임상가의 걱정을 이야기하고, 다음 방문 전에 할 수 있는 것에 대해 물어보는 것이다.

때때로 환자들은 변화가 없을 때 부끄러움, 죄책감, 절망감을 표현할 것이다. 이러한 감정은 미래의 변화 노력을 장려하기 보다는 방해가 된다. 자신에 대해 나쁘게 느끼는 것은 일반적으로 변화에 도움이 되지 않는다. 임상가가 다르게 상황을 만들 수 있는 여지가 여기 있다.

Dale : 제가 끊겠다고 이야기 했지만 잘 되지 않았습니다. 선생님을 실망시켜 드려서 죄송합니다.

임상가 : 아. 저를 위해 변화를 하는 것이 아닙니다. 제가 걱정하는 것은 이것이 ○○님의 당뇨병과 건강에 어떻게 영향을 미치는지에 대한 것입니다. 왜 당뇨병 환자에게 있어 특히 흡연이 위험한지에 대한 대화를 기억하십니까?

Dale : 혈액순환과 눈에 대한 위험이었습니다.

임상가 : 맞습니다. 흡연은 ○○님의 혈관을 굳게 할 수 있고, 눈과 손, 발로 가는 중요한 부분의 혈류량을 감소시킵니다. 당뇨병도 혈액공급량을 감소시킵니다. 기억하시나요?

Dale : 네. 이중고$_{double whammy}$ 입니다. 저는 일주일간 담배를 끊었다가 다시 피우기 시작했습니다.

임상가 : 와우! 일주일간은 어떻게 담배를 끊을 수 있으셨나요? ○○님은 오랫동안 담배를 피워 오셨죠.

Dale : 선생님과 만나고 바로 끊었습니다. 정말 힘들었습니다.

임상가 : 하지만 일주일 동안 끊으셨네요. 정말 잘하셨습니다. 그래서 ○○님은 담배를 끊으시려고 노력하셨고, 혼자서 금연하려고 노력하셨군요.

Dale : 네. 저는 스스로 하는 것을 좋아합니다.

임상가 : 많은 사람들이 담배를 스스로 끊습니다. 지난번에 이야기한 것처럼 다른 사람들은 일부 지원을 받는 것이 도움이 된다고 생각합니다.

Dale : 저는 금연을 할 수 있다고 생각하지 않습니다.

임상가 : ○○님에게 너무 힘들어서 금연을 불가능한 것처럼 보시는군요.

　　　　　<확대반영>

Dale : 불가능한 건 아니지만, 저는 여러 차례 노력했는데 항상 잘되지 않았습니다.

임상가 : ○○님도 제가 만났던 많은 다른 사람처럼 금연에 실패하신 경험이 있으시군요. 흡연자들은 금연하기 전에 일반적으로 몇 차례 금연을 시도합니다. 다시 금연을 시도하실 생각이 있으신가요?

Dale : 아마도요.

임상가 : 지금 이 상황에서 어떤 것이 도움이 될까요? ○○님에게 달려 있습니다. 금연을 하는 다양한 옵션에 대해 이야기할 수 있을까요?

Dale : 네

■ 인정하기 과정

물질사용과 같은 중독성 행동하는 사람들은 종종 완벽주의에 빠지게 된다. 100% 성공 아니면 실패라고 생각한다. 이러한 이분법적 사고_{all-or-none thinking}는 변화의 과정에 실제로 나타날 수 있다.

" 난 망했어! 술을 멀리하려고 했는데 지금 한 잔 마셨잖아."

" 난 이제 끝났어. 다이어트를 망쳤어."

" 다시 재발했어. 나는 절대 담배를 끊을 수가 없어."

임상가는 환자가 변화의 방향으로 나아가는 모든 긍정적인 단계에 인정하기_{affirming}를 함으로써 부정적인 사고를 막을 수 있다. 물론 끊기로 결정하고 한 번에 끊는 사람들도 있다. 하지만 알코올 의존 회복에 있어서 일반적인 패턴은 음주의 삽화가 더 짧고 덜 심각하게 되고 더 긴 기간의 절제로써 금주를 하게 되는 것이다(Miller, 1996).

불법 약물사용

지금까지 우리는 당뇨병 관리를 어렵게 하는 가장 일반적인 약물인 알코올과 담배에 대해 이야기를 하였다. 이 장의 시작 부분에서 언급했듯이 다른 물질사용도 당뇨병 자가관리를 어렵게 하고, 혈당을 조절되지 못하게 한다. 국립약물남용연구소 National Institute on Drug Abuse (2010)는 건강관리 자문에서 약물사용에 대해 매번 물어야 한다고 권고하였다. 특히 당뇨병 관리에 있어서는 그렇게 할 만한 좋은 이유가 있다. 이 장의 초반에 제안한 단일 선별질문은 다른 약물사용을 무시하지 않도록 도와준다.

불법 약물사용에 관한 대화는 위에서 설명한 것과 다를 필요는 없다. 동기면담에 근거한 단기 건강관리 개입은 마리화나, 코카인, 헤로인을 포함한 약물사용을 줄이는 것으로 보고되고 있다(Bernstein et al., 2005, 2009; D'Amico, Miles, Stern, & Meredith, 2008). 물론 집중적인 치료로 의뢰하는 것도 덜 집중적인 개입으로 변화가 없을 때는 하나의 선택이 될 수 있다(Sobell & Sobell, 2000).

핵심 포인트

·················

- 알코올, 담배, 다른 약물사용은 심각할 정도로 혈당을 조절하지 못하게 하고, 당뇨병 관리를 어렵게 한다.
- 물질사용에 대한 선별은 당뇨병 관리에 있어 적절하다.
- 간단한 단일 질문으로도 알코올과 다른 약물사용을 선별 할 수 있다.
- 동기면담은 원래 중독행동을 다루기 위해 개발되었다. 그리고 변화에 대한 동기면담에 기반한 대화는 환자의 물질사용에 영향을 줄 수 있다.
- 이끌어내기-제공하기-이끌어내기는 환자에게 중요한 정보를 제공하는 유용한 방법이다.
- 물질사용과 당뇨병에 관한 대화에 있어 3가지 핵심 단계는 다음과 같다.
  1. 임상가의 걱정을 표현하라.
  2. 적절한 정보를 제공함으로써 임상가의 걱정에 대한 이유를 설명하라.
  3. 당뇨병 자가관리를 위해 환자가 할 수 있는 행동변화를 탐색하라.

심리적 스트레스와 우울증

이 장에서는 당뇨병 자가관리의 두 가지 일반적인 장애요인인 심리적 스트레스와 우울증을 다룰 것이다. 당뇨병과 이러한 정신건강문제 사이에는 상호 관계가 있다. 연구들에서도 만성적인 스트레스를 가진 사람들이 당뇨병 발병률이 더 높다고 한다. 그리고 당뇨병 자체가 스트레스를 발생시킬 수도 있다(Pouwer, Kupper, & Adriaanse, 2010). 이러한 상호 관계는 우울증도 마찬가지이다. 우울증이 있는 사람이 당뇨병 발병율이 더 높다(Golden et al., 2008). 그리고 당뇨병이 있는 사람이 당뇨병이 없는 사람에 비해 2배 정도가 우울증을 더 많이 경험한다(Anderson, Freedland, Clouse, & Lustman, 2001; Katon, 2009).

Peyrot과 Rubin은 심리적 스트레스와 우울증은 남성에 비해 여성에서 2배 정도 더 발생하고, 미혼인 사람은 기혼인 사람에 비해 우울증 비율이 더 높다는 것을 발견하였다. 우울증은 40대(40~49세)에 가장 많이 발생을 하지만 스트레스는 30대에 가장 많이 발생한다. 대학을 졸업한 사람들은 고등학교를 마치지 못한 사람들에 비해 우울증과 스트레스 위험이 절반 정도 낮았다(Peyrot & Rubin, 1997). 비만과 만성 당뇨 합병증(예, 망막병증, 말기신장질환, 족부 절단) 모두는 높은 우울증의 위험이 있다(Dragan & Akhtar-Danesh, 2007; Hedayati, Minhajuddin, Toto, Morris, & Rush, 2009).

이 장에서, 우리는 스트레스 또는 우울증을 선별에 동기면담을 활용하는 것과 정신건강전문가에게 의뢰하는 것에 대해 살펴볼 것이다. 심리적 스트레스와 우울증 모두는 당뇨병 관리에서 쉽게 간과되는 부분이다(Li et al., 2010). 의료진이 심리적 스트레스와 우울증 여부에 관심을 가지지 않는 것을 의미하지 않는다. 환자가 스트레스를 받거나 우울할 때 당뇨병 자가관리가 손상되고, 종종 심각한 합병증으로 이어진다는 사실과 더 많은 관련이 있다. 당뇨병교육자는 당뇨병에 초점을 맞춘다. 그리고 환자의 자가관리가 잘되지 않을 때 잘 조절되지 않은 당뇨병에 더 초점을 맞추기 때문에 정신건강 문제에 대한 주의를 덜 기울이게 된다. 조절되지 않는 당뇨병 환자의 스트레스와 우울증에 관심을 가지면 당뇨병 관련 건강 결과를 개선할 수 있다.

당뇨병의 심리적 스트레스

스트레스는 유쾌하지는 않지만 매우 일반적이다. 어려운 프로젝트를 끝내거나 시험을 준비하는 도전과 같은 개별 이벤트와 함께 스트레스가 동반될 수 있다. 일단 과업이 끝나면, 스트레스는 일반적으로 해결이 된다. 하지만 친구, 가족, 직장상사와의 어려움이 있을 때 자주 재발할 수 있다. 지속적으로 관리를 해야 하는 당뇨병과 같은 만성질환이 있는 경우에 스트레스의 원인이 된다. 일반적인 스트레스와는 달리 당뇨병 환자는 당뇨병이 없는 대부분의 사람들이 경험하지 않고, 어려운 당뇨병 자가관리로 인해 사라지지 않는 신체적, 정서적 스트레스를 경험한다(표 13.1 참조).

일반적인 스트레스와는 달리 당뇨병 환자는 당뇨병이 없는
대부분의 사람들이 경험하지 않고, 어려운 당뇨병 자가관리로 인해
사라지지 않는 신체적, 정서적 스트레스를 경험한다.

표 13.1 당뇨병 환자의 매일매일의 과업과 자가관리 제공하기

자가관리 과업	제2형 당뇨병	제1형 당뇨병
당뇨병 약물	• 1~4개의 경구 당뇨병 약물 • 인슐린 주사와 2~3개의 경구 당뇨병 약물 • 인슐린 주사 또는 인슐린 주사와 함께 메트포르민 약물 복용	• 인슐린 주사 또는 인슐린 펌프 치료
예방적 약물과 일반적인 약물 (혈압 조절을 위한)	• 스타틴 약물 (낮은 LDL 콜레스테롤 수준) • ACE 또는 ARB 약물 (고혈압 치료와 망막병증 또는 신장질환 예방/치료를 위한) • 아스피린 약물 (만약 심혈관계질환 위험이 5% 이하이면 사용하지 않음. 심혈관계질환 위험이 10% 이상이면 사용함. 모든 남성이 50세 이상이고, 여성은 60세 이상이면 사용을 권고함.	• 스타틴 약물은 심혈관계 위험이 증가하는 40세 이상 환자 또는 LDL 콜레스테롤이 100mg/dl 이상일 때 사용 • ACE 또는 ARB 약물 (고혈압, 당뇨병성 신장질환, 망박병증을 위한 약물치료) • 아스피린 약물 (만약 심혈관계질환 위험이 5% 이하이면 사용하지 않음. 심혈관계질환 위험이 10% 이상이면 사용함. 모든 남성이 50세 이상이고, 여성은 60세 이상이면 사용을 권고함.
당뇨병 진료	1년에 4회, 만약 문제 또는 합병증이 있으면 보다 자주	1년에 4회, 만약 문제 또는 합병증이 있으면 보다 자주
치아 관리	1년에 2회	1년에 2회
망막병증 선별검사	1년에 1회 또는 당뇨병 망막병증 치료를 위해 더 자주 방문	1년에 1회 또는 당뇨병 망막병증 치료를 위해 더 자주 방문
건강한 식습관 권고	매일, 약물과 함께; 만약 인슐린 집중치료 중이면 정확하게 탄수화물 양을 계산하고, 매 식사의 적절한 인슐린 용량을 제공하는 것이 필요	매일 정확한 탄수화물 양을 계산하고, 매 식사의 적절한 인슐린 용량을 제공하는 것이 필요 (제1형 당뇨병은 인슐린 집중치료가 요구된다)

자가관리 과업	제2형 당뇨병	제1형 당뇨병
혈당수준 자가 모니터링	• 경구 약물 복용시 일주일에 1~7회 • 인슐린 주사시 하루에 4회 이상	매일 4~10회
발 자가 점검	감각 상실이 있는 경우 매일 점검 (당뇨병성 감각 신경병증 또는 말초동맥질환이 있을 경우)	감각 상실이 있는 경우 매일 점검 (당뇨병성 감각 신경병증 또는 말초동맥질환이 있을 경우)
신체적 활동	미국당뇨병학회(ADA)에서는 중강도의 유산소 운동을 일주일에 150분을 하도록 권고	미국당뇨병학회(ADA)에서는 중강도의 유산소 운동을 일주일에 150분을 하도록 권고
급성 질병 또는 스트레스 관리를 위한 계획	필요	필요
실제적으로 증가하는 평생의 관리 비용	당뇨병 약물은 대부분 비싸다 (Weinstein, 2014)	비싼 인슐린에 추가로 제1형 당뇨병 환자는 인슐린 펌프, 연속 혈당측정기 사용으로 비용부담이 증가한다.
기타	인슐린을 사용으로 저혈당의 위험이 있을 때 친구와 주변 사람들에게 저혈당 증상과 치료에 대해 알리는 것이 도움이 된다.	인슐린을 사용으로 저혈당의 위험이 있을 때 친구와 주변 사람들에게 저혈당 증상과 치료에 대해 알리는 것이 도움이 된다.

당뇨병교육자는 처음 당뇨병 진단을 받았거나 합병증이 발병을 했을 경우 당뇨병과 관련된 명확하게 스트레스로 인식한다. 하지만 때때로 지속적인 스트레스는 덜 명확하다. 당뇨병 환자는 매일 당뇨병 문제에 대해서 생각을 해야만 한다. 여기에 당뇨병 환자들의 일반적인 매일매일의 생각이 있다.

"오늘 점심에 맞았던 인슐린 양을 원해요. 저녁 전에 혈당이 높을 때 매우 피곤해요. 하지만 직장에서 혈당이 낮으면 최악 이예요."
"그들이 이야기한대로 아침을 먹었어요. 하지만 그렇게 먹으면 저는 항상 배가 고파요"

"당뇨병 관리를 하기 위해서는 비용이 많이 들어요. 때때로 가족을 위해 서 남은 충분한 돈이 없어요. 어쨌든 이것은 변해야 해요."
"당뇨병이 조절되지 않아요. 그래서 저는 혈당검사를 하는 것을 그만두었 어요. 혈당은 항상 높거든요."
"다른 사람들이 먹는 것처럼 나도 먹고 살고 싶어요."
"내가 당뇨병이 있다는 것을 사람들에게 이야기하고 싶지 않아요."

이러한 배경 생각은 자주 존재하지만 사람들은 거의 임상가와의 당뇨병 진료/면담 동안에 그런 생각을 거의 이야기하지 않는다. 대신에 환자들은 스트레스를 피하거나 중요하지 않은 것처럼 무시한다. 다른 사람들은 조절되지 않는 환자의 당뇨병에 익숙해지게 되고 당뇨병 자가관리의 필요성을 가볍게 보거나 관대하게 볼 수 있다. 한 비만 환자가 "혈당이 수년간 200 이상 이었어요"라고 이야기하였다. 비록 스트레스는 처리하더라도 당뇨병이 심각한 합병증의 원인이 될 수 있고, 수명을 단축한다는 현실은 여전하다. 이 정보는 무거운 부담이 된다.

당뇨병을 가지고 살아가는 것은 도전이 된다. 혈당을 관리하기 위한 지속적인 노력을 하더라도 목표 수준에 도달하지 않을 수도 있다. 표 13.1의 당뇨병 자가관리 과업들을 계속 실천하는 것은 지친다. 당뇨병 관리의 스트레스와 원하거나 원하지 않는 결과가 섞인 스트레스는 사람들이 성실한 자가관리 노력을 제쳐두게 하고, 이것이 스트레스의 또 다른 원인이 되면서 매우 좌절하게 된다. 조절되지 않는 당뇨병 환자들은 종종 당뇨병이 조절이 되기를 진심으로 바란다고 이야기를 한다. 하지만 많은 삶 속의 어려움과 혼란이 그러한 결단을 약화시킨다.

당뇨병은 사람들이 스트레스를 받을 때 틀어질 수 있다. 혈당이 오르고, 자가관리가 되지 않을 수도 있다(Ogbera & Adeyemi-Doro, 2011). 글리코겐 호르몬(특히 코티졸과 카테콜아민)은 스트레스 반응, 혈당 상승과 당뇨 조절을 더 어렵게 만드는 역할을 한다.

심리적 스트레스를 경험하는 환자에게 반응할 때에는 당뇨병 문제를 다루는 것보다는 대처 방식과 사회적 지지에 주의를 기울이는 것이 도움이 된다. 당뇨병 환자가 스트레스를 경험할 때 당뇨병 치료팀의 정신보건전문가의 가치와 중요성이 부각된다. 물론 심리사회적 치료가 도움이 되지만 당뇨병 대사조절을 교정하지 못할 수 있다(Karlsen, Oftedal, & Bru, 2012).

환자가 스트레스를 경험하는지를 확인하는 것이 중요하다. 때때로 당뇨병 환자는 그들이 스트레스를 경험한다는 것을 부정한다. 환자 진료에 가족이 동반했을 때 명확하게 될 수 있다. 왜냐하면 스트레스에 관한 문제는 환자와 가족들이 경험하기 때문이다. 스트레스에 대해서 물어보지 않는다면 부적절한 자가관리의 또 다른 예로써 무시하고, 숨기게 될 수도 있다.

모든 당뇨병 환자에게 주기적으로 스트레스에 대해 물어보는 것은 환자에게 스트레스의 영향에 대한 관심과 흥미가 당뇨병교육자가 가지고 있다는 것을 알리는 것이다. 민감한 주제에 관한 대화는 다음과 같이 시작할 수 있다. "저는 모든 당뇨병 환자분들에게 스트레스에 대해 물어봅니다. 왜냐하면 스트레스는 삶에서도 당뇨병 자가관리에서도 종종 발생하기 때문입니다. 당뇨 또는 삶에서 어떤 스트레스를 경험하시나요?" 비록 당뇨가 스트레스의 원인이 아니더라도 다른 삶의 영역의 문제가 혈당조절과 전체적인 건강 인식에 영향을 미칠 수 있다.

다음은 인슐린 주사를 맞는 제2형 당뇨병 환자인 Rosa와의 면담 내용이다. 그녀는 6년 전에 당뇨병을 진단받았고 당화혈색소는 지난 3달 동안 증가되었다. 그녀는 결혼했으며, 11세~18세 나이의 자녀 3명 있다. 그녀는 당뇨병 환자를 진료하는 의사와 만나고 있다.

의 사: 오늘 뵙게 되어 반갑습니다. 어떻게 지내셨나요? <초점 맞추지 않은
     열린질문>

Rosa: 잘 지내고 있습니다. 약간 고혈당이 있습니다.

의 사 : 혈당을 조절하는 것이 어려우시군요. <복합반영>

Rosa : 네. 선생님이 당화혈색소가 더 높아진 것을 볼 수 있을 거예요.

의 사 : 당화혈색소가 지난번 7.4%에서 지금 8.8%로 올랐네요. 이것에 대해 어떻게 생각하시나요? <유발하기>

Rosa : 저는 인슐린 맞는 것을 몇 번 빼먹었습니다. 정말 바빴습니다.

의 사 : 정말 바빴고 그로 인해서 당뇨병 관리에 영향이 있었네요. 당뇨병 관리하는 것은 어려우셨군요. 제가 모든 환자분에게 스트레스에 대해 물어보는 것을 기억하시죠. (스트레스 선별을 계속하며) 저는 지금 ○○님의 스트레스가 궁금합니다.

Rosa : 지난번 선생님과 진료를 본 이후에 남편이 직장에서 급여 삭감을 당했습니다. 남편은 반일만 일하고 있고, 그것이 저에게 큰 부담입니다. 저는 가능할 때마다 병원에서 추가 근무를 하기 위해 노력하고 있습니다. 우리 가족은 어려움을 겪고 있습니다.

의 사 : ○○님이 스트레스를 느끼면 혈당이 올라가게 됩니다. 하지만 인슐린을 자주 맞지 않았습니다. <환자의 인슐린 주사에 초점을 옮기면서 논의함>

Rosa : 이 이야기는 선생님에게 하기 싫었습니다. 이 내용은 남편만 알고 있습니다. (20~30초 동안 침묵). 우리는 인슐린을 구입할 만큼 충분한 돈이 없습니다. 아이들은 점점 커가고 어렸을 때보다 지금 돈이 더 많이 들어갑니다. 남편이 일을 더 찾고 있고, 저도 초과근무를 하고 있습니다. 하지만 제가 사용하는 인슐린은 정말 비싸서, 제 보험에 적용이 되지 않습니다. 저는 아직 지속형 인슐린을 맞고 있지만 식사시간 용량을 줄이고, 때때로 점심시간 인슐린을 건너뛰기도 합니다.

의 사 : 정말 힘든 시기를 보내고 계셨군요. ○○님은 정말 열심히 일하고 있고, 가족을 진심으로 걱정하고 있군요. 어려운 상황이네요. 환자분이 얼마나 스트레스를 받는지 이해할 수 있습니다. <반영하기, 공감 표현하기>

Rosa : 우리는 항상 일하지만 수입은 충분하지 않습니다. 남편 수입이 줄고 난 이후 모두가 스트레스를 받고 있습니다. 저하고 남편과 다툼도 더 늘었습니다. 하지만 우리는 아직 서로 많이 생각하고 있습니다. 우리는 화해했습니다.

의사 : ○○님은 더 많은 수입을 위해 당신이 할 수 있는 모든 일을 다 하고 있군요. ○○님이 생각할 때 도움이 될 만한 다른 것은 어떤 것이 있을까요? <환자의 생각을 유발하기>

Rosa : 당뇨병 관리하기 위한 저렴한 인슐린이 있나요?

의사 : ○○님은 새로 나온 인슐린을 맞고 있습니다. 여기에 제네릭(복제) 인슐린인 속효성$_{short-acting}$ 레귤러 인슐린과 지속형$_{long acting}$ NPH 인슐린이 있습니다. 제네릭 인슐린으로 변경시 우리는 인슐린 용량을 변경해야 합니다. 가격은 절반 정도입니다.

Rosa : 정말 큰 차이네요. 왜 제가 비싼 인슐린을 맞고 있었나요?

의사 : ○○님이 맞고 있었던 새로 나온 인슐린은 더 빨리 작용하고, 효과가 오래 지속이 되도록 개발된 것입니다. 그래서 제네릭 인슐린으로 변경시 용량 변경이 필요합니다. NPH와 레귤러 인슐린은 오랫동안 사용되어왔었습니다. 우리도 이 인슐린으로 변경할 수 있습니다. 어떻게 생각하시나요? <유발하기>

Rosa : 돈이 절약되겠네요. 그 인슐린이 안전하다면 인슐린을 변경해보고 싶습니다.

의사 : 모든 인슐린은 저혈당의 위험이 있습니다. 일부사람들은 NPH, 레귤러 인슐린에서 보다 저혈당 증상이 일반적이라고 합니다. 하지만 인슐린 용량을 낮게 시작해서 늘려나가면 크게 문제가 되지 않을 거라 생각합니다. 그것이 인슐린을 맞지 않는 것보다는 더 나으니까요.

Rosa : 저렴한 인슐린으로 바꾸는 것이 저에게 도움이 되겠네요. 저는 인슐린을 맞지 않는 것에 대해 정말 걱정했습니다.

의사 : 이해합니다. 저는 ○○님의 스트레스와 인슐린 맞는 것이 걱정입니다. 스트레스는 심하시네요. 저는 또한 ○○님의 기분이 가라앉고,

우울해지는지 궁금합니다.

Rosa : 저는 매우 바쁩니다. 가족을 위해 노력하는 것에 크게 스트레스를
받고 슬프지는 않습니다. 저는 좀 더 일해야 한다고 생각합니다.

의 사 : ○○님의 스트레스를 줄이는 것에 대해 어떻게 생각하시나요?

<유발하기>

Rosa : 잘 모르겠습니다.

의 사 : ○○님에게 도움이 될 만한 이야기를 해드는 것이 도움이 될까요?

<조언 제공하기 전에 허락 구하기 [E-P-E]>

Rosa : 네

의 사 : ○○님은 상담사와 3번까지 무료로 상담을 할 수 있는 직장 근로자
지원프로그램을 이용해볼 수 있습니다. 이것에 대해 어떻게 생각하
시나요?

Rosa : 저는 지금 압박을 정말 많이 받고 있습니다. 하지만 그런 이야기를
하는 것이 부끄러울 것 같습니다.

의 사 : ○○님은 누군가와 이야기를 하고 싶군요. <단순반영> 저는 ○○님
에게 어떤 것을 하도록 강요할 생각은 없습니다. 제가 질문을 해도
괜찮을까요?

<허락 구하기, 환자의 자율성 존중하기>

Rosa : 괜찮아요.

의 사 : 상담사와 이야기를 했을 때 어떤 좋은 점이 있을까요?

Rosa : 지금은 걱정이 정말 많습니다. 누군가와 이야기를 하게 되면 저에게
도움이 될 것 같습니다. <예비적 변화대화> 하지만 저는 지금 일을
못하게 되는 것은 싫습니다. 왜냐하면 수입이 줄게 되니까요.

<변화대화 이후에 유지대화가 진술됨>

의 사 : 누군가와 이야기를 하는 것이 도움이 될 것으로 생각하시는군요.

<예비적 변화대화만 초점을 맞추어서 반영하기>

Rosa : 아마도요. 제가 대학에 다녔을 때 상담사를 만난 적이 있었습니다.
그때 저는 돈이 부족했습니다. 저는 일을 해가며 대학을 나왔습

니다.

의 사 : 스트레스가 완화되어서 기분이 좋아졌군요. <스트레스가 완화될
거라는 가정 하에 복합반영>

Rosa : 저에게 도움이 되었습니다. 저는 아마 지금도 상담 받는 것이 필요
하다고 생각합니다. <변화대화>

의 사 : 상담을 받기로 한 결정이 ○○님에게 어떤 도움이 될까요? <활동적
변화대화 유발하기>

Rosa : 주말에 휴가를 낼 수 있다면 상담에 갈 수 있을 것 같습니다.

의 사 : 휴가를 내는 것도 하나의 방법이네요. <단순반영>

Rosa : 네.

초점 맞추기와 유발하기

이 간단한 대화는 환자의 변화 동기를 유발시켰다. 환자의 혈당과 당화혈
색소에 초점을 맞추면서 환자와 함께 시작하였다. 의사는 혈당과 당화혈색소
높은 원인에 대해 환자의 생각을 유발함으로써 환자의 당화혈색소가 증가한
것에 대해 직접적인 직면 또는 판단을 하지 않았다. 간단한 스트레스 선별 이
후에 환자는 스트레스 상황을 자세하게 이야기하였다.

이후 대화에서 의사는 환자의 당뇨병 치료에 초점을 맞추었고, 환자의 스
트레스를 완화하는 거에 대해 물어보면서 환자가 '모르겠어요'라고 할 때까지
유발하기를 지속하였다. 환자가 '모르겠어요'라고 할 때에 반응으로 이끌어내
기-제공하기-이끌어내기(E-P-E) 활용은 환자의 당뇨병 치료에 저렴한 인슐린
사용에 대해 논의하는 기회를 제공하였다.

대화의 마지막 부분에서 환자의 당화혈색소와 심리적 스트레스가 증가
한 주요 원인에 초점을 맞추었다. 이 대화의 과정에서 간단한 우울증에 대한
질문을 하였으며, 우울증은 특별히 문제가 되지 않는 상황이었다. 지속적으
로 중요한 부분(환자의 예비적 변화대화)을 이야기하면서 유발하기를 하였다.

이 면담에서 열린질문으로 환자의 활동적 변화대화를 유발하면서 마무리할 수 있었다.

당뇨병 환자의 심리적 스트레스에 진정제를 사용하는 것은 이상적인 선택은 아니다. 이것을 지지하는 약간의 근거가 있다. 그리고 진정제 사용은 스트레스의 직접적인 원인을 다루지 못한다. 당뇨병 자가관리에 있어서 정신건강 문제는 당뇨병교육자와 환자를 도울 수 있는 정신건강전문가와 함께 할 때 더욱 포괄적으로 치료되어진다.

우울증 당뇨병의 어려움으로 과장되다

당뇨병과 우울증에 대한 문헌은 대단히 무겁고, 무섭다. 제1형 당뇨병과 제2형 당뇨병 환자에게서 우울증은 당뇨병이 없는 사람들에 비해 2배가 높다(Anderson et al., 2001). 이러한 기분장애로 인해 자가관리가 되지 않거나 당뇨병이 발병하거나, 당뇨합병증이 악화가 된다(Lin et al., 2004). 우울증은 쉽게 놓치게 된다. 왜냐하면 우울증으로 인해 주요한 당뇨병 문제가 발생되기 때문이다. 당뇨병 문제는 관심이 필요하다. 하지만 이러한 당뇨병 문제는 쉽게 우울증을 감출 수 있다. 연구에서는 당뇨병과 다른 만성질환 환자의 우울증은 자주 놓치거나 치료가 되지 않는다고 한다(Chaoyang, Ford, Guixiang, Bakkuz, & Mokdad, 2010; Hudson et al., 2013; Li et al., 2010).

임상 결과를 향상시키기 위해서는 우울증이 있는 환자를 확인하는 것이 필요하다. 우울증이 확인되면, 사후관리에서 그 환자가 적절한 치료를 받고 있는지 확인하는 것이 중요하다. 우울증 선별, 개입, 치료 연계 대화에서 동기면담을 활용하는 사례가 이 장에 포함되어 있다. 우울증 환자를 확인하는 방법을 이야기하기 전에, 우울증의 동반되는 문제가 무엇이고 누가 우울증이 있는지를 아는 것의 중요성을 알아야 한다.

첫 번째 심근경색 치료를 위해 병원에 입원했을 때, 오랜 기간 당뇨병이 있었다는 것을 알게 된 사람의 어려움을 생각해보자. 또는 당뇨병 합병증을 피하기 위해서 열심히 노력한 몇 년 후에 심근경색을 경험하는 사람의 어려움도 생각해보자. 당뇨병은 우울증을 발생시키는 문제의 원인이다. 당뇨병에서의 우울증 메타분석연구에서 당뇨병 환자의 우울증 비율이 31%이었다(Anderson et al., 2001). 당뇨병이 없는 사람들의 우울증 비율은 14%로 낮았다(Anderson et al., 2001). 이것은 당뇨병 환자 10명 중 3명이 우울증을 가지고 있을 수 있다는 것을 의미한다.

우울증의 결과는 당뇨병 환자에게 심각 할 수 있다. 제2형 당뇨병 환자 4,263명을 대상으로 5년간 추적 관찰 한 결과 주요우울장애$_{Major\ Depressive\ Disorder,\ MDD}$, 지속성 우울장애$_{Persistent\ Depressive\ Disorder,\ PDD}$ 합병증 발병률이 실명, 말기신부전, 절단, 심근경색, 뇌졸중과 같은 합병증보다 유의하게 높았다(Lin et al., 2010). 우울증으로 인해 당뇨병 약, 혈당체크, 연간 눈 검진, 정기적인 발 검진, 건강한 식이요법을 수행하지 않게 되었다(Lin et al., 2004).

━━━━

우울증을 경험하는 제2형 당뇨병 환자의 배우자는
환자보다 크거나 같은 수준의 스트레스와
우울 증상을 경험 한다.

우울증은 일과 가족 건강 역시 손상시킨다. 우울증을 경험하는 제2형 당뇨병 환자의 배우자는 환자보다 크거나 같은 수준의 스트레스와 우울 증상을 경험 한다(Fisher, Chesla, Skaff, Mullan, & Kanter, 2002). 우울증은 또한 병원 방문과 직장 결근을 증가시키는 정신신체 증상과 관련이 있다(Druss, Rosenheck, & Sledge, 2000; Katon, 2009).

아마도 주요우울장애와 지속성 우울장애의 가장 인상적이고 충격적인 측면은 사망률이다. Lin 등(2004)의 연구에서는 당뇨병 환자 4,184명을 약 5년 동안 관찰한 결과를 보고하였다. 우울증이 없는 사람 중 12.9%에 해당하는 428명이 사망을 하였으며, 주요우울장애가 있는 사람 중 17.8%에 해당하

정신건강 기관은 내 경력 대부분 일했었던 지방과 국경지역에 제한적으로 있거나 전혀 없었다. 필자는 평상시 행동건강behavioral health 분야를 관심이 있었다. 그래서 정신건강 주제, 특히 우울증, 다른 기분장애와 약물치료 교육훈련을 기회가 있을 때마다 받았다. 1990년대 후반과 2000년대 초반에 만성질환 관리 모델이 광범위하게 논의되는 동안, 필자는 지방에 협력적인 관리 모델collaborative care models을 연구하는 사람들과 공부하며 만났다. 그 조사결과로 우리의 당뇨병 관리 프로그램에 파트타임 간호사와 영양사가 포함되었다. 나중에 우리는 면허가 있는 전문 상담사를 일주일에 1일 고용했다. 이 당뇨병 교육 프로그램은 미국당뇨병학회American Diabetes Association에서 승인을 받았다. 이러한 당뇨병 교육 프로그램은 필자가 일하는 지방 병원과 클리닉에서 지원을 든든하게 해주었다. 흥미진진한 시간이었다. 당뇨병 관리는 그러한 결정에 크게 도움이 되었다. 필자는 당뇨병 교육 프로그램에 고용되었던 사람들이 수행한 일에 대해 큰 존경심을 가지고 있다. 그 중 일부 직원은 몇백킬로미터 이상을 운전해 병원으로 통근을 했다.

나중에 더 큰 지역으로 이사를 했을 때 일할 수 있는 사람들이 부족했다. 처음에는 필자에게 환자를 돕고 싶다고 이야기했던 정신건강전문가들에게 전화를 걸기 시작했다. 하지만 그들은 당뇨병에 대해서는 거의 알지 못했다. "나는 식이장애나 물질의존에 관해 거의 알지 못해요(내가 이야기한 사람의 전문분야에 따라)"라는 필자의 반응이 그들을 보호해주었다. 전화 통화로 인해 식당에서 식사를 자주하고 함께 협력하는 방법에 대해 자주 논의하게 되었다. 필자가 진료한 환자들에게 상담과 보살핌을 제공하면서 기꺼이 도와준 간호사, 영양사, 그리고 정신건강전문가에게 많이 배울 수 있어서 즐거운 경험이었다. 협력적인 관리는 기관중심 서비스가 아니라는 것을 알게 되었다. 전화 할 시간을 가지고, 동료를 만날 수 있으면 협력적인 관리를 할 수 있다.

Marc P. Steinberg

는 88명이 사망하였으며, 지속성 우울장애가 있는 사람 중 18.2%에 해당하는 65명이 사망을 하였다. 인구학적, 임상적 특성, 건강습관, 질병 통제 수준에 따라 조정된 주요우울장애와 지속성 우울장애 환자의 사망 위험비는 각각 1.52와 1.24였다. 대부분의 사망자는 당뇨병 합병증, 패혈증, 암, 만성폐쇄성폐질환과 관련이 있었다(Lin et al., 2009). 당뇨병만 있는 환자와 당뇨병과 우울증이 함께 있는 환자를 비교해보았을 때 당뇨병과 우울증이 있는 환자가 두 배 이상 흡연을 하는 것이 폐질환으로 인한 사망은 주요원인일 수 있다(Lin et al., 2004).

우울증과 사망률 위험에 관한 16개의 연구 메타분석에서 우울증이 당뇨병과 우울증이 있는 환자의 사망 위험비율이 1.5로 증가시킨다고 결론을 내렸다(van Dooren et al., 2013). 이를 근거로 당뇨병만 있는 환자의 사망 위험비율은 건강한 집단(위험비율 = 1.0)과 비교했을 때 1.4로 증가되었다. 당뇨병 사망 위험비율이 이미 높아진 것은 당뇨병과 우울증으로 사망위험이 두 배가 된다는 것을 의미한다(위험비율 : 주요우울장애 2.13, 지속성 우울장애 1.96).

우울증 환자 선별

당뇨병 환자에 대한 부정적인 결과 가운데 좋은 소식은 우울증은 발견이 되어 질 수 있고 적절하게 치료될 수 있다는 것이다. 환자와 함께 하는 사례관리자로 당뇨병교육자, 전문의, 정신건강전문가를 활용하는 협력적인 관리는 효과적인 치료라고 근거에서 설명하고 있다. 이러한 팀 접근은 여러 연구에서 효과가 입증이 되었다. 경로 연구$_{Pathways Study}$는 우울증과 당뇨병 치료를 일차의료 실천에서 비교하였다. 우울증과 두 개 이상의 당뇨병 합병증이 있는 두 집단과 두 개 이하의 당뇨병 합병증이 있는 환자 집단과 비교하였다. 일반적인 치료를 받은 집단에 비해 주요우울장애에 대해 협력적인 관리를 받은 두 개 이상의 당뇨병 합병증 환자 집단이 우울증 점수가 두 배 이상 향상이 되었다(Kinder et al., 2006).

8개 연구를 메타분석한 결과 주요우울장애 또는 지속성 우울장애에 대한 이러한 팀 기반 접근은 제2형 당뇨병 환자에게 이득을 제공함을 설명하였다. 일반적인 치료를 받은 통제집단과 비교해 보았을 때 협력적인 관리를 받은 개입집단은 우울 점수가 유의미하게 크게 개선되었으며, 응답비율은 1.53이었다. 항우울제 복용과 경구혈당강하제에 대한 반응 비율도 각각 1.79와 2.18로 높았다. 하지만 개입집단이나 통제집단 환자의 당화혈색소 수준에는 차이가 없었다(Huang, Wei, Wu, Chen, & Guo, 2013).

최근 연구에서 간호사 사례관리자는 일차의료에서 의료실천, 다학제간 집단 자문과 환자를 조정하였다. 간호사는 약물사용의 세가지 영역 - 당뇨병 약, 예방적 치료(혈압약), 그리고 우울증 촉진하도록 하였다. 간호사는 환자의 문제해결기술과 동기를 향상시키는 일을 수행하였다. 의사들과 함께 일하면서 간호사는 환자가 당뇨병과 우울증에 대한 약을 조정할 수 있도록 도왔다.

연구 결과는 인상적이었다. 협력적인 치료는 우울증에 대한 통제력을 향상시키는데 도움이 되었다. 또한 더 효과적인 당뇨병 자가관리를 제공하고자 하는 간호사의 의지가 증가하였다. 일반적인 치료를 받은 집단과 비교하여 실험집단은 항우울제를 6번 더 자주 조정하였다. 개입집단에서 인슐린 사용에 대해 세배 이상의 높은 조정율과 항고혈압제와 스타틴 약물에 대해 두 배 이상의 조정률이 있었다. 추가적으로 개입집단 환자는 혈당과 혈압을 더 자주 자가모니터링을 했다. Patient Health Questionnaire9(이하 PHQ-9) 척도를 이용한 정기적인 모니터링은 우울증 개선을 확인해주었다(Lin et al., 2012).

건강, 가정생활, 일 및 전반적인 삶의 질에 해로운 경험과 함께 당뇨병에서의 우울증의 높은 발병률은 정기적인 우울증 스크리닝이 타당함을 보여준다. 미국당뇨병학회(2014, pp 532-533) 당뇨병 관리 기준에서 정신건강 문제에 대해 스크리닝을 권고 한다. "우울증과 당뇨병관련 스트레스, 불안, 식이장애, 그리고 인지장애와 같은 심리사회적 문제에 대한 정기적인 스크리닝 등이다"

의료실천과 건강관리 연구에서 광범위하게 활용되는 PHQ-9은 주요우울장애를 효과적으로 스크리닝 하고(Kroenke, Spitzer, & Williams, 2001), 주요우울장애에 대해 88%의 민감도와 88% 특이도를 가진 선별 도구로 잘 활용 된다(Kroenke et al., 2001).

PHQ-9은 자기기입식 척도며, 주요우울장애의 주요 증상과 경미한 증상을 기반으로 문항이 구성되었다. 환자는 진료 중간에 또는 진료 대기기간에 척도 검사를 수행할 수 있으며 한 페이지로 구성되어 우울증의 심각도를 측정하기 유용하다. 이 척도는 연구에 활용이 되었으며, 환자의 치료에 대한 반응을 평가할 때도 활용될 수도 있다. 실천가가 척도 결과를 점수 매기는 것이 쉽고, 환자가 사무실을 떠나기 전에 척도 결과에 대한 이야기를 촉진할 수 있다. 적절한 우울증 치료는 중요하다. 환자가 우울증을 해결하는 방식으로 치료에 완전히 반응하지 않을 때, 만성 우울증은 장기적인 장애가 생길 수 있다.

당뇨병 환자 모두를 정기적으로 선별하는 스크리닝 프로그램은 가장 유용하다. 일 년에 한 번 스크리닝 하거나, 주요우울장애 증상이 있거나 당뇨병 조절이 악화되는 환자를 만날 때 일시적으로 PHQ-9을 검사를 수행하는 것은 유용한 방법이다.

"매년 우울증에 관해서 모든 환자에게 묻는 질문이 있습니다. 우울증은 당뇨병과 전반적인 건강에 영향을 미칠 수 있습니다. 우울증에 관해 지금 이야기하는 것이 괜찮을까요?"

우울증에 대한 이야기를 하기 전에 환자의 허락을 구하고, 공유하는 것은 중요하다. 이러한 과정은 환자에 대한 당신의 관심을 표현하고, 환자가 정신건강 상태로 힘들어 할 때 발생할 수 있는 스트레스와 망설임을 줄인다.

다음 대화는 당화혈색소 수치의 유의미한 증가에 대한 임상적 걱정이 있을 때 스크리닝 하는 예다. 대화에는 반영적 경청, 허락 구하기, 인정하기, 환자의 생각 이끌어 내기가 포함되어 있다.

> **당뇨병교육자** : 지난번 방문 이후 당화혈색소 수치가 7.2%에서 8.8%로 증가했네요. 그것에 대해 ○○님은 어떻게 생각하시나요? <유발하기>
>
> **환자** : 제가 지금 여러 가지 일이 많습니다. 제 아이 중의 한 명이 학교에서 문제가 있습니다. 선생님과 교장 선생님이 지난주에 저에게 이야기해주기 전까지 아들이 2개월 동안 행동문제

가 있었다는 것을 알지 못했습니다. 선생님들이 저에게 더 빨리 말해주었으면 좋겠어요.

당뇨병교육자 : ○○님은 어렵고 새로운 문제를 다루고 있군요. <단순반영>

환자 : 아들의 행동문제가 고칠 수 없는 문제처럼 느껴집니다. 남편은 전혀 걱정하지 않는 것 같습니다. 학교에서 저에게 연락하기 전에 우리는 이미 문제가 있었습니다.

당뇨병교육자 : 문제는 ○○님은 아들 뿐만 아니라 남편과도 문제가 있으셨군요. 그리고 이러한 문제가 부담이시군요. 기분이 어떠신가요? <복합반영 후 열린질문>

환자 : 무엇을 해야 할지 확신이 없어서 불안하고 초조합니다. 이러한 문제를 생각하면서 아침 일찍 일어났습니다. 때로는 하루 종일 제가 혼자라고 느껴집니다. 우리는 집에서 많은 다툼을 하고 있습니다.

당뇨병교육자 : 당뇨병 환자가 스트레스를 받거나 기분이 나빠지면 당화혈색소 수치가 종종 증가합니다. 저는 ○○님이 우울증에 대해 무엇을 알고 계신지 궁금합니다. <유발하기>

환자 : 우울증 증상에는 슬픈 감정이 있습니다. 우울증이 궁금합니다. 하지만 이전에 제가 우울증이 있지는 않았었습니다. 약물치료와 상담치료가 우울증에 도움이 된다는 것을 알고 있습니다.

당뇨병교육자 : 맞습니다. 그것이 우울증 치료 방법입니다. 그리고 ○○님은 자신의 상황에 대한 좋은 통찰력을 가지고 계시네요. <인정하기> 제가 일 년에 한 번씩 실시하는 우울증 선별을 기억하실 거예요. 예전에 해보신 것이 있으십니다. ○○님이 우울증 증상이 있으면 다시 확인하기 위해 검사를 하는 것을 권해드립니다. 설문지 작성을 하시겠습니까? <허락 구하기>

환자 : 네

비록 환자가 우울증 증상이 분명하지만 PHQ-9 척도를 활용하는 것은 여전히 유용하다. 치료전 우울증 심각도 점수는 치료의 적절성을 모니터링하기 위해 연속적으로 활용될 수 있다.

동기면담의 정신과 기술은 우울증 선별의 민감한 부분에서 도움이 된다. 많은 환자가 정신건강의학과 의사를 만나는 것에 대해 거리낌과 불안을 가지고 있다. 우울증은 불안과 스트레스를 더욱 높일 수 있다. 재발성 저혈당, 고혈당이 동반된 조절되지 않는 당뇨병은 특히 만성 당뇨병 합병증이 있는 환자의 우울증을 악화시킬 수 있다(Hedayati et al., 2009). 우울증이 심각해져서 오랫동안 당뇨병이 조절되지 않는 환자는 자가관리 노력을 포기할 수도 있다. 비록 언급하지 않을 수 있지만 환자는 효과적인 자가관리를 할 수 없다는 것에 대해 후회를 할 수도 있다. 명백한 문제에 대해 거리를 두거나 자가관리를 가볍게 여기는 것은 민감한 내용에 대한 이야기를 피하는 방법이다.

동기면담은 특히 어려운 상황에 처한 환자들과 작업하는데 특히 적합하다. 동정$_{compassion}$, 정확한 공감$_{accurate\ empathy}$, 그리고 유발하기$_{evoking}$는 민감한 주제를 이야기하는데 안전한 환경을 제공한다. 사람들은 이해받는다고 느낀다.

동기면담 유용한 다른 실용적인 측면이 있다. 어떤 환자는 정신건강 진단을 받는 것을 꺼려한다. 그래서 자신의 증상과 치료의 필요성을 최소화한다. 동기면담은 이렇게 느끼는 환자와 함께 작업을 하는 실행가능한 방법이다.

다음은 PHQ-9 설문지를 방금 작성한 환자 Dan과 PA$_{physician\ assistant}$의 대화이다. 정기적인 선별 검진은 아니었다. Dan은 스타틴과 항고혈압제 복용을 중단 했고, 당화혈색소 수치는 3개월 전 진료 이후 7.2%에서 8.1%로 증가했기 때문에 우울증 선별검사가 이루어졌다. 대화는 PA 진술로 시작한다. 그는 Dan에게 중등도 우울증의 가능성이 있음을 설명하였다. Dan은 검사결과에 대해 질문한다.

PA : 선별검사가 정확하다고 생각하지 않는군요. <Dan이 이전에 이야기한 내용에 대한 단순반영>

Dan : 맞습니다. 저는 이전에 정신건강 문제가 있었던 적이 없었습니다.

PA : 정신건강 장애의 가능성에 대해 걱정하시고 계시군요. ○○님이 정신건강 문제가 있다는 것을 생각하기 힘드시군요. 그 감정이 매우 강력해서 이러한 가능성이 불편하시군요. <복합반영> 제가 ○○님에게 이 상황을 더 잘 이해할 수 있도록 도와달라고 질문을 해도 괜찮을까요? <허락 구하기>

Dan : 괜찮습니다.

PA : 우울증에 대해 알고 있는 것을 말씀해주세요. <유발하기>

Dan : 우울증은 슬퍼지고, 기분이 가라앉아요. 평상시처럼 느끼지를 못 하구요. 선생님이 제게 질문을 했을 때 제가 슬프면, 저는 선생님에게 많은 것을 느끼지 못한다고 말할 거예요.

PA : 맞습니다. ○○님은 저에게 그렇게 말했을 겁니다. ○○님은 또한 매일 거의 모든 일에 흥미와 기쁨을 거의 느끼지 못한다고 이야기 할 거예요. 우울증이 있는 많은 사람들이 슬픈 감정을 느끼지 못합니다. 대신 자신의 삶의 기쁨을 느끼지 못합니다. 환자들은 종종 즐거움 주는 활동을 하지 않기도 합니다. 제가 방금 이야기한 것에 대해 어떻게 생각하시나요? <반영 후 유발하기>

Dan : 저는 아무 것도 하지 않거나 즐거움을 주는 활동을 하지 않는 것이 우울증의 큰 부분이라고 생각하지 않습니다. 저는 우울증이 슬픔과 같다고 생각합니다. 뭔가 저에게 변한 것이 있습니다. 저는 그것을 알고 있습니다. 하지만 저는 새로운 문제에 대한 또 다른 약을 복용하는 것을 원하지 않습니다. 저는 기존에 처방받은 모든 약을 먹는데 문제가 이미 있습니다.

PA : 뭔가 잘못된 게 있다고 생각하는군요. 그리고 ○○님은 우울증 치료를 위해 또 다른 약을 복용하기를 원하지 않지 않으시고요. <환자의 이야기를 동의하는데 반영을 활용하기> 우울증 치료에 대해 알고 있는 것이 알고 있는 것이 무엇인가요? <유발하기>

Dan : 뭐, 우울증 치료에 대해 알고 있는 것이 그렇게 많지는 않습니다. 그리고 제가 알고 있는 것이 확실하지 않습니다. 하지만 저는 사람들이 우울증 약을 복용하는 것을 알고 있습니다. 그리고 일부 사람들은 우울증에 대해 상담사와 이야기를 하는 것 같습니다. 이것은 저의 첫 번째 도전입니다. 우울증에 관해 많은 것을 알지 못 합니다.

PA : 우울증 치료에 대해 정확하게 알고 계시네요. 우울증 치료의 대부분은 치료자와 상담을 하거나 약을 복용하는 것입니다. 한 가지 확실한 것은 환자분이 현재 느끼는 감정이 좋지 않다는 것입니다. <복합반영>

Dan : 선생님이 이야기한 마지막 말이 맞습니다. 제가 많은 것을 하지는 않지만 걱정이 많습니다.

PA : 저는 ○○님이 우울증이라는 것을 확인하고 있다고 생각합니다. 어쩌면 우울증에 대해 무엇을 해야 할지 결정하는 것은 쉬울 겁니다. <반영에 추측을 추가>

Dan : 맞습니다. 그리고 저도 그렇게 말하고 있습니다. 왜냐하면 저는 하기 원하지 않는 것이 무엇인지는 알지만 하기 원하는 것이 무엇인지에 대해서는 확신이 없습니다.

PA : ○○님은 우울증이 있다고 확신하지 못하시는군요. 만약 제가 우울증에 대한 약간의 조언과 정보를 제공하는 것이 도움이 될까요? <허락 구하기>

Dan : 네 좋습니다.

PA : 우울증에 대해 환자분과 이야기를 하고 의견을 제시해줄 수 있는 심리상담사와 상담을 하는 것이 도움이 될지 궁금합니다. 우울증은 치료가 가능합니다. 우울증에 대한 두 번째 의견은 도움이 될지도 모르겠습니다. 심리상담사는 우울증 치료에 많은 경험을 가지고 있습니다. 제 이야기에 대해 어떻게 생각하세요?

Dan : 저는 문제를 가지고 있고, 정신적인 문제가 있다고 봅니다. 제가 찾은 것이 도움이 되지 않을 수 있습니다. 저는 지금 당장 해야만 하는 모든 일들을 완료하는데 이미 어려움이 있습니다.

PA : 일을 마치는데 어려움을 겪고 있다고 이전에 말씀해주셨습니다. 일을 마치지 못하는 이유가 ○○님이 우울하기 때문이라고 생각해서 힘드신 것 같네요.

Dan : 정확합니다.

PA : ○○님에게 중요한 어떤 것을 마치지 못하는지 궁금합니다. <열린질문>

Dan : 지금 해야만 하는 것들을 저에게 중요하게 보지 않습니다. 하지만 그러한 일들이 가족과 직장 상사에게 중요합니다. 지금 직장에서 제가 바쁜 시간입니다.

PA : 가족이 ○○님에게 중요하군요. 가족을 위해 ○○님은 일이 잘되기를 원하는군요. 그리고 직장에서도 요구되는 일이 있으신데 일을 잘하시기를 원하시고요. ○○님이 느끼는 방식이 중요한 일들을 마치는 것에 대해 ○○님을 걱정하게 만드는군요.

Dan : 음... 저는 지금 직장을 하루 빠지는 것이 싫습니다. 제가 실패한 것처럼 느껴지거든요. 당뇨병 때문에 이미 직장을 빠졌습니다.

PA : 직장과 직업을 잃어버리는 것을 원하지 않으시는군요. ○○님이 심리상담사를 만나는 것을 좋아하지 않는다는 것을 알고 있습니다. 저는 ○○님을 심리상담사와 만나도록 할 수는 없습니다. ○○님이 선택하시는 겁니다. ○○님은 심리상담사와 상담을 하면 어떤 이점과 단점이 있다고 생각하시나요?

Dan : 잘 모르겠습니다. 직장에서도 계속 문제가 있거나 당뇨병을 관리하지 못해 아플 것 같습니다.

PA : ○○님은 직업을 잃어버리거나 당뇨병 합병증이 발병하는 것을 원하지 않으시군요. 만약 그렇게 된다면 정말 ○○님이 귀찮아지시겠네요. ○○님이 무엇을 해야 한다고 생각하시나요?

Dan : 선생님은 제가 한 번 상담으로 어떤 것을 알 수 있다고 생각하시나요?

PA : 물론. 저는 ○○님에게 심리상담사를 소개해 줄 수 있습니다. 그리고 ○○님은 그 심리상담사에게 전화를 할 수 있습니다. 그것이 ○○님에게 어떻게 도움이 될까요?

Dan : 저는 직장에서의 문제가 악화되기 전에 누군가에게 전화해야 합니다.

PA : 이해했습니다. 이해가 됩니다. 때때로 사람들이 스트레스를 받거나 우울해질 때 스스로를 해치거나 자살에 대한 생각을 시작합니다. ○○님은 겪어 보셨나요?

Dan : 자살에 대해 한 두번 생각했었습니다.

PA : 어떻게 자살을 할지에 대해 생각하거나 계획을 했었나요?

Dan : 아니오! 제 가족은 저에게 매우 중요합니다. 저는 가족을 사랑합니다.

PA : ○○님이 심리상담사와 상담을 한 이후에 우리가 함께 하는 것이 좋을 것 같습니다. 만약 괜찮으시다면 저희 간호사가 ○○님이 심리상담사와 상담약속을 잡는 것을 도와드릴 거예요.

Dan : 좋습니다. 어떤 심리상담사와는 상담약속 잡기가 어렵습니다.

PA : 저희 간호사가 상담약속 잡는 문제는 도와드릴 수 있습니다.

Dan : 감사합니다.

우울증 관리의 주의사항

우울증 관련 하나의 중요한 영역은 자살 예방이다. 위의 면담에서처럼 자살 질문은 두 가지 영역에 초점을 맞추어야 한다. 첫째 "○○님은 자살을 할 생각이 있습니까?", 두 번째 "○○님은 자살 계획이 있습니까?" 만약 환자가 두 번째 질문에 자살계획이 있다고 보고한다면 자살위험을 평가를 위해 응급 정신건강 자문을 의뢰해야 한다. 만약 환자가 자살생각이 있고 자살사고가 지속된다면 구체적인 자살 계획이 없더라도 정신건강 자문이 제공이 되어야만 한다.

우울증이 있는 대부분의 사람은 자살계획을 가지고 있지 않다. 하지만 사후관리는 주요우울장애 또는 지속성 우울장애를 가진 환자와 대할 때 핵심적인 부분이다. 당뇨병만 치료를 하든지, 당뇨병과 우울증을 함께 치료하든지 환자는 안정이 될 때까지 초기에 추가적이고 정기적인 치료가 필요하다. 협력적인 치료는 도움이 된다. 사례관리와 동기면담 경험이 있는 간호사의 전화상 담은 당뇨병과 우울증에 자가관리를 촉진할 수 있다. 특히 간호사는 환자를 치료하는 방법을 쉽게 제시할 수 있다.

핵심 포인트

- 불안, 스트레스, 걱정과 같은 심리적 스트레스의 증상을 경험하는 것이 의심이 된다면 환자에게 일 년에 한 번 혹은 그 보다 자주 물어보아라. 증상은 당뇨병과 관련이 있거나 당뇨병과 관련이 없는 삶의 다른 부분 과 관련이 있을 수 있다. 어느 쪽이든, 그 효과는 누적이 된다.
- 진정제는 당뇨병 관련 스트레스에 좋은 선택이 아니다. 근본 원인을 확 인하고 정신건강전문가에게 의뢰를 고려해야 한다.
- 당뇨병 자가관리의 타협이 나타났을 때, 물질사용, 심리적 스트레스, 우 울증과 같은 당뇨병 관련 장애물을 생각해보아라. 만약 이러한 장애물 에 대한 치료가 되지 않으면, 당뇨병 기반 권고는 무시되기 쉽다.
- 우울증은 당뇨병 환자들 사이에서 빈번하게 발병한다. 우울증 증상은 우울증으로 인한 심각한 당뇨병 문제로 인해 확인되지 않고 쉽게 간과 될 수 있다.
- 동기면담은 우울증과 같은 민감한 주제를 탐색하는 토론에 적합하다.
- PHQ-9 척도는 우울증 선별하는 좋은 도구다. 우울증 척도는 치료의 효과성을 평가하는데 도움이 된다. 척도에 응답하지 않는 사람들은 정 신건강전문가에게 신속하게 의뢰해야 한다.
- 당뇨병에서 우울증 치료는 팀 활동이다. 협력적인 치료는 치료결과를 크게 향상시킬 수 있다.

14

Chapter

가족과 이야기하기

제2형 당뇨병 환자의 모든 당뇨병 관련 진료와 대부분의 방문에 가족구성원이 동반한다. 예를 들어 영양사가 임상영양치료_{medical nutrition therapy}를 위해 환자를 만날 때 잠재적인 긍정적인 영향이 존재한다. 만약 식품을 구입하고 요리를 하는 가족 구성원이 당뇨교육에 함께 하고 있으면 당뇨병 환자를 위해 보다 건강한 식단을 제공할 수 있을 것이다. 하지만 당뇨병 진료에 동반한 배우자 또는 파트너, 성인 가족 구성원, 그리고 손자와 친구 또는 이웃의 역할은 그들의 역할에 대해 궁금해 하는 임상가가 애매하게 느낄 수도 있다.

다음 대화는 1개월 전에 제2형 당뇨병을 진단받고 영양상담을 받기 위해 상담실에 방문한 56세 Cheryl의 사례다. 영양사는 영양상담에 함께 온 Cheryl의 남편 Frank를 이전에 만난 적이 없었다. Cheryl은 이전 방문 이후 체중이 감소하였으며, 체질량지수(BMI)는 31.7kg/㎡에서 31.2kg/㎡로 떨어졌다. 당화혈색소 수치도 첫 진단시 9.7%에서 금일 8.4%로 떨어졌다. Cheryl은 오랫동안 비만이었고, 비난에 민감하였다.

당뇨병교육자 : (Cheryl과 남편에게 따뜻하게 미소를 지으며) ○○님 오늘 만나서 반가워요. ○○님이 남편분이시군요. 오늘 부인과 함께 영양상담을 받기 위해 오셨다고 들었습니다.

<영양사와 남편이 악수를 한다>

환자 Cheryl : 남편은 저에게 잔소리를 멈추지 않습니다. 남편은 제가 무엇을 해야 하는지를 항상 이야기합니다. 그래서 저는 오늘 함께 영양상담을 받는 것이 좋겠다고 생각했습니다.

남편 Frank : 나는 당신이 상당히 걱정이 돼. 체중을 줄이는 것이 당뇨병에 도움이 될 거야.

환자 Cheryl : 나도 알아요. 지금 체중을 줄이고 있어요.

당뇨병교육자 : 남편분이 부인을 아끼고, 부인을 돕기를 원하시네요. 두 분 각각 어떻게 지내셨나요? <복합반영 후 유발하기>

환자 Cheryl : 남편은 제가 당뇨병을 성공적으로 관리하기를 원합니다. 하지만 제가 모든 것을 알아야하고, 제 스스로 할 수 있습니다. 당뇨병을 관리해야 하는 사람은 저예요.

남편 Frank : (미소 지으며) 저도 힘들어요. 아내는 본인이 거한 아침식사를 포기해야한다고 저에게 말했습니다. 하지만 아내는 아침에 많은 기름진 음식을 여전히 먹고 있습니다. 당신은 정말 관리하고 있지 않아. 맞지?

이 짧은 대화에서 부인과 남편의 논쟁을 확인 할 수 있다. 당뇨병 "경찰"과 같은 역할을 하는 가족구성원은 종종 논쟁을 자극하고 심지어 반감을 유도하는 역효과가 발생 할 수도 있다. 이러한 종류의 논쟁적인 행동은 제2형 당뇨병 환자를 포함한 아프리카계 미국인 가족에 대한 흥미로운 연구 결과와 관련이 있다. 4개의 포커스 그룹으로 구성된 이 연구는 제2형 당뇨병 있는 성인 자원봉사자와 제2형 당뇨병이 없는 성인 자원봉사자를 모집하였다. 각 자원봉사자는 제2형 당뇨병 환자와 함께 거주하고 있거나, 자원봉사자가 제2형 당뇨병 환자였다. 연구 설계에는 각 집단에 서로 관련된 가족구성원이 포함이 되지 않게 집단을 구성하였다. 연구자들은 포커스 그룹에서와 가족 의사소통의 다양한 유형(선의의 정보 또는 실제로 관계를 위태롭게 하는 조언 등)을 확인하였다. 연구자들은 당뇨병 관련 역기능적 대화를 조사하였다. 제2형 당뇨병 환자와 제2형 당뇨병이 없는 가족구성원 모두가 의사소통을 하는 것을 매우 어려워 한다는 것을 확인하였다. 대부분의 참가자들은 서로 이해하려고 시도하는 것을 포기하였고, 그 결과를 연구자들은 "당뇨병 침묵"으로 묘사하였다(Samuel-Hodge, Cene, Corsino, Thomas, & Svetkey, 2013).

의사소통과 대조되는 침묵은 불행하게도 임상가와 환자간의 지지적인 관계를 차단한다. 당뇨병 환자가 질병 자가관리의 부담 또는 성공적인 측면에 대한 중요한 이야기를 하지 못하게 된다. 비록 그 연구가 아프리카계 미국인 가족에 초점을 맞추었지만 다른 당뇨병 환자 집단에서도 유사한 이슈가 발생한다. 교정반사(1장 참조)는 건강관리실천가에게만 나타나는 것은 아니다. 사랑하는 사람, 친한 친구 또는 직장 동료에 대한 걱정에 직면한 많은 사람들은 그 사람이 잘되기를 원한다. 상대를 도우려고 하는 좋은 의도는 실제로 도움이 되지 않을 수도 있다. 위의 대화에서의 환자처럼, 사람들은 많은 경우 자신이 스스로 해결할 수 있는 문제에 대해 강요받는다. 사람들이 큰 어려움을 겪고 있을 때조차도 도움이 필요한 확실한 신호는 건강관리전문가가 허락을 구할 때 환자가 직접적으로 도움을 요청하거나 도움을 받을 의지를 표현하는 것이다.

제2형 당뇨병의 골치 아픈 영향은 당뇨병 환자 개인에게 영향을 미칠 뿐만 아니라 오히려 배우자에게 영향을 미친다. 주목할 만한 우울증 증상과 불안 증상 나타나기도 하며 때로는 환자의 우울, 불안보다 배우자의 우울, 불안이 더 심하기도 하다(Fisher et al., 2002).

제2형 당뇨병 관리를 위해 진료에 환자와 동행하는 사람은 대부분 배우자다. 비록 결혼관계가 좋은 점도 많지만 문제가 때때로 발생하기도 한다. 다음은 만성질환에 대한 부부중심 개입의 영향을 보는 2010년 메타분석 내용이며, 만성질환 환자의 건강과 배우자의 건강의 부정적인 측면을 조사하였다. 암, 만성통증, 관절염, HIV 감염, 제2형 당뇨병과 같은 다양한 만성질환에 대한 25개 연구가 메타분석에 선정이 되었다. 연구의 목표는 환자와 배우자 모두에게 유익한 개입을 확인하는 것이었다. 메타분석 결과 임상결과 향상에 환자중심의 개입과 부부중심 개입을 비교한 연구가 너무 적다는 결론을 내렸다. 하지만 연구자들은 질병관리 향상에 부부중심 접근이 환자에게 작은 긍정적인 영향을 가진다고 덧붙였다. 이러한 영향은 환자의 우울증 증상을 감소시키고, 부부간의 기능을 향상시키고, 통증을 완화시켰다. 부부중심 개입은 질병관련 불화, 배우자의 지지 부족, 부부관계의 질이 낮은 부부에게 더 효과적이라고 제안하였다(Martire, Schulz, Helgeson, Small, & Saghafi, 2010).

당뇨병 환자는 자주 다른 사람과 함께 진료를 받음에도 불구하고, 이러한 외래진료 현상에 대한 연구는 거의 이루어지지 않았다. 2011년에는 당뇨병이나 울혈성 심부전 환자의 일차 진료시에 가족이나 친구들(연구에서는 동반자라고 명명함)의 동행에 초점을 맞춘 흥미로운 연구가 있었다. 이 연구는 이러한 유형의 첫 번째 연구였으며, 연구자들은 439명의 당뇨병과 울혈성 심부전 환자와 88명의 일차의료 의사를 조사하였다. 환자의 나이는 25세에서 95세 범위였고, 51세에서 64세 사이의 환자는 41%였다. 응답자의 54%가 남자였고, 68%는 기혼이었다. 의사와 환자의 관계의 평균기간은 6.9년이었다.

*95%의 거의 모든 의사는 동반자가 있을 때 환자의 걱정을
보다 더 잘 이해할 수 있었다고 보고하였다.*

친구나 가족은 예약된 진료에 거의 절반(48%) 정도를 동행하였다. 44% 환자는 친구나 가족이 함께 진료에 동반했을 때 어려운 주제에 대해 이야기하는 것이 쉬웠다고 보고하였고, 77%의 환자가 의사의 조언을 더 잘 이해한다고 이야기하였다. 95%의 거의 모든 의사는 동반자가 있을 때 환자의 걱정을 보다 더 잘 이해할 수 있었다고 보고하였다. 의사는 71%의 동반자가 환자가 이야기한 정보와 다른 정보를 제공한다고 이야기하였다. 하지만 의사는 18%의 진료에서 동반자가 환자가 제공하기를 원하지 않는 정보를 제공하였다고 보고하

였다. 6~7%의 진료에서 환자와 동반자가 갈등이 있었다. 중요한 것은 동반자와 함께 정기적으로 진료를 받은 환자가 진료 만족도가 더 높았다는 것이다(Rosland, Piette, Choi, & Heisler, 2011).

가족 간의 의사소통

가족 간의 의사소통을 고려하는 것이 도움이 된다. 당뇨병 환자는 지지적이고 자비로운 가족 구성원으로부터 많은 도움을 받는다. 하지만 가족 구성원에게 상당히 큰 부담이 되는 경우 장기간 환자를 돕는 가족구성원이 어려움을 겪을 수도 있다. 매일매일 지속적인 당뇨병 관리는 당뇨병 환자와 도움을 주는 가족 모두가 쉽게 소진되는 원인이 될 수 있다.

첫 대화에서 간단한 교환은 말하기였다. Cheryl은 당뇨병 자가관리에 대한 그녀 자신의 접근을 이야기하길 원했다. 당뇨병을 새로 진단받은 환자는 자신을 위해 무엇을 할 것인지 배우기 위해 자가관리를 안전하게 실험할 시간이 필요하다. 하지만 남편은 환자의 고지방 아침식사와 비만으로 인해 당황했었다. 아침식사와 비만에 대한 남편의 제안은 환자를 자극하였다. 협력적인 지지보다 불화는 환자의 당뇨병 자가관리를 보다 어렵게 만들었다. 제2형 당뇨병 진단 첫 달에 자가관리를 잘했음에도 불구하고 환자는 완전히 만족하지 못했다. 그래서 환자는 남편과 진료를 보기로 결정하였다. 아마 환자는 임상가가 남편과의 논쟁을 끝내기 위해 심판관이 되어 주기를 바랄 수도 있다.

부부가 의사소통하는 방식은 부인에게 필요한 부분에 대한 남편의 걱정을 증가시켰다. 이것은 부부가 직면한 이전의 스트레스 상황을 다루면서 시간이 지남에 따라 발전된 패턴화된 의사소통 방식인가? 오랫동안 지속되어온 도움이 되지 않은 의사소통 패턴은 당뇨병 치료 환경보다 가족치료에서 더 잘 다루어지고 해결될 가능성이 더 크다. 만성질환의 어려움과 심각한 합병증의 가능성에 직면하는 것은 지지적인 분위기에서 더 수월하다. 부부가 진료실에서 어떻게 의사소통을 하는지 초점을 두고 부부의 마음을 탐색하는 것은 부부가 당뇨병 진단에 대해 이야기 할 준비가 되어 있는지 여부와 부부가 당뇨병 진단에 대한 이야기 하는 방식을 더 잘 이해할 수 있도록 도와줄 수 있다. 부부의 의사소통에 초점을 두고 마음을 탐색하는 것은 또한 스트레스가 많은 주제에 대한 대화에서 부부의 장기간 지속되는 패턴인지 혹은 부인의 최근 당뇨병 진단으로 인한 급성 스트레스로 인한 비전형적인 반응인지를 알 수 있는 중요한 단서를 제공한다. 임상영양사는 방문 목적이 다르기 때문에 부부의 의사소통 방식을 탐색하지는 않았다. Cheryl과 Frank의 대화를 생각해보면 임상가가 부부와 당뇨병 교육과 상담을 하는 것이 어려울 수도 있다는 것을 알 수 있을 것이다. 당뇨병 자가관리에 대한 자신의 책임을 이야기 하는 Cheryl에게 Frank가 건강에 좋지 않은 아침식사에 대한 비난은 일부 임상가는 부부 중 한쪽 편에 서게 하는 원인이 될 수도 있다.

환자 Cheryl : 여기에서 집에서 우리가 다투는 것처럼 이야기하고 싶지 않아요. 그걸 알겠어요 Frank?

남편 Frank : (조용히 내려다 본다)

당뇨병교육자 : 이전 방문 이후 체중 감량을 정말 잘하셨네요. 평균 혈당도 230에서 193 [mg/dl]로 떨어졌네요.

환자 Cheryl : 체중이 줄었다는 것을 압니다. 저는 탄산음료 같은 달콤한 것들을 완전히 끊었습니다.

당뇨병교육자 : 정말 힘드셨겠어요. 정말 큰일을 하셨네요. 오늘은 무엇에 대해 이야기하고 싶으신가요? <인정하기 후 열린질문>

환자 Cheryl : 비록 제가 탄산음료를 마시는 것을 멈출 수 있었지만 여전히 많이 먹는 것을 좋아합니다. 제가 달콤함 탄산음료를 끊는 대신 다이어트용 탄산음료를 마시기 시작했습니다.

당뇨병교육자 : ○○님이 하고 있는 것에 대해 긍정적인 감정과 부정적인 감정을 가지고 계시군요. 달콤한 탄산음료를 끊은 것에 대해서는 긍정적으로 느끼고 있고 식욕을 억제할 수가 없어서 걱정하고 계시네요. <추측하는 복합반영>

남편 Frank　: 그게 바로 집에서 당신이 말한 거야, Cheryl.

환자 Cheryl : 제가 음식을 먹을 때 기분이 좋아집니다. 제 대부분의 삶이 그랬어요. 제가 어렸을 때부터 과체중이었습니다. <최근 성공보다 음식에 대한 매력에 초점을 두고 있음>

당뇨병교육자 : ○○님이 식욕에 대해 많은 걱정을 하고 있으시네요. 오랫동안 이것에 대해 생각해오셨네요.

환자 Cheryl : 제가 당뇨병에 걸리기 훨씬 전에 수년간 그것에 대한 생각을 멈추지 않았습니다.

당뇨병교육자 : 이 문제를 해결하는 데 어떤 방법이 도움이 될까요? <문제에 대한 해결방법을 유발하기>

환자 Cheryl : 잘 모르겠습니다. 그것은 정말 저를 힘들게 합니다. Frank의 끊임없는 독촉 때문만은 아닙니다.

남편 Frank　: 나도 힘들어.

환자 Cheryl : 저도 알아요. 하지만 당신도 나만큼 과체중이잖아. 당신은 나에게 그런 말 할 자격이 없어.

남편 Frank　: 하지만 난 당뇨병은 없어.

당뇨병교육자 : ○○님은 식욕에 대해 걱정하고 있습니다. 정말 오랫동안 그것에 대해 걱정했었군요. <임상영양사의 이전 복합반영을 반복> 식욕을 참기 위해서 어떤 것을 하길 원하시는군요. <추측하는 반영의 반복>

환자 Cheryl : 모르겠습니다. 걱정돼요. 하지만 저는 실패하고 싶지 않습니다. 제가 이 문제에 대해서 뭔가를 하려고 하면 아마 실패할 거라고 생각합니다.

당뇨병교육자 : 제가 민감한 주제에 대해서 ○○님에게 물어봐도 괜찮을까요? 만약 ○○님이 대답하고 싶지 않으면 대답하지 않아도 됩니다. <허락구하기, 자율성 존중하기>

환자 Cheryl : 물어봐도 돼요. 하지만 선생님 말이 맞을지도 몰라요. 제가 선생님의 질문에 대답하고 싶지 않을 수도 있습니다.

당뇨병교육자 : 섭식장애$_{eating\ disorders}$에 대해 무엇을 알고 있나요?

환자 Cheryl : 선생님 질문에 많은 것들이 포함되어 있네요. 저는 스트레스를 받을 때 음식을 먹는다는 것을 알고 있습니다. 그렇게 음식을 먹는 건 이전으로 돌아가는 겁니다.

당뇨병교육자 : 맞습니다. 섭식장애는 스트레스를 받을 때 진정시키는 방법으로 음식을 먹을 수 있습니다. <Cheryl의 통찰을 인정하기>

환자 Cheryl : 저는 사실 섭식장애에 대해 많은 것을 알고 있습니다. 그리고 저는 섭식장애 치료를 하는 사람에게 다시 돌아가기 원하지 않는다고 선생님에게 지금 이야기 하려고 합니다.

남편 Frank : 섭식장애 치료가 도움이 된다면 나는 당신과 함께 치료받으러 기꺼이 갈거야.

환자 Cheryl : 나랑 같이 간다고? 농담이겠지! 당신도 치료가 필요해. 우리 둘 다 과체중이야. 당신은 당뇨병이 없지만 당신도 식사 조절을 할 수가 없잖아.

당뇨병교육자 : 섭식장애를 치료하는 사람 몇 명이 있습니다. 이전에 ○○님이 치료받았던 치료사 이외에 다른 치료사의 추천해드리는 것에 대해 어떻게 생각하세요? <열린질문>

환자 Cheryl : 저는 실패하고 싶지 않습니다.

당뇨병교육자 : ○○님에게 실패가 무엇을 의미하는지 이야기해 줄 수 있나요?

환자 Cheryl : 저는 몰래 음식을 먹었습니다. 저는 그렇게 하는 것이 정말 싫습니다.

당뇨병교육자 : ○○님이 이야기한 것에 대한 정보를 제공해도 될까요? <허락 구하기>

환자 Cheryl : 괜찮아요.

당뇨병교육자 : 사람들이 자신의 인생에서 어려운 부분을 변화를 시도할 때 조명 스위치처럼 변화되지는 않습니다. 사람들은 그들이 있던 곳과 변화되기를 원하는 곳을 왔다 갔다 합니다. 제가 이

야기한 것에 대해 ○○님은 어떻게 생각하세요? <정보 제공
하기 후 유발하기>

환자 Cheryl : 전에도 경험해봐서 알고 있습니다.

당뇨병교육자 : ○○님이 오늘 이야기하고 싶은 주제였습니다. ○○님의 식습
관에 대해 이야기하는 치료사를 만나는 것에 어떤 좋은 점
이 있을까요?

환자 Cheryl : 저는 도울 수 있는 치료사와 이야기하는 것은 남편과 함께 할
수 있습니다. (Frank를 손가락으로 가르키다.) <변화대화>

남편 Frank : 지금 농담 하지 마. 나는 당신을 도우려고 노력하고 있어.

환자 Cheryl : 내가 할 수 없는 일에 대해 거의 항상 당신은 나를 힘들게 해.

당뇨병교육자 : 지금 두 가지 문제가 있네요. <단순반영>

환자 Cheryl : 무슨 말씀이시죠?

당뇨병교육자 : ○○님을 아주 화나게 하는 남편의 비난을 걱정하고 있습니
다. 그리고 ○○님은 식습관에 대해 뭔가를 하는 것이 중요하
다고 생각하고 있습니다. <복합반영>

거의 2분 간의 불편한 침묵

환자 Cheryl : 선생님이 말씀하고 있는 두 가지 문제는 제가 대처하기가 쉽
지가 않습니다. 왜냐하면 제 인생 대부분을 이 문제로 힘들
어 했거든요. 이러한 문제로 다시 후퇴하고 있습니다.

당뇨병교육자 : 비록 과식으로 힘들었지만 과식하는 문제가 오늘 환자분이
방문할 때 중요하다고 말했습니다. 과식을 했을 때에 이점은
무엇인가요?

환자 Cheryl : 다시 시도를 하고 난 이후에 과식을 계속하면 실패를 견딜 수
없습니다. 저는 이전에 많이 시도해봤습니다. 당뇨병에 걸릴
수도 있다는 것을 알았을 때조차 성공하지 못했습니다. 이건
단지 음식에 관한 것이 아닙니다.

당뇨병교육자 : 이 문제가 ○○님에게 고통스러운 문제네요. <공감> 체중 감소와 당화혈색소 개선을 하신 것은 ○○님이 잘하고 싶다는 것을 보여줍니다. <인정하기> 저는 당뇨병 관리를 도울 수 있습니다. 하지만 저는 ○○님의 식이중독을 치료할 수 있는 자격이 없습니다. <이 상황에 윤리적으로 관련된 정보 제공하기>

환자 Cheryl : 저는 섭식장애 치료에 대해 생각해야 합니다. 저는 뭔가를 할 필요가 있어요. 그리고 섭식장애에 대해 어떻게 해야 할지 정말로 집중해야만 해요. <변화를 고려하는 결단>

당뇨병교육자 : 정말 좋은 생각입니다. <인정하기> 섭식장애 치료에 대해서 생각한 이후에 이야기하길 원하면 그렇게 하셔도 됩니다.

환자 Cheryl : 저를 대하는 선생님의 마음에 감사드립니다. 제가 어떤 것이 생각이 나면, 다른 사람과 약속을 잡기 전에 그것에 대해 선생님과 이야기 하고 싶습니다. 저는 섭식장애 치료에 대해 생각해보겠습니다. 오늘 이야기 해주셔서 감사합니다.

남편 Frank : 정말 감사합니다.

당뇨병교육자 : 오늘 우리는 체중 감소와 혈당 수치 향상에 대한 환자분의 성공에 대해 이야기를 했습니다. ○○님은 스트레스를 받을 때 더 먹게 되는 것에 대해 걱정하시고 계십니다. 스트레스를 받았을 때 ○○님의 과식 패턴에 대해 도움을 받기 위해 새로운 다른 치료자를 만나는 것을 진지하게 생각하고, ○○님이 받는 비난을 다루는 방법을 찾는 데 도움을 받길 원하고 있습니다. ○○님이 섭식장애 치료를 받기를 결정하면 치료받을 수 있도록 도울 수 있습니다. 제가 한 이야기가 맞습니까? <반영적 요약>

환자 Cheryl : 네, 맞습니다. 제가 당신을 다시 만나러 와도 될까요?

당뇨병교육자 : 네, 한 달 뒤에 괜찮으세요?

환자 Cheryl : 한 달 뒤에 뵙겠습니다.

양가감정, 불화와 침묵

Cheryl은 양가감정$_{ambivalence}$의 감옥에 갇혀있는 것처럼 보인다. 그녀는 음식 중독을 극복하고 그녀를 비난하는 남편을 대처할 수 없다는 두려움에 가득 차 있었다. 그러나 그녀는 변화에 대한 욕구$_{desire}$와 문제에 대해 어떤 것을 해야 한다는 필요$_{need}$에 대한 예비적 변화대화$_{preparatory\ change\ talk}$를 이야기했다. 면담에서 그녀는 심지어 그녀가 이 중요한 변화에 어떻게 해결할 수 있을지 생각하는 것에 대해 결단$_{commitment}$을 했었다. 양가감정은 인생에 정상적인 한 부분이다. 사람들은 자신의 삶 속에서 양가감정을 주기적으로 경험한다. 건강관리에서 양가감정의 해결은 변화를 하기 전에 필수적이다. 특히 변화가 Cheryl의 사례처럼 어려울 때 특히 그렇다. 사람들의 양가감정을 해결하도록 돕기 위한 동기면담의 가치가 다양한 현장에서 광범위하게 인정받고 있다. 그래서 양가 감정이 해결되어질 수 있다면, 동기면담에 유능한 실천가를 방문하고 난 이후에도 왜 일부 사람들은 오랜 기간 동안 양가감정에 머물러 있을까? 양가감정이 확고하고 치료로 해결되지 않을 때, 양가감정과 함께 발생하는 다른 장애를 생각할 때이다. 물질사용 장애(12장 참조)는 일반적이며, 음식 중독은 어떻게 음식에 대한 의존성이 당뇨병 자가관리를 방해할 수 있는지를 알 수 있는 좋은 예다. 당뇨병교육자는 Cheryl의 우울증을 선별할 수 있었지만 그렇게 할 수 있는 좋은 기회를 놓쳤다. 남편 Frank와 같은 사람과 사는 것은 결혼 관계의 질이 낮다는 것을 생각해 볼 수 있다. 새롭게 당뇨병 진단과 우울증이 함께 있는 경우 당뇨병 자가관리 부담이 증가할 수 있다. 특히 우울증이 있을 때 결혼 생활의 문제는 삶의 다른 영역에도 부정적인 영향을 줄 수 있다(Martire et al., 2010).

Cheryl의 사례와 같은 임상 현장에서 정신건강 상담은 잠재적으로 환자의 삶의 질의 크게 향상시킬 수 있다. 우울증, 섭식장애에 대한 평가와 치료 또는 배우자와의 가족치료가 필요했을까? 답은 "그렇다"이다. 이러한 상황은 정신건강 상담이 필요한 하나의 표시다. 3명 모두가 있는 상황에서 Cheryl의 몇 년전에 가까운 친구이자 동료인 Chris Fiore가 진행하는 동기면담 훈련에 참석했다. 나는 훈련 1년 후에 미줄라 지역으로 이사했고, 다른 동료인 Steve Zellmer와 동기면담과 임상현장에 동기면담을 적용했던 부분을 이야기하는 정기적인 모임을 가졌다. 나는 종종 동기면담 훈련 첫째 날 또는 둘째 날 끝날 무렵에 배운 것을 생각한다. Chris는 침묵에 대해 이야기 했다. 환자와 어떤 주제에 대해 이야기를 할 때 임상가가 진술을 한 이후에 갑자기 침묵이 발생을 한다(Cheryl의 방문에서 발생했었던 침묵과 유사하게). 환자는 그냥 앉아 있는 것처럼 보인다. 내가 동기면담을 훈련받기 전에는 나는 대화를 진전시킬 수 있는 이야기를 빨리 했을 것이다. 임상현장에서 침묵은 편안하지 않다. 다행히도 나는 Chris로부터 환자와 나에게 더 도움이 되었다고 생각하는 다른 접근을 배웠다. 나는 환자가 침묵을 할 때 침묵이 깨지기를 앉아서 기다린다. 사실 나는 그것을 임신 한 침묵$_{pregnant silence}$라고 불렀다. 초음파가 없었던 시대에 임신은 부부는 9달 동안 아이의 성별을 궁금해 했었다. 은유적으로 나는 같은 방식으로 궁금해 하며 기다린다. 환자는 우리 둘에게 탐색을 위해 어떤 생각을 이야기할 것인가? 침묵은 그것과 관련된 불편함을 가지고 있다. 그 불편함은 또한 창의적인 긴장감이 될 수 있다. 임상가가 침묵의 불편함을 잘 견디면 임상가는 환자가 생각하는 놀라운 것을 궁금해 하는 시간이 있고, 환자가 무언가를 말했을 때 다시 임상적 대화를 이어갈 수 있다.

Marc P. Steinberg

당뇨병 자가관리와 그녀의 건강은 함께 발생한 문제가 효과적으로 해결될 때까지 좋아지지 않을 것이다. Cheryl과 Frank 간의 불화$_{Discord}$는 동기면담에서 중요한 주제를 제기한다. 환자와의 논쟁 또는 불화는 피해야 한다.

———

불화가 발생하기 위해서는 적어도 두 사람이 필요하며,
불화를 피하는 책임은 임상가에게 있다.

불화가 발생하기 위해서는 적어도 두 사람이 필요하며, 불화를 피하는 책임은 임상가에게 있다. 당뇨병교육자는 Frank의 비난적 태도를 숙련되게 보고 넘어 갔으며, Cheryl의 방문 목적에 분명하게 유지를 하였다. 당뇨병교육자가 Frank의 비난 주목하지 않고, Cheryl의 반영적 요약을 했을 때 Cheryl은 남편과의 어려움을 단지 두 번만 언급하였다.

불화는 유지대화$_{sustain\ talk}$로 시작될 수도 있다(Miller & Rollnick, 2013, pp. 195200). 식이 중독에 대한 무능력에 대한 Cheryl의 불확실에 경청하는 것에 쉽게 지칠 수 있다. 당뇨병교육자는 Cheryl이 방문에 참여하도록 도우며 정신건강전문가의 도움을 받아야 하는 문제를 해결하려고 시도하지는 않았다. 대신 이끌어내기-제공하기-이끌어내기(E-P-E) 접근을 활용하여 정신건강 상담의 주제를 제기했고 대화의 끝에서 Cheryl이 고려해야 하는 것들을 이야기하였다. 다행히도 Cheryl은 식이중독을 치료하기 위한 정신건강 상담에 대해 스스로 고민하기로 선택을 했다. 정신건강 치료의 가치를 검토 하였고, 환자가 정신건강 상담을 고려하는 결단을 하였다.

이 면담에서 나타난 어려움은 비록 그 사람이 Frank처럼 논쟁을 좋아하지 않더라도 당뇨병 치료에서 종종 볼 수 있다. 섭식장애, 물질사용, 우울증 또는 스트레스의 결과는 종종 사람들이 치명적인 당뇨병 합병증이 진단될 때까지 장기간 지속된다. 동기면담은 희망적으로 환자가 당뇨병 초기에 당뇨병 합병증을 예방하거나 이후 개선시킬 수 있는 계획과 단계를 유발하는 방법을 제공한다. Cheryl은 첫 단계를 거쳐 그녀가 하기 매우 어려운 어떤 것, 이후 방문에서 추가적인 지원 요청할 수 있는 점, 그리고 그녀가 변화할 수 있는 것에 대해 생각하고 고려하였다.

핵심 포인트

....

- 가족구성원이 당뇨병 환자와 진료/면담에 동행을 할 때 그들의 의사소통의 효과성과 어려운 상황에서 서로를 어떻게 지원하는지를 볼 수 있는 기회다.
- 동기면담의 정신과 기술은 환자와의 불화를 피할 수 있게 임상가를 도울 수 있다.
- 동기면담은 사람들의 양가감정을 해결하도록 돕는다. 만약 양가감정이 해결되지 않으면 섭식장애, 우울증, 만성 심리적 스트레스 또는 물질사용 포함한 건강 증진에 장애가 되는 다른 동반되는 문제가 있을 수 있다.

15
Chapter

청소년과 당뇨병 자가관리

대부분의 당뇨병교육자는 제1형 당뇨병 청소년과 부모를 대상으로 교육을 하는 데 10대 청소년의 혈당을 잘 조절하도록 돕는 것을 어려워 한다. 미국소아과학회(2014)에서는 11세에서 21세까지 정의하고 있는 청소년기에는 위험 행동을 시도한다. 비록 일부 사람들은 청소년기의 위험행동 시도가 성인기에 더 나은 의사결정을 할 수 있다고 주장하지만 제1형 당뇨병은 그러한 위험 행동 시도가 위험할 수 있다. 제1형 당뇨병 청소년의 위험행동 시도는 그들의 부모가 바라는 자녀의 안전과 건강에 대한 바람과는 정확히 상반된다.

십대 청소년의 혈당조절은 건강에 매우 중요하다. 제1형 당뇨병의 합병증은 당뇨병 유병기간과 조절되지 않는 고혈당의 정도에 따라 발병하게 된다. 아동청소년의 당뇨병 합병증 발병 가능성은 더 크다. 왜냐하면 성인기에 당뇨병이 발병한 사람에 비해 제1형 당뇨병 아동청소년이 당뇨병 유병기간이 더 길기 때문이다.

청소년은 성인 환자와 다르다. 가장 중요하고 분명한 차이는 부모의 지원을 받고, 부모와 함께 산다는 것이다. 진료/당뇨교육에 부모와 청소년 환아가 함께 참여하는 것은 당뇨병 관리에 중요하다. 부모는 자녀에게 중요한 책임이 있고, 당뇨병 자가관리에 부모의 지지적인 참여는 자녀의 자기효능감을 향상시킨다(King, Berg, Butner, Butler, & Wiebe, 2014).

진료/당뇨교육에 제1형 당뇨병 청소년이 혼자서 왔던 혹은 부모와 함께 왔던지 간에 환자는 청소년만이 아니고 가족 전체다. 아동청소년 환자에게 제1형 당뇨병은 혼자서 관리할 수 있는 개별 활동이 아니라 가족구성원이 함께 하는 팀 활동이다.

청소년은 급격하게 성장하고, 인슐린 저항성이 생성 과정 때문에 인슐린 일일 용량을 늘리는 것이 필요하다. 청소년은 종종 인슐린 주사를 건너뛰어 오래 지속될 수 있는 고혈당이 발생하기도 한다. 당뇨병 합병증은 청소년기에 발병할 수도 있고 발병하기로 한다.

출생과 14세 사이에 모집된 제1형 당뇨병 아동 94명을 대상으로 한 추적 연구_{prospective study}에서 평균 12년 동안 경과관찰을 하였으며, 48%의 아동청소년에게서 비증식성 당뇨병망막병증이 발병하였다(Svensson, Eriksson, & Dahlquist, 2004). 이 연구는 특히 당뇨병 초기 5년간 당화혈색소 수치가 높을수록 당뇨 망막병증이 발병할 수 있음을 확인하였다. 모든 아동청소년은 성인이 되어서도 건강해야 한다. 하지만 당뇨병이 조절되지 않는 기간이 길수록 제1형 당뇨병 아동청소년의 건강한 삶이 줄어들 수 있다.

제1형 당뇨병 환아 부모는 건강한 자녀의 부모보다 더 많고 복잡한 책임과 과업을 맡고 수행해야 한다. 제1형 당뇨병 자가관리는 밤낮으로 주의를 기울여야 한다. 당뇨병 자가관리는 하루 종일 신경 써야하는 많은 일들이 있어 부모는 정서적으로 소진되어 스트레스를 종종 경험한다. 어머니는 청소년의 당뇨병 자가관리에 가장 많이 관여 한다(Malerbi, Negrato, & Gomes, 2012). 부모의 스트레스 원인은 저혈당, 고혈당, 당뇨병 만성합병증 위험에 대한 걱정과 관련이 있다(Whittemore, Jaser, Chao, Jang, & Grey, 2012).

부모가 해야 하는 제1형 당뇨병 자가관리 과업은 엄청나다. 자녀의 나이에 따라 다음과 같은 매일 당뇨병 관련 과업을 수행, 감독 혹은 확인을 해야 한다.

- 매일 최소 4회 이상의 자가 혈당측정
- 저혈당(어린 아동은 저혈당을 인식하고 치료할 수 없음) 혹은 고혈당 대비
- 매일 다회 인슐린 주사 또는 인슐린 펌프 작동 관리
- 식이요법 : 각 식사 또는 간식의 양 조정
- 식품 표시$_{food\ label}$, 개인적 기록, 기억에 의한 탄수화물 그램을 신중하게 계산하기
- 섭취한 음식 양에 따라 정확한 인슐린 양 주입하기
- 학교와의 협력 : 자녀에게 학교에서의 대처 방법을 교육하고, 선생님과 친구들에게 적절하게 도움을 청해 적절한 지지를 받을 수 있도록 학교 기반치료를 요청하기

혈당조절이 잘되는 아동청소년의 부모는 일반적으로 어머니가 교육수준이 높고 (Haugstvedt, Wentzel-Larsen, Rokne, & Graue, 2011), 아버지가 독재적인$_{authoritarian}$ 양육 스타일이 아닌 권위적인$_{authoritative}$ 양육 스타일[3]이었고(Shorer et al., 2011), 사회경제적 수준이 더 높고(Rosilio et al., 1998), 기혼이었다(Urbach et al., 2005). 대규모 다국적 연구에서 혈당조절이 잘되지 않는 청소년에 비해 혈당조절이 잘되는 청소년들이 자신의 삶의 질을 더 좋게 평가하는 것을 확인하였다(Hoey et al., 2001).

이 좋은 소식은 다른 연구 결과에 의해 조정이 되어 진다는 것이다. 미국의 제1형 당뇨병 클리닉 네트워크$_{T1D\ Exchange\ Clinic\ Network}$(https://t1dexchange.org)에서는 13~20세 사이의 제1형 당뇨병 1년 유병률이 7,203명 이상이라고 보고하였다. 79%에 해당하는 대부분의 청소년들이 당뇨병이 조절되지 않았으며, 당화혈색소가 7.5%이상 이었다(Wood et al., 2013). 행동변화에 대한 구체적인

---

3) 역자주 : 권위적인 양육 스타일은 부모들이 자녀들에 많은 합리적인 요구를 하는 통제적이지만 유연한 방법으로 자녀들은 주의 깊게 부모들이 세운 제한을 따라야 하는 것이 가장 중요한 조건이며 훈육을 적절히 이용하는 정서적으로 가장 건강한 양육법이다.

목표를 확인하는 것은 동기면담 활용에 필수적인 부분이다. 혈당검사를 줄이거나 중단함으로써 고혈당이 발생하는 청소년에게 주기적인 혈당검사와 같은 표적행동을 확인하는 것은 쉽다(Miller et al., 2013).

혈당검사는 단지 자신의 현재의 혈당수준에 대한 호기심을 충족시키는 도구가 아니다. 주기적인 혈당검사는 자가관리 행동 결정을 촉진하며, 그 결정은 당뇨병 임상결과 개선을 가져올 수 있다. 예를 들어, 혈당검사 결과는 고혈당 수준 교정하기 위한 인슐린 양 계산, 식사 또는 간식의 탄수화물에 따른 필요한 인슐린 양 계산, 현재 저혈당이 있는지 없는지를 확인하는 데 활용되어진다. 비록 당뇨병이 관리되지 않는 많은 청소년은 더 나은 당화혈색소를 원한다고 말하지만 주기적인 자가혈당검사를 건너뛰면서 목표혈당 수준과 멀어진다.

제1형 당뇨병 아동청소년에게서 정신건강 문제는 자주 발생한다. 1973년부터 2009년까지 건강한 형제자매 중 제1형 당뇨병이 있는 17,122명의 환아와 그들의 건강한 형제 18,847명이 등록된 스웨덴의 최근 연구에서 18세가 될 때까지 추적관찰을 하였다. 당뇨병 초기 6개월 동안의 정신과적 문제 위험이 당뇨병이 없는 아동에 비해 당뇨병 아동이 3배가 높았다. 자살시도는 당뇨병이 없는 또래와 비교할 때 1.7배 증가하였다. 6개월 이후 정신과적 문제가 당뇨병이 없는 아동에 비해 당뇨병 아동이 2배가 높았다. 당뇨병이 없는 건강한 형제는 정신과 진단 비율이 증가하지 않았다. 이 연구는 당뇨병 아동의 정신건강 문제의 원인이 당뇨병 진단의 결과이지 유전적인 원인과는 관련이 없다고 결론지었다(Butwicka, Frisen, Almqvist, Zethelius, & Lichtenstein, 2015).

당뇨병 환아와 가족을 대상으로 진료 및 교육을 할 때 정신건강 돌봄의 잠재적 필요를 인식해야 한다. 정신건강 문제 위험 증가는 당뇨병 합병증 위험을 높일 수 있다. 정신건강 돌봄은 당뇨병교육자를 여러번 방문한 이후에도 혈당조질이 잘되지 않는 청소년과 가족들에게는 필수적이다. 정신건강 문제를 가진 청소년과 특히 최근에 당뇨병을 진단받은 청소년에게도 동일하게 정신건강 돌봄이 권고된다(Butwicka et al., 2015). 아래 면접 대화에서처럼 동기면담은 정신건강전문가에게 의뢰하는 것에 대한 필요성에 초점을 맞추는 대화에 적합하다.

　다음은 제1형 당뇨병을 진단 받은지 5년이 되는 15세 Jim과 당뇨병교육자의 면접 대화다. Jim은 엄마 Ann과 두 명의 여동생과 함께 살고 있고, 한부모 가족이다. Jim이 고등학교 입학하기 6개월 전 원래 살던 지역에서 약 800km 떨어진 마을로 이사를 하였다. Jim은 학교에서 친구가 거의 없었고, 왕따를 당하고 있었다. 담당 의사와의 최근 진료에서 위 내용이 논의되었다. Jim과 엄마는 지역의 정신건강기관의 사례관리자를 만나고 고위험 가족으로 서비스를 받을 수 있었다. 의사는 Jim에게 우울증이 있다고 엄마 Ann에게 이야기 한 후 가족의 상황 때문에 가족치료사와의 상담을 예약해달라고 사례관리자에게 요청을 했다. Jim의 작년 당화혈색소 수치는 이사 전 8.4%에서 이사 후 10.5%로 높아졌다. 엄마는 풀타임으로 일하며 오후 6시까지 직장에서 일을 하고 있었다. 다음은 사례관리자와의 대화의 일부이다.

사례관리자 : 오늘 두 분 중에 특별히 걱정되는 부분이 어떤 건가요? <초점 맞추기 위해 열린질문 활용>

환자 Jim　 : 저는 없어요.

엄마 Ann　 : 제가 직장에 아이가 등교하기 전에 일찍 출근을 해서 Jim은 혈당검사를 자주하지 않고, 학교와 집에서 인슐린도 맞지 않습니다. 정말 일이 많습니다. 저는 이 이야기를 하는 것이 싫지만 하루에 모든 것을 다 할 수 있는 시간이 정말 없습니다. 저는 직장에서도 Jim때문에 스트레스를 받습니다. Jim의 당화혈색소 수치가 많이 올라가서 걱정입니다. 저는 아이가 자신의 당뇨병 치료하게 하지 못했습니다. Jim을 왕따 시키는 놈들 때문에 당화혈색소 수치가 올라갔습니다.

사례관리자 : Jim이 왕따 당하고 있어 많이 걱정이시군요. 이해합니다. 어머니는 Jim의 당뇨병 관리가 잘되고, 왕따가 멈추어지면 더 나아질지 궁금하시군요. 어머니는 무엇을 해야 한다고 생각하시나요? <유발하기>

엄마 Ann : 의사 선생님이 Jim이 우울하다고 생각합니다. 의사 선생님도 저처럼 Jim이 당뇨병을 잘 관리하도록 하지 못합니다. 만약 Jim이 우울증이라고 하면 당뇨병 치료가 더 어려워질 수 있다고 합니다. 그 놈들이 Jim을 괴롭히지 않고, 우울증 치료를 받는다면 좋아질 거예요.

사례관리자 : 어머니 말씀이 맞습니다. 말씀하신 왕따와 우울증 치료받지 않는 것이 Jim의 우울증의 원인일 수 있습니다. <엄마 Ann의 통찰을 인정하기> [사례관리자가 Jim을 바라보며] Jim 우울증에 대해 무엇을 알고 있니? <유발하기>

환자 Jim : 잘 몰라요. 사람들이 우울할 때 기분이 가라앉아요. 저를 힘들게 하는 것은 이전 학교에서 보다 지금 학교가 더 힘들어요.

사례관리자 : 네 말이 맞아. 사람들이 우울할 때 기분이 가라앉아<인정하기> 학교생활이 힘들어서 정말 고민이겠구나. 다른 학생들이 너를 불공평하게 괴롭히면 학교생활이 훨씬 힘들어지겠구나. <복합반영>

환자 Jim : 네 맞아요. 저는 예전처럼 친구가 많이 없어요.

엄마 Ann : 무엇을 기대하는데? 이사하기 전에 모든 친구를 사귀는데 3년이 걸렸는 데 우리는 몇 달 전에 여기로 이사 왔잖아.

사례관리자 : Jim 힘들었겠구나. 어머니 현재 모든 상황이 감당하기 힘드시군요. <복합반영> 가족치료사 상담 의뢰에 대해 담당 의사 선생님에게 어떻게 들으셨나요? <초점 맞추기 질문>

엄마 Ann : 의사 선생님은 가족치료사에게 상담을 받는 것이 Jim과 저에게 모두 도움이 될 거라고 했습니다. 저는 식료품 가게에서 일하는 데 직장에서 휴가를 내기가 정말 어렵습니다. 하지만 저는 아들을 돕고 싶어요. 제가 오늘 직장 사람에게 이야기했습니다. 그 사람들은 제 아들이 당뇨병이 있다는 것을 알고 있습니다. 저는 매주 진료를 봐야 한다고 이야기 했습니다. 직장에서 업무 스케줄을 재조정해줄 거라고 말해주었습니다. 가족치료를 받으면서 수입이 줄기를 원하지 않습니다.

사례관리자 : 이 모든 상황이 어머니와 Jim에게 얼마나 힘든 상황인지 정말 이해가 됩니다. 수입이 줄어드는 일을 하는 것은 정말 어려운 일입니다. <복합반영> 제가 알고 있는 것을 말씀드려도 괜찮을 까요? <정보 제공하기 전에 허락 구하기>

엄마 Ann : 물론, 괜찮습니다.

사례관리자 : 저는 Jim의 학교생활이 걱정이 됩니다. 어머니가 Jim의 학교에 제가 가도 된다는 동의서에 서명을 해주시면, 저는 학교 간호 사 선생님에게 당뇨병에 대한 도움을 더 요청을 하고, 그들이 Jim이 왕따를 당하는 것을 알고 있는지 여부를 확인할 수 있 습니다. Jim은 또한 다른 특별 서비스를 받을 수도 있습니다. 어 머니와 Jim은 이것에 대해 어떻게 생각하시나요? <정보제공 후 Jim과 Ann의 생각을 이끌어내는 질문>

환자 Jim : 저는 학교가 불편해요. 만약 선생님이 학교에 오신다면 저는 상황이 악화가 되지 않기를 바래요.

사례관리자 : Jim 네가 어떤 부분을 걱정하는지 알겠구나. 학교 선생님들과 만 이야기할 거란다. 내가 학교에 간 것을 친구들은 알지 못 할 거야. 학교는 Jim 너의 안전하게 하고, 다른 아이들에게 네가 괴롭힘을 당하지 않게 할 의무가 있단다. 나는 그 부분을 학교 선생님들에게 이야기 할 수 있단다.

환자 Jim : 아이들이 저를 괴롭히는 것을 멈출 수 있다면 선생님이 학교에 방문해주세요.

엄마 Ann : Jim과 저 둘에게 좋은 일이 있어야 합니다.

사례관리자 : 어머니가 얼마나 힘드셨을지 이해합니다. <공감> 만약 진료/ 상담 약속으로 직장을 잃어버리거나 수입이 줄게 되면 저에게 말씀해주십시오. 우리가 할 수 있는 어떤 방법이 있다면 알아 보려고 합니다.

엄마 Ann : 좋을 것 같습니다. 아침에 학교에 선생님에 대해 말해두겠습니다. 동의서에 서명하겠습니다.

사례관리자 : 가족치료사에게 상담을 받는 것에 대해 이야기를 해야겠군요. <초점 돌아가기> 상담 받는 것에 대해 어떻게 생각하세요?

엄마 Ann : 가족치료가 아들에게 필요합니다. 저도 너무 스트레스를 받고 있어서 가족치료가 저에게도 도움이 되길 바랍니다.

사례관리자 : Jim 가족치료 받는 것에 대해 어떻게 생각하니? <열린질문으로 유발하기>

환자 Jim : 저도 받아 볼게요.

제1형 당뇨병 환아 가족들이 직면하는 모든 건강관리의 어려움은 환아와 부모 모두의 삶의 질과 정신건강에 영향을 미친다. 이것은 동기면담 활용에 대한 임상적 함의가 있다. 부모와 당뇨병 청소년과 관계를 형성하는 것은 매우 어려울 수 있다. 특히 가족 간에 불화가 있는 경우 더욱 그러하다. 가족 구성원들이 당뇨병 자가관리 개선을 위해 서로 대화하는 방식을 살펴보는 것은 필수적인 부분이다. 위의 대화에서 보았듯이 Jim의 가족도 대화의 어려움이 있었다.

두 가지 질문을 통해 당신이 이 부분을 평가하면 도움이 될 수 있다. 첫째 부모와 청소년이 서로 효과적으로 대화를 할 수 있는가? 엄마 Ann은 Jim이 친구가 없다고 이야기했을 때 퉁명스럽게 이야기하며 걱정했었다. 하지만 이러한 걱정은 가족치료 참여와 학교에서의 왕따를 걱정에 의해 보상되었다. Ann 또한 자신이 스트레스를 많이 받고 있다는 것을 인정하였다. 아들 Jim과 엄마 Ann의 의사소통이 당뇨병과 당뇨병 이외의 주제 모두에서 손상이 되었다고 하면 모자의 협동은 어려웠을 것이다. 필요한 당뇨병 자가관리를 위한 십대 자녀와의 효과적인 의사소통을 하는 것은 충분히 어려운 일이다. 아들 Jim과 엄마 Ann의 대화 맥락에서 교정반사를 생각하는 것이 도움이 될 수 있다. 엄마 Ann은 어려운 상황에서 아들을 도우려고 하기 때문에 아들의 현재 상황에서 도움이 되지 않는 조언을 쉽게 제공한다. 친구를 사귈 때까지 걸리는 시간에 대한 Ann의 의견은 의도적이지만 적절하지는 않았다. 학교생활, 괴롭힘, 그리고 이전 거주지에서 친했던 친구와 일상생활의 급격한 상실로 인해 압도감이 더 강화되었다.

두 번째 질문은 당뇨병 자가관리 및 가족 기능을 저해할 수 있는 정신건강 문제로 인해 가족기능이 변화 여부를 살펴보는 것이다. 부모와 자녀, 빈곤 또는 소수자의 정신건강 문제는 자가관리를 방해하는 장벽을 만든다(Cameron, Northam, Ambler, & Daneman, 2007). 제1형 당뇨병을 가진 일부 10대 소녀들은 식이장애 진단을 받기도 하고 체중 증가가 두려워 인슐린을 건너뛴다(Daneman et al., 2002). 부모 또는 당뇨병 청소년의 물질사용은 자가관리에 화가 나거나 부주의하게 만들 수 있다. 정신건강 문제가 다루어지지 않고 Jim의 당뇨병 치료를 바꾸는 것은 효과적이지 않을 수 있다.

자율성

자기 스스로 선택을 하는 자유인 자율성은 청소년에게 민감한 주제다. 청소년기의 인생 과업 중 하나는 가족과 친구 이외에 자기의 정체감을 확립하는 개별화다. 하지만 미성년자는 자신의 행동, 건강, 안녕$_{well-being}$에 대한 법적인 책임이 있는 부모 또는 돌보는 사람과의 관계에서 살아야 한다. 청소년기의 좋은 양육은 적절한 제한과 강한 사랑 관계를 유지하면서 점차 더 큰 자율성과 선택의 자유를 허용하는 것이다.

━━━━

당뇨병 청소년을 치료할 때 임상가는
적어도 두개의 상호 관련된 치료 관계를 관리한다.
하나는 당뇨병 청소년이고
다른 하나는 부모다.

당뇨병 청소년을 치료할 때 임상가는 적어도 두개의 상호 관련된 치료 관계를 관리한다. 하나는 당뇨병 청소년이고 다른 하나는 부모다. 다행히도 동기면담은 두 관계를 다룰 때 유용할 수 있다. 첫째 후기 청소년은 동기면담에 잘 반응 한다(Naar-King & Suarez, 2011). 둘째 동기면담은 부모가 당뇨병 치료에 적극적으로 참여하고 십대 청소년의 건강과 안전을 증진시키는 데 필요한 모든 것을 수행하도록 권장하는 데 가치가 있다. 권위적인 양육을 하는 부모는 지나친 간섭과 부족한 간섭 사이에 미묘한 경계를 걸어간다. 당뇨병 관리를 강요하는 고압적인 태도의 부모 혹은 아동에게 너무 많은 것을 하도록 하는 부모 모두 아동이 성인기에 필요한 당뇨병 자가관리 기술 학습에 소급적이 되고 습득하지 못하게 된다. 만약 부모가 현재와 미래의 건강을 위해 매우 중요한 것들을 청소년 스스로 하도록 못한다고 하면 당뇨병 자가관리가 잘되지 못하는 것이 거의 필연적인 결과다. 본질적으로 권위적인 양육 스타일은 동기면담의 안내하기 스타일과 매우 유사하다.

　　당뇨병과 관련이 없는 부분에서 부모는 특정 행동에 대한 부모의 기대에 대해 자녀에게 명확하게 이야기를 할 수 있다. 만약 부모의 기대에 자녀가 충족을 하지 못했다고 하면 합리적인 결과가 뒤따라 발생한다. 예를 들어 안전벨트를 착용하지 않고 운전을 하면 일정기간 동안 운전면허가 상실된다. 이러한 부모의 기대는 일반적으로 학교 출석, 운전, 물질사용, 이성교제와 같은 부분이다. 하지만 부모들은 자녀가 당뇨병 자가관리의 필수적인 부분을 여러 차례 무시할 때 부모의 기대와 단기간 특권 상실시키는 것을 종종 주저하거나 생각조차하지 않는다.

　　다음 면접 대화에서 동기면담은 청소년과 가족의 혈당조절 증진을 돕는 행동관리 접근법과 결합이 되었다. 대부분의 아동청소년 건강관리에서 환자는 청소년만이 아니라는 것을 명심해야 한다. 부모와 아동청소년 모두가 환자다. 당뇨병 자가관리 향상을 위한 긍정적인 인센티브 또는 당뇨병 자가관리를 소홀히 했을 때 3~4일간의 특권 상실을 결합하는 행동관리 접근에 동기면담이 활용되어졌다. 치료는 자가관리 향상을 위한 점진적인 접근에 제공되었다.

Julia(16세)와 부모가 당뇨병교육자인 간호사와의 첫 번째 만남에서 이루어진 대화이다. Julia는 7세 때 제1형 당뇨병을 진단을 받았다. 당뇨병교육자는 동기면담 훈련을 받아 기술을 활용할 수 있었다. 당뇨병교육자는 당뇨병을 진단받은 아동청소년의 가족과 주로 교육과 상담을 하였었다. 소아내분비내과 의사에 의해 Julia 가족은 당뇨병교육자에게 의뢰되었다. 몇 년 동안 Julia의 당화혈색소 수치는 상승을 했고, 가장 최근 당화혈색소 수치는 11.5%였다. Julia는 학교에서 성적이 좋고, 농구팀에 소속되어 있고, 선생님과 많은 친구들이 좋아했다.

당뇨병교육자 : 안녕 Julia. 의사 선생님이 나에게 의뢰를 해주었단다. 하지만 오늘 네가 이곳에 온 이유를 알고 싶구나. <열린질문>

환아 Julia : 제 당화혈색소 수치가 11.5%여서 부모님과 의사 선생님이 선생님과 이야기 하기를 원해서 왔어요.

당뇨병교육자 : 당화혈색소 수치가 높고, 부모님과 의사 선생님이 수치가 높아서 걱정하고 있구나. <단순반영>

환아 Julia : 당화혈색소 수치가 높아서 많이 걱정하고 계세요.

당뇨병교육자 : 부모님과 의사 선생님들로부터 많은 관심을 받고 있어서 압박감을 느끼고 있구나. <추측으로 끝낸 복합반영>

환아 Julia : 네.

당뇨병교육자 : 의사 선생님이 보내주신 정보에는 Julia가 친구도 많고, 학교에서 활동도 적극적으로 하고, 성적도 좋고, 농구도 잘한다고 되어 있네. <인정하기>

환아 Julia : 네.

Julia 엄마 : 당화혈색소 수치는 오래전부터 높았습니다. 의사 선생님 진료를 보고서, Julia가 혈당검사를 하루에 2~3번도 하지 않는다는 것을 알았습니다. 의사 선생님이 Julia의 인슐린 펌프 기록을 확인해보니 Julia가 거의 모든 점심시간 인슐린을 건너뛰었다는 것을 알았습니다.

당뇨병교육자 : Julia가 학교를 좋아하고 잘 지내는 것처럼 보이지만 당뇨병 관리는 신경쓰지 않는 것 같네요. <반영>

Julia 아빠 : 네 맞습니다. 지난 5년간 우리는 당뇨병 관리를 위해 Julia와 다투어왔습니다. Julia를 거의 포기한 당뇨병교육자를 본적이 있습니다. 당뇨병교육자 중 한명은 정기적으로 Julia에게 몇 주 동안 정기적으로 기록하게 하고, 식사 전에 인슐린 주사를 상기시켜 주었습니다. 당뇨병교육자가 최근 식사 전에 인슐린을 투여했는지 여부를 물었을 때 Julia가 아무 이야기도 하지 않았습니다.

환아 Julia : 엄마 아빠는 당뇨병 가지고 살아가는 삶이 어떤지 알지 못해!

Julia 엄마 : 사실이 아니야. Julia가 어렸을 때 너와 내가 함께 당뇨병을 잘 관리했잖아. 엄마 아빠가 당뇨병이 아니라 Julia 너를 정말 걱정하고 있다는 것을 알아줬으면 좋겠다. 네가 10대가 되기 전까지 관계가 좋았잖아.

당뇨병교육자 : (Julia를 바라보며) Julia 부모님이 당뇨병을 이해하지 못한다고 생각하는구나. (부모를 바라보며) 아버님 어머님 모두 Julia가 당뇨병 관리를 더 잘 할 수 있다고 생각하시는군요. 그것이 부모님들이 보기를 원하는 것이네요. Julia는 당뇨병 관리하고 싶지 않기 때문에 모두 각자 힘드시네요.

환아 Julia : 맞아요. 저희 부모님은 당뇨병에 대해 늘 저에게 잔소리를 해요. 그래서 정말 많이 싸웁니다. 저는 이 모든 상황이 싫어요.

Julia 아빠 : Julia 네가 당뇨병이 발병하고 엄마 아빠는 당뇨병을 관리해야만 했단다. 너는 어떻게 스스로를 돌봐야 하는지를 알잖아. 네가 당뇨병을 관리하면 엄마 아빠가 너에게 잔소리를 할 필요가 없잖아. 선생님 Julia가 당뇨병에 대한 저희 말을 듣지 않습니다.

Julia 엄마 : 식사와 간식을 먹기 전에 혈당검사를 하고 음식 양과 혈당 수준을 고려해서 인슐린 용량을 스스로 계산하고 주사하기를 엄마 아빠가 원한다는 것을 Julia는 알고 있습니다. 우리는 Julia에게 몇 년 전에 이것을 어떻게 하는지 가르쳐주었습니다.

당뇨병교육자 : 어머님 아버님이 Julia가 당뇨병을 관리하는 방식에 정말 실망하셨구나. 부모님이 너에게 잔소리를 그만하기를 원하는 구나. <단순반영> Julia 부모님과의 이 모든 논쟁에 대해 어떻게 생각하니? <유발하기>

환아 Julia : 당뇨병을 관리해야 한다는 것을 잊어버려서 귀찮아요.

당뇨병교육자 : 그 상황에 대해 어떻게 생각하니? <유발하기>

환아 Julia : 잘 모르겠어요. 저는 당뇨병 자가관리를 잘 잊어버려요. 부모님은 제 당화혈색소 수치가 높게 되는 것을 좋아하지 않아요.

당뇨병교육자 : 너의 당화혈색소 수치에 대해서 어떻게 생각하니? <유발하기>

환아 Julia : 저도 당화혈색소 수치가 좋아지길 바래요. <변화대화-욕구> 누구든지 수치가 좋기를 원할 거예요.

당뇨병교육자 : 당화혈색소 수치가 올라가게 되면 문제가 되는 것은 맞아. <인정하기> 당화혈색소 수치가 증가하는 것에 대해 너도 약간은 걱정하고 있구나. <반영하기>

환아 Julia : 네. 저는 당화혈색소 수치가 떨어지기를 원해요.

당뇨병교육자 : 어떻게 하면 당화혈색소 수치가 떨어질 수 있을까? <유발하기>

환아 Julia : 잘 모르겠어요. 학교에서나 친구들과 즐거운 시간을 보내고 있을 때 당뇨병이 생각나지 않아요.

Julia 엄마 : 잊어버리는 것이 아니잖아. 내가 네 앞에 없으면 저녁식사 전에 혈당체크를 하지 않잖아.

당뇨병교육자 : Julia 만약 네가 당뇨병을 관리하기로 결심한다면 어떤 좋은 점들이 있다고 생각하니? <유발하기>

환아 Julia : 부모님이 저와 함께 기뻐해주실 거예요. 부모님은 저에게 잔소리를 하지 않을 거구요. 의사 선생님은 항상 합병증으로 저를 겁주시는 데 의사 선생님도 좋아하실 거예요.

당뇨병교육자 : 너도 당화혈색소 수치가 떨어지길 원하고, 당뇨병 관리를 해야 하는 좋은 이유들도 있구나. Julia 너의 다른 삶에 대해 이야기를 해도 괜찮을까? <허락 구하기>

[부모가 동의함]

당뇨병교육자 : Julia 너는 어떠니? 괜찮겠니?

환아 Julia : 괜찮아요.

당뇨병교육자 : 부모님이 너에게 무엇을 기대하는지 알고 싶구나. 이 질문이 어리석게 들릴지 모르겠지만 네가 어떻게 다른 사람과 의사소통을 하는지 내가 이해하는 데 도움이 된단다. Julia 너, 남자친구, 다른 친구 커플이 지난 3일간 학교에 나가지 않고, 학교에 있는 것보다 친구 집에 있는 것이 좋기 때문에 친구 집에서 놀고 있다고 부모님에게 말을 하면 무슨 일이 일어날까? <열린질문으로 유발하기>

환아 Julia : (크게, 즐겁게 웃으며) 제가 부모님에게 그렇게 말하면 부모님은 폭발할거예요.

당뇨병교육자 : 그건 네가 지켜야만 하는 거야. 부모님은 그러한 행동에 대한 규칙을 가지고 있어 <단순반영>

환아 Julia : 부모님은 확실히 그렇게 해요.

당뇨병교육자 : (부모를 바라보며) 부모님은 Julia가 제가 제안한 것을 하지 않을 것이라고 생각하고 있다고 가정하고 있습니다. 하지만 만약에 Julia가 그렇게 한다면 어떻게 될까요? <열린질문>

환아 Julia : 제가 말씀드릴게요. 저는 정말 곤경에 처할 거예요.

Julia 아빠 : 그건 말할 것도 없습니다.

당뇨병교육자 : (부모를 바라보며) Julia는 자신의 삶에서 중요한 행동에 대한 규칙과 결과가 있음을 잘 알고 있네요. 당뇨병 자가관리에 대한 부모님의 규칙은 무엇인가요?

Julia 아빠 　 : 선생님의 상담 방향을 알 것 같습니다. 우리는 Julia의 당뇨병 치료에서 기대하는 것이 무엇인지 선생님에게 말씀드렸습니다.

당뇨병교육자 : 좋습니다. 부모님이 Julia의 당뇨병 관리에 대한 기대를 생각해왔습니다. 그리고 식사와 간식 전에 혈당측정을 하고 식사양과 혈당 수준을 고려해서 인슐린 용량을 조절해야 한다고 생각하는 부모님의 기대는 합리적입니다. <아버지의 통찰에 대한 인정하기> 당뇨병을 계속 무시한다면 Julia가 어떻게 될까요? <열린질문으로 유발하기>

Julia 아빠 　 : Julia를 포함해 우리는 모두 잘 알고 있습니다. 당뇨병 합병증이 발병할 거예요.

당뇨병교육자 : 아버님도 딸이 건강하기를 바라시고, Julia도 저에게 건강하기를 바란다고 이야기 했습니다. 여러분의 가족에 있어서 각 구성원에게 정말 중요한 목표입니다. <복합반영>

Julia 엄마 　 : 저희 가족 각자에게 많은 것을 의미합니다. 그래서 우리는 Julia의 당뇨병 관리를 위해 열심히 노력하고 있습니다. 그것이 우리가 선생님을 만나는 주된 이유입니다.

당뇨병교육자 : (세 명 모두를 바라보며) 생각해보신적이 없는 어려운 질문을 제가 하나 해도 괜찮을까요?

Julia 아빠 　 : 물론입니다.

당뇨병교육자 : Julia 넌 어떠니?

환아 Julia 　 : 좋아요.

당뇨병교육자 : 부모로서 아버님, 어머님이 당뇨 합병증을 덜 심각하게 생각하는 어떤 방법이 있을까요? <열린질문으로 유발하기>

Julia 아빠 　 : 무슨 소리세요? 저희는 딸의 당뇨병을 조절하지 못하고 있습니다. Julia는 당뇨병 관리해야 합니다.

당뇨병교육자 : 아버님 말씀이 맞습니다. 자신의 당뇨병을 잘 관리하는 것은 Julia의 일이며, Julia가 잘 할 수 있다고 생각합니다. <인정하

기> 부모님은 학교에 대한 기대뿐만 아니라 규칙을 지키지 않
았을 때의 결과도 가지고 있습니다. 두 분 모두 합리적인 부
모님이십니다. 만약 딸이 친구와 함께 학교를 빠지면 일시적
으로 특권을 잃을 수도 있습니다.

Julia 아빠 : 선생님이 이야기하신 예에서 딸과 남자친구가 나가는 일은
일어나지 않을 것입니다. 하지만 당뇨병으로 어떻게 그렇게
할 수 있습니까? 당뇨병 합병증을 가지는 것은 정말 좋지 않
은 상황입니다. 딸은 당뇨병 합병증 때문에 특권을 잃을 필요
가 없습니다.

당뇨병교육자 : 아버님은 합리적인 걱정을 하고 있습니다. 저는 여러분들이
당뇨병 문제에 대해서 제 의견이 아닌 세분의 의견에 의해 결
정할 것입니다. <환자의 자율성을 존중하기> 저는 도움이 된
다면 각자에게 몇 가지 아이디어를 제공할 수 있습니다.

Julia 아빠 : 저는 선생님이 해주시는 이야기를 듣기를 원합니다.

Julia 엄마 : 저도요.

당뇨병교육자 : Julia 넌 어떠니?

환아 Julia : 선생님이 무슨 이야기를 할지 모르겠지만 이야기 해보세요.

당뇨병교육자 : 여러분 모두는 이 문제에 관심이 있습니다. <복합반영> Julia
모든 잔소리를 없앨 수 있는 한 가지 방법이야. 그것에 대해
어떻게 생각하니?

환아 Julia : 저에게 좋을 것 같아요.

당뇨병교육자 : 이를 위해 Julia는 일주일에 두 번 10~15분 동안 당뇨병 자가
관리에 대해 부모님과 이야기 할 수 있을거야. 그것에 대해 어
떻게 생각하니?

환아 Julia : 그게 무슨 관련이 있는지 모르겠어요.

Julia 아빠 : 저도 무슨 관련이 있는지 모르겠어요.

Julia 엄마 : 저는 딸이 집에 있을 때 당뇨병에 대해 이야기를 하지 않을 수
있을지 모르겠어요. 만약 제가 이야기를 하지 않으면 딸은 혈

당체크를 거의 하지 못할 거예요.

당뇨병교육자 : (아빠를 바라보며) 아버님이 무엇을 해야 하는지 물으셨는데 아주 간단합니다. 세 분 모두가 일주일에 2번 10~15분 정도 기본적인 당뇨병 관리에 대한 Julia의 당뇨병 관리 내용을 검토 하는 것입니다. 각 식사 전과 취침 전에 혈당체크를 적어도 하루에 4번을 하고 인슐린을 맞았는지 확인하는 것입니다. (Julia를 보며) 만약 Julia 네가 검토해보았을 때 부모님이 너를 더 이상 괴롭히지 않기로 동의하셨다고 생각한다. Julia 는 이전에도 당뇨병을 잘 관리 했던 적이 있기 때문에 잘할 수 있는 사람이고 생각해. <인정하기> 여러분들은 이 방법에 대해 어떻게 생각하시나요? <유발하기>

Julia 아빠 : 어떻게 당뇨병 관리가 이루어지고 있는지 알 수 있을까요?

당뇨병교육자 : Julia의 인슐린 펌프와 혈당측정기 기록을 컴퓨터로 다운로드하면 기록을 보실 수 있습니다.

Julia 아빠 : 맞습니다. 그 방법을 생각을 하지 못했네요.

Julia 엄마 : 저도요.

당뇨병교육자 : Julia가 식사와 간식 때에 4번의 혈당체크를 하고 인슐린을 맞으면 보상을 받을 수 있고, 하지 않을 경우 3일 혹은 4일 정도 특권을 상실하게 됩니다.

환아 Julia : 이 방법이 마음에 들어요. 당뇨병 관리는 제가 하는 거지 다른 사람이 하는 것이 아니니까요.

당뇨병교육자 : 당뇨병 자가관리에 대해 검토하는 것에 대해 걱정하는구나. 이해한다. 하지만 세 분 모두 이미 무슨 일이 일어나고 있는지 알고 있습니다.

환아 Julia : 저도 그렇게 생각해요.

Julia 엄마 : 우리 부부는 의사 선생님 진료 전에 Julia가 당뇨병 관리를 어떻게 했는지 볼 수 있을 겁니다. <예비적 변화대화 이유> 그리고 우리는 Julia와 함께 이야기하기를 바랍니다. <예비적 변

화대화 욕구>

Julia 아빠 : Julia가 당뇨병 관리를 어떻게 하는지 알면 상황을 우리가 더
잘 이해하는 데 도움이 될 겁니다. <예비적 변화대화 이유>

환아 Julia : 제가 계속 잔소리를 듣지 않게 된다면 정말 좋을 것 같아요.
<예비적 변화대화 욕구> 보상은 어떤 건가요?

Julia 아빠 : 만약 Julia가 당뇨병을 잘 관리하지 못하면 우리는 무엇을 하
면 될까요?

당뇨병교육자 : 그것은 부모님과 Julia에게 달려 있습니다. 부모님은 Julia가
학교와 사회활동을 도움을 잘 주셨습니다. (부모를 바라보
며) 부모님과 Julia 모두 당뇨병 합병증을 피하는 데 관심이
있습니다. 부모님은 합당한 보상을 제공할 수 있으며, Julia가
혈당검사와 인슐린을 하지 않으면 3일 또는 4일 다음 검토일
까지 특권을 상실할 수 있습니다. 하지만 Julia가 기대에 부응
한다면 특권을 그대로 유지하면서 추가로 보상을 할 것입니
다. 다른 부분에서 현재 하고 있는 것과 비슷합니다. 각자 생
각이 어떠세요?

Julia 엄마 : 우리는 어떤 것을 할 필요가 있습니다. < 예비적 변화대화 필
요> 현재 우리가 하고 있는 방법이 효과가 없기 때문입니다.
<예비적 변화대화 이유>

Julia 아빠 : 사실입니다. 그 방법이 우리 모두에게 도움이 될 것 같습니다.
<예비적 변화대화 이유>

환아 Julia : 잘 모르겠어요. 저는 특권을 상실하는 것에 관심이 없어요.
저는 당뇨병 관리를 함으로써 특권이 상실이 되지 않게 할 수
도 있다고 생각합니다. <변화대화 능력> 하지만 할 수 없을
지도 모르겠어요. <양가감정> 보상은 무엇입니까?

당뇨병교육자 : 보상은 부모님과 너에게 달려있단다. 모두들 보상에 관심이
있으시군요. 보상을 시도하는 것에 대한 부모님과 Julia의 생
각은 어떠세요? <반영 후 열린질문>

Julia 아빠 : 그것은 가치 있는 시도입니다. 우리 셋 모두 그것에 대해 이야기 할 것입니다. Julia가 가장 중요한 사람입니다. 딸이 우리와 함께 하고, 우리도 딸과 함께 할 수 있다고 생각합니다. 이 아이디어가 우리에게 도움이 될 수 있을 것 같습니다. 저희가 시도했던 것들은 별다른 성과가 없었습니다.

Julia 엄마 : 일주일 동안 당뇨병 관리에 대해 딸에게 이야기를 하지 않은 것이 저에게 어려울 거예요.

환아 Julia : 엄마, 이제 좀 쉬어! 내가 9년 전에 당뇨병 진단을 받았어. 나도 어떻게 하는지 알아.

Julia 엄마 : 엄마가 네가 인슐린 펌프의 인슐린을 교체하고, 주입 부위를 언제 바꾸어야 하는지 기억할 수 있도록 도와주는 것을 원하지 않니?

환아 Julia : 제가 할게요!

당뇨병교육자 : 인슐린 펌프와 혈당측정기 수치 다운로드 하는 방법을 설명 드려도 될까요? <정보 제공하기 전에 허락 구하기>

Julia 아빠 : 저희는 할 수 있습니다.

당뇨병교육자 : 다음에 언제 보는 것이 좋을까요?

Julia 엄마 : 다음에는 빨리 보면 좋을 것 같아요.

당뇨병교육자 : 대부분 가족 분들은 2주 뒤에 다음 약속을 잡습니다.

Julia 엄마 : 집에 가기 전에 다음 약속을 하고 갈게요.

　십대 청소년 자녀와 상담을 하는 것보다 부모와 상담을 하는 것이 종종 더 어렵다. 당연히 부모들도 어렵다. 부모는 자녀의 당뇨병에 대한 죄책감과 책임감을 느낄 수 있고, 성장 발달하는 자녀의 나이에 맞는 당뇨병 자가관리 책임을 원활하게 이전시키지 못한다. 또한 당뇨병은 부모에게 큰 스트레스가 될 수 있다. 부모는 당뇨병 합병증에 대해 모두 알고 있으며, 만약 부모가 자녀의 당뇨병 자가관리에 영향을 미치지 않으면 무기력감을 느낀다. 자녀가 당뇨병 관리를 잘하도록 돕기 위한 시간과 에너지의 엄청난 부모의 헌신은 부모의 삶의 질에 부정적인 영향을 미친다(Whittemore et al., 2012).

불행히도 당뇨병 합병증이 이전에 언급된 다른 위험한 영역과 마찬가지로 청소년의 건강과 안녕에 큰 위험이다. 당뇨병교육자는 상담에서 반영하기, 열린질문 하기, 인정하기 기술을 활용하여 가족과 관계형성을 하였으며 부모와 청소년에게 해결책을 강요하지 않았다. 면담 후반부에 당뇨병교육자는 부모와 Julia 모두의 자율성을 존중하였다. 당뇨병교육자는 동기면담 정신을 잘 활용했으며, Julia와 부모와 파트너쉽을 형성하는 데 시간을 보냈다. 부모와 환아를 당뇨병교육자의 수용은 교육자의 태도와 인정하기를 통해서 알 수 있다. 당뇨병교육자는 부모와 환아의 경험을 유발시켰고, 그들의 현재와 미래의 복지에 초점을 맞추었다.

대부분의 부모들은 자녀가 나이가 들수록 당뇨병 자가관리 유지가 될 거라는 기대를 한다. 어린 시절과 성인기의 우리의 삶은 우리가 스스로에게 무엇을 기대하는지와 다른 사람이 우리에게 무엇을 기대하는지에 의해 어느 정도 정의된다. 하지만 청소년기 발달과업인 독립심 성취하기 위한 청소년의 노력이 제1형 당뇨병 청소년의 동기는 종종 줄어들게 하고, 당뇨병 임상결과는 더 좋아지지 않게 된다. 당뇨병 환자가 당뇨병을 싫어하는 것은 당연하다. 당뇨병을 잘 관리함으로서 큰 이점이 있다는 것을 자녀가 배우도록 돕는 것도 부모의 역할이다. 이 접근법은 당뇨병 자가관리에서의 성과가 있을 때 자녀에게 제공될 수 있는 작은 보상은 음악 다운로드, 작은 경제적 이득이 포함된다. 일시적으로 특권을 상실하는 즉각적인 결과는 십대 청소년에게는 슬픈 일이 될 수 있지만 성인기에 더 나은 건강과 당뇨병 임상결과의 이점이 더 현저히 크다.

핵심 포인트

·················

- 청소년의 부모는 명확하게 매주/정기적으로 자가관리 과정을 검토하고 현실적인 기대를 분명히 함으로써 당뇨병 자가관리 활동을 촉진하는 데 핵심적인 역할을 수행한다. 이상적으로 청소년기의 당뇨병 자가관리 활동은 진단 나이에서 청소년기로 나아가는 과정의 일부다.
- 당뇨병 청소년과 진료/교육을 할 때에 환자는 가족 전체다. 부모와 청소년을 진료/교육에 함께 오면 각각 당뇨병 상담을 실시할 수 있는 기회가 생기게 된다.
- 초점 맞추기, 유발하기, 반영적 경청과 같은 동기면담 기술은 제1형 당뇨병 청소년과 가족의 당뇨병 자가관리 향상을 위한 진료/교육에 적합하다.
- 자율성을 존중하는 것은 사람들이 생각하고 그들이 원하는 것을 결정할 수 있는 기회를 제공한다. 청소년, 부모와 불화를 피하고 환자중심접근, 가족중심접근을 해야 한다.

당뇨병 합병증 관리하기

당뇨병 합병증은 불행하게도 너무 자주 발생하고 이로 인해 사람들은 두려워한다. 당뇨병 환자, 가족, 그리고 보건의료인에게 당뇨병 합병증 치료는 어렵다. 합병증은 당뇨병으로 인한 장기간의 대사 장애에 의해 발생된다. 합병증은 크게 신체의 동맥 순환의 두 영역인 미세 동맥(미세혈관 순환)과 대동맥(대혈관 순환)에서 발생한다.

미세혈관 합병증은 고혈당의 크기와 지속기간, 고혈압 유무와 관련이 있다. 증식성 또는 비증식성 망막병증은 가장 일반적인 미세혈관 합병증이다. 증식성 망막병증은 망막 산소 수준이 감소함에 따라 망막에 새로운 작은 동맥이 나타날 때 발생한다. 새로운 동맥은 젤 같은 유리액으로 채워진 안구 후방에서 자란다. 새로운 혈관의 발생과 이로 인한 출혈은 미국에서 연간 약 1만건의 실명의 원인이다(Fong, Aiello, Ferris, & Klein, 2004). 당뇨병성 망막병증으로 알려진 비증식성 망막병증은 보다 진행이 느리고 치료할 수 있다. 망막 표면 뒤의 작은 망막 동맥에서의 미세동맥류가 원인이며, 미세동맥류가 파열되어 망막으로 혈액이 새어 들어갈 때 레이저 치료에 반응한다. 하지만 때로는 치료에 반응이 없어지고 증식성 망막병증으로 진행이 될 수도 있다.

중요한 연구에서 눈 합병증에 대한 좋은 소식을 제공하였다. 제1형 당뇨병 환자가 안과치료와 함께 혈당조절을 하면 비증식성 망막병증 초기 단계에서 임상결과를 향상 시킬 수 있다(Diabetes Control and Complications Trial Research Group, 1993). 임상결과에 영향을 주기 위해서는 2년간의 개선된 혈당조절이 필요했다. 안과검진 및 혈당조절의 중요성을 강조하기 위해 안과 의사는 당뇨병 환자를 대상으로 매년 권장되는 안구 검사를 수행할 때 환자의 의사, 간호사 또는 PA에게 결과를 보고한다.

고혈압과 고혈당은 미세혈관 합병증의 또 다른 부위인 신장의 작은 동맥을 손상시킨다. 이로 인해 소변(단백뇨)에서 단백질의 손실을 가져오고 당뇨병성 신장질환의 초기 단계를 나타낸다. 투석 또는 신장이식이 필요한 말기신부전으로 진행이 될 수도 있다. 제1형 당뇨병과 제2형 당뇨병 환자의 40%가 당뇨병성 신장질환을 가지고 있으며, 매일 0.5그램 이상의 단백질이 소변으로 빠져 나간다(Gross et al., 2005).

말초 신경(뇌와 척수의 바깥 쪽) 손상은 또 다른 미세혈관 합병증이며 감각신경(가장 흔하게), 운동신경 및 자율신경에 영향을 줄 수 있다. 말초신경 손상은 또한 일반적인 당뇨병 합병증으로 당뇨병 환자의 약 50%에서 발생 한다(Tesfaye et al., 2010). 발의 감각신경은 보호 감각의 상실로 이어질 수 있으며, 경미한 발 부상이 눈에 띄지 않을 위험이 있다. 이러한 발 손상은 사지 절단으로 이어질 수 있는 감염된 궤양이 종종 되기도 한다.

죽상동맥경화증은 대혈관 합병증, 심근경색, 뇌졸중, 말초동맥질환의 주된 원인이며 주로 말단부의 순환이 감소하는 것으로 나타난다. 당뇨병 환자의 주요 사망원인인 심장질환(주로 심근경색)은 2004에 당뇨병 환자의 사망 진단서의 68%에서 언급이 되었다(Centers for Disease Control and Prevention, 2011a, p. 8).

급격하게 고혈당 위기가 발생하는 합병증에는 당뇨병성 케톤 산증diabetic ketoacidosis, DKA과 고삼투압성 고혈당 상태hyperosmolar hyperglycemic state, HHS가 있다. 인슐린 결핍 후 발생하는 당뇨병성 케톤 산증은 제1형 당뇨병이 진단될 때 일반적으로 존재한다. 비록 당뇨병성 케톤 산증이 일부 제2형 당뇨병 환자에게도 발생하지만 제1형 당뇨병 환자에게서 훨씬 자주 발생한다. 고삼투압성 고혈당 상태는 대부분 감염, 뇌졸중 및 심근경색과 같은 주요 스트레스 요인에 의해 발생하는 제2형 당뇨병의 장애이다. 이러한 고혈당성 위기는 치료하지 않으면 사망할 수도 있는 응급한 상황이다.

미국의 당뇨병 합병증 발생률에 대한 좋은 소식이 있다. 1990년에서 2010년까지 20년 동안 당뇨병 합병증 발생률이 심근경색 67.8%, 뇌졸중 52.7%, 절단 51.4%, 말기신장질환 28.3%, 고혈당성위기로 인한 사망 64.4%로 상당한 수준으로 감소하였다(Gregg et al., 2014).

안경이나 콘택트렌즈로 교정할 수 없는 당뇨병성 망막병증과 같은 시각장애 환자 비율이 1997년과 2011년 사이에 27%가 감소하였다(Centers for Disease Control and Prevention, 2012a). 당뇨병성 망막병증이 있는 시각장애가 없는 일부 환자는 시력 약화가 진행되지 않는다. 2011년에 시각장애를 가지고 있는 당뇨병 환자 수는 400만명이었다(Centers for Disease Control and Prevention, 2012b).

당뇨병 합병증 환자의 비율 감소에 대한 긍정적인 소식이 중요하다. 이 소식은 당뇨병 관리와 임상결과에서 가치 있는 개선을 반영하지만 적어도 하나 이상의 합병증으로 실제로 고통 받는 사람의 수는 극적으로 증가했다. 하지만 20년 동안 발병률이 떨어지면서 당뇨병 환자의 총 부담이 1990년 650만명에서 2010년 2,070만명으로 증가했다(Gregg et al., 2014). 그 기간 동안 많은 효과적인 신약이 소개되었다. 추가적으로 인슐린 펌프, 연속 혈당 모니터링, 자가 혈당 측정과 같은 제1형 당뇨병 환자들에 대부분 활용하는 기술들은 당뇨병 자가관리 향상을 촉진하였다.

당뇨병 치료방법의 향상과 합병증 감소율에도 불구하고 미국에서 급성 심근경색, 뇌졸중, 절단, 말기신부전 또는 고혈당증에 의한 사망을 경험한 성인 당뇨병 환자의 총수는 1990년 338,155명에서 2010년 448,087명으로 많이 증가하였다(Gregg et al., 2014).

당뇨병 합병증이 있는 환자의 삶

당뇨병이 유병기간이 길수록 합병증 발병 가능성이 커진다. 미국의 당뇨병 환자 2,580만명 중 700만명이 합병증 진단이 되지 않았다(Centers for Disease Control and Prevention, 2011a, p. 1). 안타깝게도 일부 사람들은 당뇨병 합병증이 발견될 때까지 당뇨병이 있는지 알지 못하는 경우도 있다. 예를 들어 당뇨병은 생각지도 않게 심근경색, 뇌졸중, 시력 검사, 망막병증, 신장질환이 발견이 될 때 함께 알게 된다.

합병증으로 삶의 어려움이 더해지는 것은 하나의 합병증으로 인해 다른 합병증에 진단될 위험이 더 커진다는 사실이다. 미세혈관 합병증은 대혈관 합병증과 뇌졸중의 위험을 증가시킨다. 대혈관 합병증은 당뇨병 망막병증과 신장질환의 위험요인이다.

당뇨병 환자에게 합병증 발병은 자가관리의 실패로 간주된다. 당뇨병 자가관리 개선에 어려움을 겪고 있는 많은 환자들이 좋은 건강관리와 개인적인 자가관리 노력을 통해 당뇨병 합병증이 지연되거나 예방할 수 있음을 입증한 연구 결과에 대해 알고 있다(Diabetes Control and Complications Trial Research Group, 1993; UKPDS Study Group, 1998).

당뇨병 합병증은 스트레스와 우울증을 유발할 수 있으며(deGroot, Anderson, Freedland, Clouse, & Lustman, 2001), 당뇨병 자가관리의 어려움을 증가시킨다. 당뇨병 환자는 더 병원 진료를 보게 되며, 당뇨병이 없는 사람들보다 사회적 지지와 정신건강 돌봄이 더 필요하다. 합병증을 진단받자마다 합병증에 따라 해야 하는 것과 하지 말아야 하는 자가관리 과업의 목록이 새롭게 추가가 된다. 운동이 영향을 받을 수 있으며, 비용이 크게 증가한다.

우울증이나 스트레스가 이러한 합병증에서 추가적인 합병증이 될 수 있음을 알고 환자에게 더 나은 치료를 제공하는 것에 임상가에게 도움이 될 수 있다. 우울증은 종종 당뇨병 합병증을 동반 한다(Gendelman et al., 2009; Hedayati et al., 2009; Kinder et al., 2006). 각 환자 진료시에 우울증을 확인하는 것은 적절하다. PHQ-9 척도는 우울증을 선별하는 도구 이상이다. PHQ-9 척도 점수는 우울증 치료가 적절한지 그렇지 않은지를 다음 방문에서 측정할 때 쉽게 활용할 수 있다(13장 참조) (Kroenke et al., 2001). 파트너쉽, 동정, 수용, 유발의 동기면담 정신은 당뇨병 합병증이 있는 환자에게 어려운 결정과 치료를 이야기하는 대화에 매우 적합하다.

다음은 Ed(남, 66세)와 간호사 사례관리자와의 대화다. Ed는 울혈성 심부전으로 인해 18개월 전에 심근경색을 진단받았다. 그는 멈추지 않고 현재 천천히 한 블록 정도의 거리를 걸을 수 있으며, 스스로 옷을 입고, 운전해서 진료를 보고, 주말에는 부인과 자신을 위해 집에서 요리를 한다. 부인이 모든 쇼핑을 한다. Ed는 19년 전에 제2형 당뇨병을 진단받았다. 울혈성 심부전으로 8개월 만에 세 번째 입원을 하게 되면서 Ed와 사례관리자와의 면담이 진행되었다. 심부전으로 인한 심근경색은 당뇨병 환자의 사망 위험을 유의미하게 증가시킨다(Domanski et al., 2003). Ed의 재발성 입원력은 관련이 있다.

다음 면담은 사례관리자와 Ed가 이뇨제 복용량을 결정할 때 사용하는 약물목록과 매일매일의 체중 기록을 검토 한 후 시작하였다. 수분 유지로 인한 체중 증가가 매일 약 1kg가 넘으면, 이뇨제를 추가적으로 복용해야 한다. 사례관리자는 Ed에게 방금 다른 일상 활동에 대해 물었다.

환자 Ed : 저는 하루에 세 번 또는 네 번 한 블록 쯤 걷고 다시 집 앞으로 돌아옵니다. 한 달에 한 번 정도 친구 한두명이 옵니다. 만약 강아지가 아니었다면, 부인이 직장에서 일하는 일주일 동안 정말 외로웠을 거예요.

사례관리자 : 하루에 여러번 걷는 것은 좋습니다. <인정하기> 일주일 동안 사람들과 더 많은 시간을 보내고 싶으시군요. <단순반영>

환자 Ed : 직장 동료들 때문에 제 일을 많이 즐기면서 할 수 있었습니다. 우리는 직장 밖에서도 친구가 되었습니다. 저는 여전히 동료들을 정말 좋아합니다. 제가 심근경색이 오기 전에 매 주말마다 저는 친구들과 시간을 보냈습니다. 그리고 금요일 밤에 아내와 외출을 종종 했습니다. 저는 지금 외롭습니다. 심근경색 전에 제 인생은 이렇지 않았습니다.

사례관리자 : 친구와 함께 하는 것이 인생을 더욱 즐겁게 했군요. ○○님께
서는 친구 없는 현재의 삶이 울적하시군요. <공감, 복합반영>

환자 Ed : 제가 예전에 할 수 있었던 많은 일을 지금은 할 수 없어져서 기
분이 울적합니다. 그리고 친구들이 그립습니다. 우울증 약이
나와 이야기를 하거나 카드놀이를 함께 해주지는 않잖아요. 2
년 전 우울증 약을 먹기 시작했는 데 그 때는 도움이 되었는 데
지금은 별로 도움이 되지 않습니다. 그래서 Smith 박사가 새로
운 우울증 약을 주었습니다.

사례관리자 : 새로운 약을 복용하는 것이 우울증에 효과가 있다는 것을 알
고 계시네요. <인정하기> 친구와 더 많은 시간을 갖기 위해 무
엇을 해야 합니까? <열린질문 - 환자의 생각을 유발하기>

환자 Ed : 잘 모르겠습니다. 요즘 저는 물건을 사러 가는 것도 어렵습니
다. 합병증이 발병하기 전에는 이렇지 않았습니다.

사례관리자 : 몇 달 전에는 친구를 더 자주 만났는 데 이번 입원 전에 무언가
가 발생하고 친구들을 만나지 않으셨네요.

환자 Ed : 저는 때때로 친구 집에 운전하고 갔었습니다. 그리고 때때로 친
구 한명이 저는 데려가기도 했었습니다. 그리고 우리는 브리지
게임을 하거나 TV로 경기를 보았습니다. 하지만 저는 혼자 있
을 때 기분이 쳐지고, 일부 약과 함께 느려졌습니다. 첫째 우울
증 치료제. 저는 우울증 치료제를 완전히 멈추지 않았지만 효
과가 떨어졌습니다. 제가 입원하기 전에 일부 심장 약을 끊었습
니다. 저는 제가 복용하고 있는 모든 약을 좋게 느낍니다.

사례관리자 : 의사 선생님이 약을 복용하는 것이 중요하다고 ○○님에게 말
했습니다. <반영을 의도하였지만 Ed는 직면하는 것처럼 느껴
강제로 대답함>

환자 Ed : 알겠습니다. 선생님은 남은 시간을 저에게 약물에 대해 강의를
할 건가요? 저는 병원에 돌아가지 않을 겁니다.

사례관리자 : 미안합니다. 저는 의사와 함께 ○○님을 괴롭히려고 했던 것이 아닙니다. <사과와 함께 불화 피하기, 이후 공감적 진술> 저는 그런 의도로 말하지 않았습니다. 우울증으로 인해 지금 일어나고 있는 일들의 원인이 궁금했습니다. 약 복용을 중단하고, 친구 방문이 멈추고 환자분이 입원하였습니다. 저는 입원기간동안 우울증에 대해 이야기를 희망합니다. <추측하는 반영하기>

환자 Ed : 병원에서 그들은 저를 빨리 퇴원시키길 원합니다. 모두들 매우 바쁩니다. 병원 의사는 제가 약을 먹지 않는 것에 대해 저에게 뭐라고 했었습니다. 지난주에 Smith박사님을 봤을 때 그는 역시 약 복용에 대해 이야기하기를 원했습니다. (불만) 간호사들은 비록 바쁠 때도 훨씬 좋았습니다. 간호사 중에 한명에 우울증에 대해서 물었습니다. 제가 입원하기 전에 기분이 어땠는지 생각해봤는 데 좋지 않았습니다.

사례관리자 : 간호사가 ○○님을 이해했네요. 그리고 그것은 간호사 선생님이 우울증이 ○○님에게 어떤 영향을 줄 수 있는지에 대해 생각하게 해주었군요. <추측을 포함한 반영하기>

환자 Ed : 네. 하지만 기분이 좋지는 않았습니다. 병원에 입원해 있는 것이 재미있지는 않거든요. <변화대화>

사례관리자 : 향후 ○○님이 병원에 머무를 때 도움이 될 수 있는 것들이 무엇일까요?

환자 Ed : 이 약들이 모두가 큽니다.

사례관리자 : 일리가 있는 말씀이네요. ○○님의 우울증은 악화되었고, 그로 인해 ○○님이 싫어하는 입원을 하게 되었을지도 모릅니다.

환자 Ed : 그럴지도 모르겠네요.

사례관리자 : ○○님이 새로운 우울증 약을 시도해봤다니 기쁘네요. ○○님이 괜찮다고 하면 제가 제공 할 수 있는 다른 아이디어가 있습니다.

환자 Ed : 괜찮습니다.

사례관리자 : ○○님은 직접 운전을 해서 저녁에 친구들 집에서 카드놀이 했었습니다. 그리고 그 때를 그리워하시고요. 고립되는 것은 우울증을 악화시킬 수 있습니다. 그리고 저는 어떻게 ○○님이 친구들을 다시 만나수 있을지 궁금합니다. <유발하기>

환자 Ed : 어떤 것을 그만두고 나면 다시 시작하는 것은 쉽지 않습니다. <유지대화> 제 친구들이 저에 대해서 어떻게 생각할지 모르겠습니다. 아마 심리상담을 다시 받을 수 있을 것 같습니다. <변화대화 - 능력> 심리상담사가 저의 전체적인 상황을 이해했었습니다. 어떻게 이 모든 상황이 제게 일어났는지. 심리상담사를 만나는 것이 저에게 도움이 될 것 같습니다. <변화대화 - 이유>

사례관리자 : 좋은 생각이십니다. <변화대화에 대한 인정하기> 어떻게 심리상담을 받으실 수 있을까요? <유발하기>

환자 Ed : 저에게 심리상담사 사무실 번호가 있습니다. 제가 그녀에게 전화하겠습니다. <활동적 변화대화>

사례관리자 : 언제 ○○님은 심리상담사에게 전화를 할 수 있다고 생각하십니까? <열린질문>

환자 Ed : 저는 집에서 나갈 필요가 있습니다. 심리상담사가 전에도 저를 도와준 적이 있습니다. 이번 주에 전화를 하겠습니다. <필요와 이유, 활동적 변화대화>

사례관리자 : 좋은 생각이시네요. 그리고 ○○님은 새로운 우울증 약을 복용하고 계시군요.

환자 Ed : 선생님, 저는 이미 하루에 몇 번씩 9개의 약을 먹고 있습니다. 그렇게 약을 복용하는 것은 즐겁지가 않습니다. 의사 선생님이 지난주에 다른 항우울제를 제안해주셨는 데 제가 그 약을 복용해보겠다고 했습니다. 그 약이 지금까지 저를 괴롭히지는 않고 있습니다.

사례관리자 : 좋네요. ○○님은 우울증 개선하기 위한 큰 걸음을 내딛었습니다. <인정하기> 우울증을 없애기 위해 할 수 있는 다른 어떤 것

이 있을까요? <유발하기>

환자 Ed : 친구들을 만나고 싶습니다. 선생님이 제가 친구들을 방문할 수 있다고 말해주셨지만 제가 다시 친구들을 만날 수 있을지는 모르겠습니다. <양가감정>

사례관리자 : ○○님은 정말 친구들과 있는 것을 즐기시는군요. 그들과의 우정이 선생님에게 중요하네요.

환자 Ed : 저는 심리상담사 Mary를 만났을 때 그 이야기를 할 수 있습니다. <변화대화 - 능력> 저는 종종 그녀를 만나로 가는 것이 종종 힘듭니다. <유지대화>

사례관리자 : 지금까지 저희가 나눈 이야기를 요약하고 싶습니다. ○○님께서는 저녁에 친구들과 함께 만나기를 원하시고요. 그리고 심리상담사인 Mary를 만나 우울증을 치료할 계획을 세웠습니다. 그녀와 약속하기 위해 전화하기로 했고요. Smith 박사를 만났을 때, ○○님은 새로운 항우울제를 처방받고 매일 복용하고 있습니다. 비록 ○○님은 약을 복용하는 것을 즐기지는 않지만 특히 심부전 약을 먹는 것이 도움이 된다는 것을 알고 계십니다. <반영적 요약하기>

환자 Ed : 저는 다음에 당뇨병과 다른 의료적 문제 진료를 위해 Smith 박사님을 볼 예정입니다.

사례관리자 : 저는 ○○님을 돌보기 위해서 모든 약물과 진료를 보는 것이 많은 시간이 걸린다는 것을 알고 있습니다. 그리고 ○○님이 지속적으로 관리하고 있어 기쁩니다. <인정하기> 괜찮으시다면 제가 환자분에게 매주 전화 드리겠습니다. 문의사항이 있으시면 저에게 전화하셔도 됩니다. 괜찮을까요? <전화 사후관리에 대한 허락 구하기>

환자 Ed : 괜찮습니다.

어려운 현장에서의 동기면담

임상실천에 동기면담을 활용하는 사람들은 종종 자신의 일을 더 쉽고 즐겁게 한다고 보고한다. 더 복잡한 문제를 가진 환자와 함께 진료와 교육을 할 때 활용할 수 있는 면담기술을 가지는 것은 많은 임상가에게 가치가 있다. 환자를 설득하고 직면시키기 보다는 동기면담을 활용하는 실천가는 환자의 생각과 계획을 유발함으로써 그들을 돕는 대화를 한다. 환자가 자신의 상황에 압도당하고 고군분투 할 때 사람을 변화시키려고 노력하는 괴로운 경험인 교정반사와는 뚜렷한 대조를 이룬다. 이러한 상황은 당뇨병 합병증에서 자주 볼 수 있다.

동기면담은 기술을 활용하기보다 동기면담 정신과 근거기반 상담 기술 결합된 대화 스타일이다. 앞의 면담 대화에서 사례관리자는 열린질문과 반영적 경청 기술을 통해 Ed 자신의 감정과 생각을 이끌어내며 유발하는 데 크게 집중하였다. 공감은 사례관리자의 복합반영에서 많은 부분 확인할 수 있었다.

Ed가 약물에 대한 사례관리자의 말에 불쾌감을 나타냈을 때, 그녀는 다시 관계형성을 하기 위해 사과하고, 공감 했다. 전문가의 입장을 고수하는 대신에 사례관리자는 Ed의 어려움을 증대시키는 우울증에 대해 궁금해 했다. 공감, 파트너십, 수용 그리고 유발로 시작된 대화에서 Ed는 사례관리자와 향후 계획을 논의하면서 예비적 변화대화와 활동적 변화대화 이야기 하였다. 그는 우울증의 두드러진 특징인 어떤 것을 하는 것에 대한 어려움을 몇 번이나 불평했다. 양가감정에 초점을 두는 대신 사례관리자는 복합반영을 통해 Ed가 무엇을 원하는지를 이야기하였다. "친구와 함께 있는 것을 즐거워하고, 친구와의 우정이 당신에게 중요하군요." Ed는 양가감정을 해결하지는 못하였지만 대신 심리상담사와 우울증에 대해 상담을 하는 도움이 되는 결정을 하였다.

핵심 포인트
·················

- 파트너쉽, 동정, 수용, 유발의 동기면담 정신은 당뇨병 합병증이 있는 환자가 직면하는 어려운 결정과 치료에 초점을 둔 대화에 적합하다.
- 다양한 치료 옵션에 대한 사람들의 생각을 유발시키는 것은 복잡한 상황에서 환자가 원하는 치료계획을 수립하도록 돕는다.
- 환자가 불쾌감을 느끼면 사과를 하고, 불화를 피하고 이후 대화를 촉진해야 한다.
- 당뇨병 합병증을 가진 환자는 우울증과 스트레스의 비율이 높다. 진료 또는 교육을 할 때마다 우울증과 스트레스에 대해 다루는 것이 적절하다.

Chapter

동기면담 학습하기

동기면담 학습 과정에 관한 좋은 소식이 있다. 첫 번째는 동기면담이 학습이 가능하다는 것이다. 동기면담 훈련 연구들에서 시간이 지남에 따라 실천가의 기술이 상당히 향상되는 것을 보여주었다. 동기면담 학습 능력은 대학원 교육 년 수 또는 학위와는 관련이 없는 것으로 보인다(Miller et al., 2004). 실제로 동기면담 실천하는 초기에 실천가들은 종종 환자의 반응에 주목할 만한 차이를 보고한다. 제1부에서 설명한 것처럼 임상가가 무엇을 경청해야 할지 알면, 환자가 임상가에게 알려줄 것이다. 임상가는 환자가 이야기한 내용이 의미하는 것을 추측해서 복합반영을 제공 할 때, 임상가가 지속적으로 정확한 추측과 반영을 하는 데 도움이 되는 즉각적인 피드백을 얻게 된다. 동기면담을 실천할 때 변화대화를 듣는 것은 임상가가 잘하고 있다는 즉각적인 피드백을 의미한다. 임상가가 환자의 방어적 말과 많은 유지대화를 들을 때, 환자가 임상가에게 다르게 하라고 이야기를 하는 것이다. 이러한 즉각적인 피드백은 임상가가 동기면담을 학습하는 데 도움이 된다. 수술을 집도하는 것과 비슷하다. 천 번의 수술을 집도한 외과 의사는 첫 번째 수술을 집도했을 때

보다 수술을 더 간단하게 잘 집도할 것이다.

물론, 동기면담을 숙련되게 활용하기 위해서는 시간이 걸리기 때문에 인내심을 가져야 한다. 동기면담 학습은 다른 복잡한 기술을 배우는 것과 비슷하다. 때때로 임상가는 마치 간단한 트릭이나 기술을 배우는 것처럼 동기면담 워크샵에 참석하는 경우가 있는 데 불행하게도 그렇게 간단하지는 않다. 동기면담은 변화에 대해 환자와 대화하는 특정한 말이 아니라 실천 스타일에 더 가깝다. 음악가가 자신만의 독특한 사운드를 개발하는 것처럼, 임상가는 가장 효과적인 자신만의 동기면담 스타일을 찾아야 한다. 동기면담을 실천하는 방법이 한가지만 있는 것은 아니다. 환자의 반응이 당신이 올바로 실천을 하고 있는지를 이야기해줄 것이다.

동기면담 학습을 시작하는 방법

동기면담 자료를 읽는 것은 동기면담의 내용을 이해하는 데 도움이 될 수 있다. 그리고 동기면담 훈련가 네트워크_{Motivational Interviewing Network of Trainers} 홈페이지 (www.motivationalinterviewing.org)에는 다양한 영역의 실천가들이 동기면담을 설명하는 자료뿐만 아니라 비디오가 많이 있다. 우리는 동기면담이 당뇨병 관리 영역에서 어떻게 적용이 될 수 있는지를 이 책에 담기 위해 최선을 다했다. 많은 의료적 절차와 마찬가지로, 동기면담 자료를 읽고 보는 것은 단지 시작에 불과하다. 관련 자료를 읽고 보는 것만으로는 동기면담을 잘 실천할 수는 없다.

동기면담 훈련 워크샵은 미국을 비롯해서 다양한 나라에서 진행되고 있어서 참석할 수 있다(www.motivationalinterviewing.org/motivational-interviewing-training 참조). 이러한 동기면담 워크샵은 동기면담 기술을 실천하는 풍부한 기회가 있고, 가능한 경우 동기면담 훈련가에게 피드백을 받을 수도 있다. 동기면담 워크샵에 참가자들은 평균적으로 동기면담 실천기술이 유의미하게 향상된다고 한다(Madson, Lognon, & Lane, 2009). 워크샵에 참석 이후 소수 참가자는 동기면담 실천 능력이 많이 향상이 되는 것을 볼 수 있다. 하지만 대부분의 임상가들은 자신의 환자와 변화를 만들어내는 데 충분한 능력을 개발하는데 추가적인 학습이 필요하다(Miller et al., 2004).

동기면담 학습 지속하기

어떤 복잡한 기술을 배우는 데 있어서 적어도 두 가지가 학습을 도울 수 있다. 피드백과 코칭이다. 첫 번째, 당신은 동기면담을 어떻게 실천하고 있는지에 대한 신뢰할만한 정보가 필요하다. 한 가지 방법은 온라인 지식 테스트를 받는 것이다. 하지만 맞고 틀린 것에 대한 피드백을 제외하면 학습이 적게 이루어질 것이다. 골프 또는 테니스에서 당신이 공을 치고 공이 어디로 가는지 보지 않으면 스윙이 향상되지 않는다. 그리고 전자 키보드의 전원을 끄고 연주를 하면 실력이 향상되기 어렵다.

피드백은 임상가의 동기면담 실천을 검토하는 것을 요구한다. "제가 피아노 치는 것을 듣지 않아요. 저는 너무 당황스러워요", "제가 골프 스윙하는 모습을 봐주지 않아요."라고 이야기하는 사람은 피아노 교사와 골프 코치를 고용하지 않을 것이다. 우리는 오래전에 동기면담을 학습했다. 학생들은 진료의뢰가 왔을 때에 무슨 일이 있었는지 우리에게 말을 한다. 중요한 것을 학생들이 보고 듣지 못하는 경우가 종종 있다.

비록 임상가 자신의 실천을 뒤돌아보는 것은 교육적일 수 있다. 임상가는 면담하는 동안 안내하기 너무 바쁘다는 것을 확인할 수 있을 것이다. 분명히 임상가나 코치가 이후 검토할 수 있도록 동기면담 녹음하는 것이 필요하다. 자신의 동기면담 실천을 녹음하고 검토한다는 생각은 매우 두려울 수 있다. 하지만 실천을 관찰하는 것은 보건의료전문가가 훈련을 하는 동안 자신의 기술을 정상적으로 배우는 방법이다. 한 번 시도해보라. 대부분의 임상가들은 자신의 환자에게 초점을 맞추고, 녹음/녹화하고 있다는 것을 금방 잊어버린다. 우리는 오디오 녹음이 일반적으로 충분하고, 환자와 실천가 모두가 비디오 녹화보다 덜 위축되는 경향이 있다는 것을 알게 되었다. (녹음/녹화는 이것이 어떻게 사용되어지고 보관되고 언제 파기될 것인지에 대한 명확한 설명이 되어 있는 공식적인 서면 동의서를 환자에게 받는 것이 필요하다.)

동기면담을 환자 대상으로 실천한 샘플을 검토하는 것은 면담기술을 학습하고 향상시키는 데 도움이 될 수 있다. 예를 들면, 자신의 실천한 면담을 살펴보면 반영과 질문의 수를 계산할 수 있다. 동기면담은 반영하기가 질문보다 수가 많아야 한다고 권고하고 있다. 임상가의 질문이 열린질문인지? 또는 닫힌질문인지? 그리고 열린질문 또는 닫힌질문에 환자가 어떻게 반응하는지? 환자의 진술 중에 어떤 것이 변화대화인지? 그리고 환자가 변화대화를 이야기했다고 하면, 그 전에 임상가는 어떻게 면담을 하였는지? 만약 환자가 유지대화 또는 방어로 변화하지 않으려고 한다면, 이전에 무슨 일이 있었는지?

동기면담 전문가 코치로부터 임상가의 동기면담 실천을 검토해서 피드백을 받는 것도 또한 유용할 수 있다. 이것은 임상 만남을 가장한 배우인 "표준화된 환자_{standardized patient}"와의 대화로도 수행되어질 수 있다. 하지만 그러한 배우는 실제 환자와 같은 방식으로 반응하지 않는다는 것을 알고 있다. 예를 들어, 실제 환자는 동기면담 일치하는 방식에 반응할 때 보다 변화대화를 많이 이야기하는 경향이 있다. 배우가 역할에 충실할 가능성이 있음에도 불구하고 다른 임상가의 스타일에 반응적이지 않을 수도 있다. 그래서 동기면담 전문가 코치가 임상가의 실제 동기면담 실천 샘플을 검토하는 것이 임상가에게 가장 도움이 될 수 있다.

동기면담 실천 능력을 개발하는 것에는 구성하는 기술을 학습하고 통합하는 것을 포함 한다 (Miller & Moyers, 2006). 좋은 코치는 임상가가 다음에 다르게 면담해야 하는 14가지 목록들을 나열하지 않을 것이다. 대신에 임상가가 무엇을 이미 잘하고 있는지를 이야기 한 이후에 보다 실천을 잘하기 위해 노력해야 하는 한 가지 또는 두 가지를 제안할 것이다. 숙련된 코칭은 그 사람의 기술 발달이 현재 어느 정도 수준인지를 이해하고, 다음 단계로 나아갈 때 무엇이 유용한지를 아는 것을 포함한다.

동기면담 기술의 순서

동기면담은 몇 가지 기술들을 학습하고 통합하는 것을 포함한다. 동기면담 실천 능력을 개발하는 데 고정된 순서는 없지만 여기에서 동기면담의 일부 기술들을 살펴볼 것이다.

■ 동기면담 정신

2장에서 살펴본 것처럼, 변화를 할 수 있는 파트너와 협력자로 환자를 생각하는 동기면담 정신에 의해 동기면담 실천이 촉진되어진다. 어떤 면에서 동기면담은 수용할 수 있고, 실행 가능한 변화계획으로 향해 이동하는 협의 과정이다. 동기면담은 판단하기 보다는 수용함으로써 시작을 하고, 해결방법을 제공하기 보다는 해결방법을 유발하게 된다. 이러한 "동기면담 정신"은 동기면담 실천에 전제조건은 아니지만 임상가가 무엇을 하고, 왜 하는지에 대한 이해의 틀을 제공한다.

■ 반영적 경청

반영적 경청(4장 참조)은 동기면담 실천에 기본이 되는 기술이다. 따라서 반영적 경청은 초기에 학습하고 연습해야 하는 하나의 기술이다. 처음에는 반영하기 연습이 어색하게 느껴질 수 있다. 그냥 질문을 하는 것이 훨씬 쉬어 보인다. 하지만 좋은 반영적 경청이 없는 동기면담 실천은 거의 불가능하다. 반영하기의 의도적 연습은 당신의 시간을 절약해준다. 왜냐하면 임상가는 자신이 반영하기를 할 때마다 환자의 즉각적인 피드백을 받기 때문이다. 시간이 지남에 따라 임상가의 동기면담 기술은 증진이 되고, 반영적 경청을 보다 편안하게 느끼게 될 것이다.

■ 초점 맞추기

명확한 변화에 초점 맞추기(3장 참조)는 또 하나의 도움이 되는 훈련이다. 협의 진료 대화는 쉽게 주제에서 벗어날 수 있다. 제한된 시간에 임상가가 어디로 가려고 하는지 마음을 유지하는 것이 중요하다. 이상한 나라의 엘리스에서 채셔 고양이가 말한 것처럼, 만약 당신이 어디로 가야할지 모른다고 하면, 어느 길도 갈 수 없다. 명확한 변화 목표를 가져야 한다. 이 환자의 다음 건강한 변화 단계는 무엇인가? 초점 맞추기는 협의 과정이지 처방이 아니라는 것을 기억해야 한다.

■ 정보 제공하기

정보를 제공하는 협력적인 이끌어내기-제공하기-이끌어내기(EPE) 방법은 몇 분 안에 실천할 수 있는 기술이다(6장 참조). 환자에게 정보를 일방적으로 제공하는 대신에, 환자에게 허락을 구하는 질문, 환자가 이미 알고 있는 것이 무엇인지 물어보는 질문, 환자가 알기를 원하는 것이 무엇인지 물어보는 질문으로 시작해야 한다. 그 이후에 정보와 조언을 환자가 다룰 수 있는 단위로 제공하고, 당신이 이야기한 것에 대한 환자의 반응을 물어보고, 이후 반영하기를 해야 한다.

■ 변화대화

환자가 이야기했을 때 변화대화를 인식하는 것이 하나의 기술이다. 그래서 면담 상황에서 실천가가 변화대화를 인식하거나 반응하지 않고 변화대화는 종종 지나친다. 환자의 행동변화에 있어서 변화대화는 특히 중요하다는 것을 알아야 한다.

임상가가 변화대화를 인식할 수 있으면, 다음 단계는 변화대화를 유발하도록 노력하는 것이다(5장 참조). 열린질문은 변화대화를 이끌어낼 수 있다. 반영하기 기술을 사용함으로써 임상가는 반영을 할 때마다 환자의 즉각적인 피드백을 얻을 수 있다.

세 번째 기술은 변화대화에 반응하는 것이다. 임상가가 변화대화를 듣게 되면 그대로 있으면 안 된다. 임상가는 변화를 더 이끌어내기 위해 무엇인가를 이야기해야 하며, OARS (열린질문 Open Questions, 인정하기 Affirming, 반영하기 Reflecting, 요약하기 Summarizing) 면담기술로 적절하게 반응할 수 있다. 변화대화에 반응하기는 임상가가 변화대화를 들었을 때 실천할 수 있고, 환자의 즉각적인 피드백을 받았을 때도 사용할 수 있는 기술이다. 임상가의 반응이 더 많은 변화대화를 이끌어낼 수 있다.

유지대화와 불화에 반응하기
....

환자가 저항하는 것처럼 느껴질 때 임상가는 어떻게 반응해야 하는가? 5장에서 유지대화와 불화를 증가시키지 않는 몇 가지 방법들을 제공하였다. 한 번 더 환자의 피드백을 받는 것은 즉각적이다. 만약 임상가가 환자에게 교정반사를 표현하고 변화에 대해 환자와 논쟁하게 되면, 환자는 더 유지대화를 이야기 할 가능성이 크다.

■ 계획하기

계획하기는 환자가 실행할 수 있는 변화계획을 협의하는 기술이다. 임상가가 듣기를 원하는 것은 환자가 실천할 수 있다고 표현하고, 환자가 가능하다고 말한 다음단계 실천 의도와 구체적인 계획일 것이다. 진료/교육하는 동안에 환자의 활동적 변화대화를 통해 피드백을 얻을 수 있다. 그 이후에 다음 진료/교육시 임상가는 환자가 계획을 실천했는지? 어떻게 진행되었는지에 대해 물어볼 수 있다. 비록 대부분 건강관리 진료/교육은 비교적 시간이 짧지만 정기적으로 환자를 볼 수 있고, 환자의 자가관리를 증진하는 데 동기면담을 활용 할 수 있다면 그것은 장점이다.

동기면담 학습 공동체

면담 기술을 개발하는 한 가지 방법은 동기면담 실천 능력을 증진하는 데 관심이 있는 동료들과 함께 집단으로 공부를 하는 것이다. 이러한 집단에는 "동기면담 전문가"가 종종 없을 수 있으며, 집단의 과업은 함께 동기면담을 학습하는 것이다. 학습 공동체에서는 동기면담 자료를 읽고 이야기하거나, 임상적 경험을 이야기하거나, 동기면담 DVD/비디오를 보거나, 보건의료 분야의 동기면담 연구 논문을 돌아가면서 발표할 수도 있다. 다양한 형태의 학습이 이루어질 수 있다(Rosengren, 2009). 하지만 핵심적인 부분은 각 구성원이 환자와 면담을 한 오디오 녹음을 듣는 방법으로 동기면담을 실천하는 것을 관찰하는 것이다. 집단 안의 분위기가 비판적이고(무엇을 잘못했는지 지적), 평가적이고, 경쟁적(누가 가장 잘 실천하는지?)으로 되지 않게 하는 것이 중요하다. 학습 공동체의 학습 과정은 함께하면서, 아이디어를 공유하고, 가능성을 탐색하는 것이다. "특정한 환자 면담 상황에서, 우리는 어떻게 동기면담 일치하는 방식으로 반응할 수 있을까?" 우리는 항상 동기면담 시연이 잘 된 좋은 오디오를 듣거나, 비디오를 보고 각자의 의견을 교환하도록 권한다.

집단 구성원들은 동기면담 실천 오디오/비디오를 보거나 듣는데 구조화된 도구를 활용할 수도 있다(Madson & Campbell, 2006). 간단한 방법 하나는 동기면담 시연이 잘된 각각의 오디오/비디오를 함께 듣거나 보면서 잘된 부분을 숫자를 세고, 기록하는 것이다. 각 구성원이 동기면담 실천의 다른 측면을 확인할 수도 있다. 예를 들면:

- 동기면담 정신 (2장)
- 동기면담 네 가지 과정 (3장)
- OARS (4장)
- 변화대화 (5장)

동기면담 실천의 질을 평가하기 위해 개발된 도구들도 있고, 이 도구들은 출판되어 비교할 수 있는 데이터가 있어서 신뢰할만한 측정을 할 수 있다 (e.g., Hendrickson et al., 2004; Lane et al., 2005; Moyers, Martin, Catley, Harris, & Ahluwalia, 2003).

동기면담 학습에서 핵심 요구는 "초심자"의 마음으로 실천을 하는 것이다. 동기면담은 능숙해지는 것, 완벽한 질문 또는 완벽한 반영을 하는 것이 아니고, 환자의 지혜와 아이디어에 관해 배우려는 호기심을 가지고 그 순간에 온전히 함께 하는 것이다. 그것은 단지 지식과 조언을 제공하는 것이 아니라 초심자의 마음을 가지고 각 환자가 이야기하는 새로운 경험을 개방적으로 접근하는 것이다. 동기면담은 임상가의 활동을 통해 개발이 지속될 수 있는 면담 기술 세트이다. 그리고 실제 수혜자는 환자 일 것이다.

핵심 포인트

....

- 동기면담 능력을 향상시키는 것은 동기면담 기술을 학습하고 통합하는 것을 포함한다.
- 반영적 경청은 동기면담 학습과 실천에 있어서 필수적이고, 기본이 되는 기술이다.
- 변화대화를 인식하기, 변화대화 유발하기, 변화대화에 반응하기는 핵심 기술이다.
- 동기면담 실천을 관찰을 통한 개별적인 피드백과 코칭을 제공하는 것은 동기면담 학습에 도움이 될 수 있다.
- 학습 공동체는 동기면담 기술을 향상을 위해 함께 하는 동료 집단이다.

집단에서의 동기면담

만약 임상가가 종종 집단에서 환자와 만나야 한다면, 이 장에서는 그러한 상황에서 임상가가 동기면담을 어떻게 활용할 수 있는지에 대해 설명할 것이다. 약물교육은 일반적으로 구조화된 교육내용을 활용하는 집단에서 전달된다. 그리고 집단 형태는 또한 당뇨병 자가관리 교육에 효과적일 수 있다(Beverly et al., 2013). 어떤 임상 상황에서는 집단 진료가 제공이 된다. 당뇨병 교육 또는 진료시에 환자들을 함께 보는 것은 각 환자의 비용을 줄일 수 있고 집단 상호작용(임상가와 환자, 환자간)을 통해 환자의 잠재적인 동기 증진의 이점을 제공한다.

동기면담은 원래 환자와 1 대 1 면담하기 위해 개발되었지만, 같은 스타일로 집단에서 환자의 변화동기와 변화결단을 강화하기 위해 활용되어 질 수도 있다(Wagner & Ingersoll, 2013). 하지만 집단에서 동기면담을 활용하는 것은 다소 더 복잡할 수 있다. 왜냐하면 과업 달성을 위해 집단과정을 관리하는 동안 임상가는 집단구성원의 동기수준 변화에 주의를 기울여야하기 때문이다.

만약 가능하면 우선 1 대 1 면담에서 임상가의 동기면담 기술을 증진하도록 제안한다.

관계 형성하기

개별 면담시, 집단의 첫 번째 과업은 협력적이고, 공감적이고, 신뢰할 수 있는 분위기를 형성하며 모든 참가자와 관계형성을 하는 것이다. 비록 임상가가 집단에서 활용할 수 있는 도구들을 가지고 있더라도 관계형성에 초기 시간을 활용하는 것은 좋은 선택이다. 집단 과정은 몇 가지 열린질문을 하고 반영적 경청으로 반응하는 것과 같이 간단하게 될 수 있다. 왜냐하면 집단의 목표가 종종 미리 정해지기 때문이다(예를 들면 당뇨병 자가관리의 일부 측면). 임상가가 관계형성하기 위해 하는 질문들은 종종 변화대화를 유발하면서 시작하도록 고안될 수도 있다. 여기에 몇 가지 열린질문 예가 있다.

"당뇨병에 대해 가장 알기를 원하는 것이 무엇인가요?"
"당신의 당뇨병 관리를 하기 위해 이미 하고 있는 것이 무엇인지 말씀해주세요."
"당뇨병을 가지고 건강하게 지내기 위해 이미 알고 있는 방법은 무엇인가요?"
"혈당관리를 잘해야 하는 이유가 무엇인가요?"

이러한 질문을 활용하는 것은 집단 시작을 긍정적인 방향으로 논의를 이동하게 할 수 있다. 그리고 일반적인 소개(이름, 직업, 당뇨병 유병기간 등)보다 도움이 되고, 관계형성이 잘 될 가능성이 크다.

임상가가 공감적 경청으로 반응하는 것은 집단 시작시에 중요하다. 그것은 임상가가 환자의 관점에 관심이 있고 판단적으로 반응하지 않을 거라는 신호다. 환자를 수동적인 수혜자보다는 적극적인 참가자가 되도록 격려한다.

정보 제공하기

．．．．．．．．．．．．．．．．．．．．．

당뇨병 교육은 매우 많은 정보가 환자에게 제공 되어질 수 있다. 확실히 배워야 할 것이 많이 있다. 특히 당뇨병을 최근에 진단받은 환자에게는 더욱 그렇다. 임상가가 생각할 때 당뇨병 환자가 알아야 될 필요가 있는 모든 정보를 전달하고 싶은 유혹을 느낄 것이다. 이렇게 하고 싶은 압박은 시간이 짧고 임상가가 필요한 정보를 가지고 있을 때 더욱 커진다. 당뇨병 환자는 지식이 부족하고 나는 지식을 전달해야만 한다는 전문가의 교정반사는 집단에서도 동일하다.

비록 시간이 짧고, 정보를 환자에게 전달하고 싶겠지만, 마음속으로 이끌어내기-제공하기-이끌어내기_{Elicit-Provide-Elicit, EPE} 접근을 유지해야 한다. 어떻게 정보를 일방적으로 제공하지 않고 보다 대화처럼 정보를 제공하는 것이 가능한지? 다시, 악화되게 해서는 안 된다.

■ 이끌어내기

여기에 이끌어내기-제공하기-이끌어내기 과정을 시작하는 "이끌어내기" 질문의 3가지 예가 있다.

< 이끌어내기 질문 예1 >
"…에 대해 당신이 이미 알고 있는 것은 무엇인가요?"
우리는 종종 환자가 당뇨병에 대한 약간의 정보를 알고 있다. 그 정보의 일부가 잘못된 정보일 수도 있다. 환자들은 인터넷 검색을 하고, 당뇨병 환자와 이야기를 하고, 병원 또는 약국에 있는 당뇨병 자료를 읽을 수도 있다. 환자가 이미 알고 있는 정보가 무엇인지를 물어봄으로써 시작하는 것은 적어도 3가지의 좋은 점이 있다.
1. 환자가 이미 알고 있는 것을 임상가가 환자에게 이야기하면 따분해한다.

2. 환자의 말을 경청하는 것은 환자가 어떻게 이해를 했는지? 그리고 어떤 부분을 오해했는지에 대한 정보를 임상가에게 제공한다.
3. 사람들은 자신이 이야기한 것에 더 설득되는 경향이 있기 때문에 환자 자신이 이야기하는 것이 가치가 있다.

"이미 알고 있는 것은 무엇인가요?"와 같은 열린질문을 임상가가 집단 구성원에게 물어볼 때 임상가가 반응하는 방법의 몇 가지 중요한 측면이 있다. 우선, 그 사람이 무엇을 이야기하는지 임상가는 경청을 해야 한다. 집단 구성원에게 긍정적이고 존중하는 태도로 반응을 하고, 다른 집단 구성원들이 잘 참여하도록 격려해야 한다. 정확한 정보가 무엇이든 간에 집단 구성원의 언어로 표현하도록 하는 것이 중요하다. 집단 구성원이 이야기한 부분 중 맞는 부분을 발견하고 필요한 경우 추가정보를 제공한다.

당뇨병교육자 : ○○님이 혈당체크에 대해 이미 알고 있는 것이 무엇인지 말씀해주세요.

참가자1 : 아파요. (웃음)

당뇨병교육자 : 맞아요. 약간 아파요. 혈당체크시 아픔을 최소화하기 위한 방법을 알고 계신가요?

참가자2 : 저는 채혈침을 자주 교환해요. 새로운 채혈침으로 교체하고 혈당체크를 하면 통증이 거의 느끼지 않아요.

당뇨병교육자 : 맞습니다. ○○님은 이미 혈당체크에 대한 경험이 많으시네요. <인정하기>

참가자3 : 채혈 버튼을 누르고 바로 검사지에 혈액을 떨어뜨리는 것에 집중을 해요. 다음에 제가 해야 하는 것에 신경을 쓰는 겁니다.

당뇨병교육자 : 알겠습니다. 순간의 채혈의 통증에 집중하지 않는다는 말씀이시네요. 좋은 생각이네요.

임상가가 전달하고자 하는 정보를 참가자들에게서 가능한 많이 이끌어
내도록 대화를 진전시키고, 활기차게 유지하는 것이 기술이다.

< 이끌어내기 질문 예2 >

"가장 알고 싶은 것이 무엇인가요?"

또 다른 이끌어내는 열린질문은 집단 참가자가 가장 알고 싶은 것이 무엇
인지를 물어보는 것이다. 사람들이 적극적으로 참여하도록 격려하는 방식으
로 다시 반응한다.

당뇨병교육자 : 식습관 변화에 대한 이야기를 많이 했습니다. 그리고 저는
님들이 이미 많은 것을 알고 있다고 생각합니다. 저는 ○○님
들이 이미 알고 있는 것에 대해 이야기하기를 원하지 않습니
다. 그래서 ○○님이 가장 음식과 당뇨병에 대해 알고 싶은 것
이 무엇인지 이야기해주세요. 어떤 것을 이야기 하는 것이 자
신에게 가장 도움이 될까요?

참가자1 : 식품 라벨이 헷갈려요. 식품 라벨을 볼 때 주의해야 하는 것
에 대해 이야기해주세요.

당뇨병교육자 : 좋습니다. ○○님이 식품 라벨을 보실 때 신경을 쓰셔야 하는
지 설명을 드리겠습니다. 다른 질문 없으신가요?

참가자2 : 패스트 푸드를 먹어도 되나요?

당뇨병교육자 : 좋은 질문입니다. 우리는 식사로 많은 것을 먹습니다. 물론
○○님이 원하는 대로 할 수 있습니다. 하지만 우리는 건강에
좋지 않은 음식을 판매하는 곳에서 건강하게 먹는 방법을 이
야기할 수 있습니다.

참가자3 : 당뇨병이 있는 사람에게 탄수화물이 정말 좋지 않다고 들었
습니다.

당뇨병교육자 : 정말 중요한 주제입니다. 아주 간단하지 않지만 탄수화물에
대해 분명히 이야기를 할 것입니다.

< 이끌어내기 질문 예3 >

동기 유발적 질문하기

동기면담의 원리가 개별면담에서처럼 집단에서도 적용될 수 있다. 어떤 주제에 대해 열린질문으로 물어보는 것은 변화대화를 유발시킨다. 가장 변화 가능성이 높은 집단 구성원은 강요당하지 않고 집단에 참여한 사람들이다. 그들은 예약을 했을 수도 있고 일부 구성원은 또한 건강해지는 것을 원한다. 집단 회기 초반에 임상가는 다루어야 하는 주제에 대한 변화대화를 유발시키기 위한 열린질문을 할 수 있다.

당뇨병교육자 : 오늘은 운동에 대해서 이야기를 해보겠습니다. 몇몇 참가자께서는 운동에 대해 이미 많은 것을 알고 계십니다. 다양한 운동이 있을 수 있다고 생각합니다. 거기서부터 시작해 보죠. 이전에 해보셨거나 하시고 계시는 운동이 있으시면 말씀해 주세요.

참가자1 : 저는 겨울철에 크로스 컨트리 스키를 정말 즐겼습니다. 하지만 제가 살이 찌고 나서는 지금은 즐기는 것이 어려워졌어요.

당뇨병교육자 : 저도 크로스 컨트리 스키를 즐깁니다. 스키를 타거나 숲을 헤치고 나아가는 것이 정말 즐겁고, 정말 평화롭지요.

참가자1 : 하지만 지금 저는 걷습니다. 정말 추울 때 저는 쇼핑센터가 붐비기 전에 갑니다.

당뇨병교육자 : 좋습니다. 걷기는 효과가 있는 간단한 종류의 활동입니다. 걷기를 어떻게 하시나요?

참가자1 : 저는 사람들과 상점 창문에 무엇이 있는 것을 보는 것을 좋아합니다. 걸을 때 음악도 준비해서 갑니다.

당뇨병교육자 : 좋네요. 다른 환자분들은 어떤 활동을 하시나요?

참가자2 : 저는 헬스장에 가서 운동 장비를 사용합니다. 그 곳은 몸매 과시가 심한 헬스장이 아니고, 고령자를 위한 헬스장Silver Sneak-ers입니다. 그 곳 사람들이 정말 도움을 많이 줍니다.

당뇨병교육자 : 그들은 안전하게 운동 장비를 사용하는 방법을 ○○님에게
　　　　　　　보여주는군요. <반영하기>

참가자2　　 : 그리고 제가 헬스장에 가면 사람들이 제 이름을 불러줍니다.

당뇨병교육자 : 기분 좋으시겠어요. 일상생활에서 다른 종류의 활동을 하시
　　　　　　　는 것이 있으신가요?

참가자3　　 : 저는 헬스장 가는 것을 싫어합니다. 저는 집에서 헬스 트레
　　　　　　　이너를 만나고, 운동하는 동안 음악을 듣습니다.

당뇨병교육자 : 좋네요. 운동할 때 어떤 음악을 듣나요?

　집단 구성원들은 이미 운동을 하고 있었다. 집단 참가자들은 임상가가 생각한 것보다 더 많은 다른 종류의 운동을 이야기하였다. 이야기를 들으면서 각 집단 구성원들은 다른 사람의 신체활동을 모델링한다. 당뇨병교육자는 관심과 호기심을 표현하면서 각 집단 참가자가 새로운 아이디어를 생각할 수 있도록 격려해야 한다. 만약 집단 참가자들이 공통의 관심사를 발견하면 친구관계가 될 수도 있다. 중요한 것은 사람들이 할 수 있다는 변화대화(능력)와 하길 원한다 또는 하는 것을 즐기고 싶다는 변화대화(욕구)를 표현하게 하는 것이다.

　임상가가 전달하기 원하는 정보를 집단 참가자에게서 이끌어내기 위해 이야기하기 전에 물어보고(이끌어내기-제공하기), 더 많은 소크라테스 스타일을 활용해야 한다. 그렇게 질문하는 것은 오랜 시간이 걸리지 않는다. 하지만 임상가가 정말 중요하다고 생각하는 것을 강의하는 방식으로 질문을 활용하지 말아야 한다.

■ 제공하기

　이러한 대화 방식은 더 많은 정보를 잘 교환하게 한다. 하지만 때로는 일정한 양의 표준 정보가 다루어지기는 하지만 모든 정보가 집단 참가자로부터 이야기될 수는 없다. 그래서 이를 보완하기 위해 음식모형을 보여주거나, 검사

키트를 시연해보고, 안내책자를 나누어 줄 수도 있다.

6장에서 설명한 것처럼, 정보를 제공하는 좋은 팁은 작고 소화 가능한 정보(청크)를 제공하고 반응을 물어보는 것(이끌어내기)이다. 정보를 일방적으로 제공하는 강의(제공하기-제공하기-제공하기-제공하기)보다 이끌어내기-제공하기-이끌어내기(E-P-E) 방식으로 작은 양의 정보를 제공하고 반응을 확인하는 것이 사람들이 자기 자신의 학습에 참여하게 한다. 다음은 정보를 제공한 이후에 집단 참가자의 반응을 이끌어내는 질문들이다.

"제가 ○○님에게 이것에 대해 도움이 될 만한 무엇을 더 말해줄 수 있을까요?"

"어떻게 이것을 ○○님의 일상생활에 적용할 수 있을까요?"

"○○님이 이것을 어떻게 했는지에 대해 몇 가지 예를 설명해주세요."

"그것이 ○○님에게 의미가 있습니까? <닫힌질문, 하지만 그럼에도 불구하고 유용하다>"

"○○님은 그것에 대해 어떻게 생각하나요?"

"이 아이디어를 어떻게 활용할 수 있을까요?"

"또 다른 아이디어는 무엇인가요?"

"제가 이야기한 내용 중에 ○○님이 놀라게 한 내용이나 걱정한 내용은 무엇인가요?

유발하기

앞에서 집단에서 기본적인 과정인 관계 형성하기와 정보 제공하기를 다루었다. 임상가가 생각하는 당뇨병 환자 집단에서의 초점은 일반적으로 건강 증진과 혈당 조절에 행동과 생활습관 변화가 될 것이다. 하지만 집단에서 어떻게 유발을 할 것인가? 각 집단 참가자가 이야기 할 수 있는 시간은 제한이 되어 있다. 만약 중요한 동기증진 과업은 변화대화를 유발하는 것이라면 어떻게 집단에서 변화대화를 유발시킬 수 있을까?

■ 돌아가며 말하기_{Round-Robin}

하나의 방법은 위에서 설명한 것처럼 변화대화를 유발하는 열린질문을 하고, 참가자들이 차례대로 대답을 하는 것이다. 소집단에서는 각 사람의 대답을 다 들어볼 수 있다. 대답하기 원하지 않는 참가자는 "통과"라고 말할 수 있도록 하는 것이 좋다. 하지만 대부분의 참가자들은 이야기 할 내용이 있을 것이다. 특히 변화대화를 경청하고, 변화대화를 반영하라. 이야기가 진행이 되도록 진행하고, 만약 대답이 주제에서 벗어나면 초기 질문에 다시 초점을 맞추어야 한다.

"약을 복용하는 것을 기억하는 데 있어서 ○○님에게 가장 좋은 방법은 무엇인가요?"

"운동을 하는 가장 중요한 이유는 무엇인가요?"

"○○님이 매일 규칙적인 식사를 하는 습관이 가능하다면 어떤 건강한 변화가 있을까요?"

더 큰 집단에서는 모든 참가자의 대답을 이끌어 낼 시간이 없다. 질문을 하고 다른 집단 참가자들이 이야기를 할 수 있도록 격려(예, 인정하기, 반영하기)하는 방식으로 각 참가자에게 반응해야 한다. 집단이 진행이 되는 과정에서 "그 밖에 다른 것이 있나요?" 질문을 말을 하지 않는 집단 구성원에게 하면서 대답을 하도록 격려해야 한다.

■ 개인적으로 생각을 하는 시간_{Individual Thinking Time}

집단의 가 구성원을 참여시키는 또 다른 방법은 모든 참가자에게 다음과 같은 특정 질문에 대해 자신의 대답을 생각하고 적어둘 수 있는 시간(1~2분)

을 제공하는 것이다.

"당뇨병 관리를 위해 어떤 변화가 있어야 된다고 생각하시나요?"

"운동을 하면 좋은 이유 3가지를 작성해주십시오."

"○○님이 걱정하는 잠재적인 당뇨병 합병증은 무엇인가요?"

이렇게 하면 각 집단 구성원이 적극적으로 참여하고, 주제에 대해 적극적으로 반응한다. 참여하지 않으려는 유혹을 없애고 집단 구성원을 주제에 대해 이야기 하도록 한다. 브레인스토밍에 대한 연구는 집단에서 만약 브레인스토밍을 먼저 하면 더 많은 아이디어를 얻을 수 있다는 것을 보여 준다. 모든 사람들이 이야기하기 전에 자신의 생각을 나열한다.

개인적인 회상을 위한 집단 시간을 넘어서서 집단 회기 사이에 쓰기 과제를 완료 할 수도 있다. 이 경우 다음 세션 초반에 참가자들이 작성한 내용을 검토하는 시간을 가져야 한다. 절대로 과제를 주고 무시하지 말아야 한다.

■ 집단 안에 2인 소집단과 3인 소집단 Dyads and Triads

큰 집단의 경우 적극적인 참여를 독려하는 또 다른 방법은 특정 주제에 대해 이야기를 할 수 있도록 참가자를 2명 또는 3명의 소집단으로 나누는 것이다. 사람들이 특정 주제에 대해 이야기를 할 수 있도록 명확한 구조와 정확한 시간제한을 제공하는 것이 좋다. 하나의 선택은 문장을 완성하는 과업이다.

"당뇨병 관리를 해야 하는 가장 중요한 이유는 _____ 이다."

"저는 건강을 유지하고 싶어요. 앞으로 저는 _____ 할 수 있습니다."

"일상생활에서 내가 할 수 있는 세 가지 좋은 변화는 _____ 이다."

"내가 가장 좋아할 아이디어는 _____ 이다."

계획하기

$\cdots\cdots\cdots\cdots$

만약 행동 실천으로 옮겨지지 않으면 동기를 강화하는 것은 제한적으로 활용된다. 유발하기 과정에서는 변화 여부와 변화 이유에 초점을 맞추지만 계획하기 과정에서는 변화 방법과 시기에 초점을 둔다. 건강행동 변화는 변화가 필요하고 가능하다는 인식된 중요성과 자신감에 의해 증진되어진다. 때때로 당뇨병 환자는 변화의 중요성(예, 미래의 건강, 생존, 삶의 질)을 명확하게 알지만 변화에 대한 자신감은 부족한 경우가 있다. 사실 사람들은 변화가 가능하지 않다고 생각하면 변화가 중요하다는 것을 인정하기를 꺼려한다. 어떤 집단 내에서나 변화의 중요성(유발하기 과정이 필요한 사람)과 자신감(계획하기 과정이 더 도움이 되는 사람)으로 어려움을 겪는 사람들이 있을 수 있다.

교정반사는 계획하기를 위한 시간에 변화가 후퇴되는 경우가 종종 있다. 결국 임상가는 당뇨병을 어떻게 관리해야 하는지에 대한 전문가다. 그리고 환자가 변화에 대한 동기가 증진되어지면 지식과 조언을 제공하기 시작한다. 대부분의 당뇨병 교육은 관계형성하기, 초점 맞추기, 유발하기 과정을 건너뛰고 계획하기에 초점("여기에 방법이 있다")을 맞춘다. 동기면담을 활용해서 정보와 조언을 제공할 수 있으며, 계획하기 과정 동안에도 공감적으로 이끌어내기-제공하기-이끌어내기 방식을 유지하는 것이 중요하다. 집단에서 함께 작업을 할 때 집단 안에 환자 중에 많은 전문가가 있기 때문에 균형을 정확하게 유지하는 것은 보다 쉽다.

대비되는 두 가지 교육 방식을 고려해야 한다. 첫 번째 교육 방식은 라틴어 동사 Docere로 표현되는 전문가 중심의 주입 모델이다. 전문가는 지식을 가지고 있고, 사람들은 지식이 필요하다. 집단에서 강의하는 형태는 청중들을 상대적으로 수동적으로 만든다. 라틴어 Docere는 decent, doctrine, indoctrinate, doctor와 같은 단어의 어원적 뿌리다. 반대되는 라틴어 동사는 educare이며, 우물에서 물을 퍼 올리는 것처럼 이끌어내는 것이다. 이러한 교육 모델은 가르치는 것이 보다 소크라테스적이고, 주고받기 방식이고, 이끌어내기-제공하기-이끌어내기 방식이다. 교육은 지식을 밀어 넣는 것이 아니라 함께 지식을 이끌어내는 것이다.

본질적으로 계획하기 과정에서 집단에서 작업을 할 때 동일하게 협력적인 방식을 권장한다. 임상가는 공유할 수 있는 지식을 가지고 있다. 환자는 자기자신에 대한 중요한 지식과 당뇨병에 대한 상당한 정보(뿐만 아니라 일부 잘못된 정보)를 가지고 온다. 임상가와 환자가 함께 장기적인 건강 증진을 위한 변화 방법에 대한 문제를 해결할 수 있다.

■ 선택 메뉴 작업하기 Working from a Menu of Options

집단에서 한 가지 접근은 당뇨병 환자가 건강을 유지하기 위해 할 수 있는 다양한 변화를 설명하는 것이다. 설명은 메뉴에 있는 항목 이름처럼 간단할 수 있다. 실제로 임상가는 위에서 설명한 '개인적으로 생각하는 시간'을 통해 집단에서 가능한 변화에 대한 브레인스토밍을 할 수 있다. 풍부한 지식 서버 server로서 스스로를 생각하라. 사람들은 다양한 메뉴 항목을 갖게 되며 궁극적으로 사람들은 메뉴 항목 중 하나를 선택하게 된다.

건강행동 선택 리스트는 아마 플로우 차트, 게시판 또는 슬라이드로 제시할 수 있다. 임상가는 집단 구성원에서 각 구성원이 가지고 있는 선택 메뉴가 무엇인지? 각 구성원은 어떤 메뉴를 선택할 것인지?에 대해 물어볼 수 있다. (예, 자신의 삶을 고려할 때 어떤 변화가 가장 중요하고 실행 가능한 것으로 보십니까?)

■ 약속한 계획 Engaged Planning

소집단에서는 임상가는 환자가 자신의 건강행동 변화를 실천하는 방법을 계획할 수 있도록 이끌어내기-제공하기-이끌어내기(E-P-E) 방식을 활용할 수 있다. '돌아가며 말하기' 형식에서 사람들은 자신의 당뇨병 자가관리의 다음 단계로 가장 가능성이 있고 실제적인 변화에 자발적으로 참여할 수 있다. 자신의 상황을 고려할 때 이러한 변화는 일어날 수 있다. 모든 규모의 집단에서 환자는 특정한 건강변화 실천 계획을 수립하는 2인 소집단 또는 3인 소집단에서 함께 작업을 할 수 있다.

■ **실행 의도** Implementation Intentions

사람들은 변화에 대한 구체적인 계획(언제, 어디서, 어떻게 등)과 의도를 다른 사람에게 표현하면 변화 실행 가능성이 더 커진다. 시간이 지남에 따라 소집단에서 각 참가자는 집단에 구체적인 실행 의도를 이야기 할 수도 있다. 예를 들어 시기와 방법이 포함된 다음과 같은 진술이다. "이번 주에 저는 [구체적 행동] 할 예정입니다." 더 큰 집단에서 이것은 2인 소집단 또는 3인 소집단에서 이러한 직업을 수행 할 수 도 있다.

창의적인 집단 활용
....

환자 집단은 약물교육에서 일반적이지만 저자들은 집단이 당뇨병 관리에 활용될 수 있으며, 보다 많은 창의적인 방법이 있다고 생각한다. 한 가지 방법은 당뇨병 환자들이 정기 간담회 시간과 같이 정기적으로 이야기를 할 수 있는 시간을 제공하는 것이다. 그러한 집단은 일련의 주제를 정하거나 자유롭게 이야기를 할 수도 있다. 환자들은 종종 다른 당뇨병 환자를 만나고 이야기를 할 수 있는 것, 개방 집단이여서 참여가 자유로운 점, 전문가에게 질문을 할 수 있다는 것에 고마워한다. 이러한 유형의 유연한 집단은 수가 처방은 하지 못하지만 무료 지역사회 서비스로 제공 되어질 수 있다. 그러한 집단에는 당뇨병 자가관리 경험이 풍부한 자원봉사자가 배치 될 수도 있다.

당뇨병 환자를 위한 요리법을 배우기 위한 집단에서 나는 당뇨병 환자로 즐겁게 참여한 적이 있었다. 지방자치단체 주민자치센터_{county extension office}에서 제공하는 저렴한 수업이었으며, 집에서 요리를 하는 배우자 일부를 포함하여 약 20명이 수강하였다. 질문과 이야기를 하는 많은 시간을 통해 소화가 가능한 많은 유용한 정보를 알게 되었다. 집단 리더들 또한 우리가 이미 배웠고 시도한 것과 우리에게 어떤 변화가 있었는지에 대한 아이디어를 환영했다. 그런 다음 각 회기마다 다른 음식을 시도하면서 당뇨병 친화적인 맛있는 식사를 준비하기 위해 집단으로 나뉘었다. 우리는 진행자뿐 아니라 서로에게서 배운 요리법, 좋아하는 브랜드, 웹사이트 및 실용적인 아이디어를 교환했다. 우리는 분명히 학습 과정에 참여하고 있었다.

William Miller

1990년대 중반 우리 사무실에서 일하는 당뇨병교육자는 나에게 지역 병원이 후원하는 건강 주간을 기억나게 해주었다. 그녀는 나에게 어떤 아이디어가 있는지 물어 보았다. 나는 바빴고 생각 없이 대답했다. "하루 정도 점심에 당뇨병 환자를 초대해서 만나는 것이 어떨까요? 우리가 환자에게 주제에 대한 질문을 하고 우리 각자는 그 곳에서 날개를 달 것 같은데요." 결론적으로 참여했던 당뇨병 환자들과 즐거운 시간을 보냈었다. 환자들은 매달 이러한 형식의 모임을 열어달라고 요청했고, 나와 당뇨병교육자 모두 동의했다. 우리 모두는 당뇨병 환자들이 듣고 싶은 것을 미리 물어보았다. 두 번째 모임에는 더 많은 사람들이 참석했다. 모임도 잘 진행되었다. 모임이 시작되었을 때, 집단은 그들 스스로 조직되기를 원했으며 그들 스스로 회장을 뽑고, 연락처를 공유하였다. 이후 9년이 넘게 그들은 지역사회에서 당뇨병에 대한 끊임없는 긍정적인 목소리를 내고 있다. 그들은 연례 점심 모임을 만들고 집단 이름을 "당뇨병 지지집단"으로 지었다. 모든 리더쉽은 집단 구성원으로부터 나온다. 우리의 임상업무는 성장했고 새로운 당뇨병교육자를 추가로 채용했다. 우리 셋은 이 집단 작업을 통해 경외감을 느꼈다. 당뇨병 환자들이 강해지고 지역사회 영향력이 행사하게 된 것을 보고 나는 많은 것을 배웠다.

Marc P. Steinberg

집단 진료

················

집단 진료에서 제공되는 당뇨병 관리는 동기면담을 활용하기 좋은 기회다. 집단에서 안내하기 대화 스타일은 변화를 촉진한다. 물론 치료를 제공하는 이 방법은 계획이 필요하다. 집단 진료는 당뇨병 자가관리의 선택된 영역에서 이질적인 사람들(대상이 되는 사람과 아닌 사람)을 한 집단으로 구성할 수 있다. 집단 진료시 이야기 주제는 집단 내 이질적 부분에 초점을 둔다. 의사, PA, 간호사, 당뇨병교육자와 같은 숙련된 진행자는 집단의 다른 구성원으로부터 의견을 유발시킬 수 있다.

활발한 토론은 일반적으로 집단 구성원이 당뇨병 자가관리의 도전적인 영역을 다루는 자신의 접근 방식을 공유할 때이며 다른 집단 구성원은 옆에서 조용히 듣는다. 흥미롭게도 집단 진료는 경우에 따라 자신의 당뇨병 관리에서 다른 어떤 것을 해야 할 필요를 집단 진료시 알게 된 환자는 보다 자세하게 상담을 받기 위해 개별 진료를 보는 경우가 있다. 집단 환경은 환자가 다른 집단 구성원으로부터 정보를 들을 수 있고, 집단 회기 동안에 환자가 사회화할 수 있는 기회를 제공한다.

집단 진료는 만약 의료적 의사결정$_{medical\ decision\ making}$ 지침을 충족한다면 수가 청구가 가능하다. 의료적 의사결정에는 진단과 관리 옵션의 수, 검토된 데이터의 양과 복잡성 및 합병증의 위험을 기반으로 진료의 의학적 복잡성을 결정하는 것이 포함된다. 추가적으로 진료에는 세 가지 요소(개인력, 신체검사, 병력 청취) 중에서 적어도 2가지 요소가 포함이 되어야 한다. 집단 진료는 당화혈색소 수준 개선(Riley, 2013)과 주간 운동 시간 증가(Dickman, Pintz, Gold, & Kivlahan, 2012)와 같은 당뇨병 관리에 긍정적인 영향을 미치는 것으로 나타났다.

핵심 포인트

············

- 동기면담은 개별 접근뿐만 아니라 집단으로 작업할 때도 유용할 수 있다.
- 집단의 첫 번째 과업은 각 집단 구성원들과 관계형성을 하는 것이다.
- 강의를 하는 대신, 집단 구성원의 적극적인 참가를 격려하도록 관계형성을 하고 유발을 해야 한다.
- 정보는 이끌어내기-제공하기-이끌어내기 스타일로 제공되어 질 수 있다.
- 창의적인 도전은 각 집단 구성원으로부터 많은 변화대화를 유발하는 것이다.

동기면담, 당뇨병 예방, 전세계 당뇨병 유병률

당뇨병의 강한 유행은 미래의 가능성이 아니고 현재의 이야기다. 전당뇨병 환자와 제2형 당뇨병 환자가 전세계적으로 지속적으로 증가하고 있는 추세다. 공중보건 관점에서 볼 때, 유병률은 치료만으로는 해결할 수 없다. 예방을 포함한 포괄적인 접근을 해야만 한다. 예방과 치료는 하나의 연속체에 따라 놓여 있는 보완적인 노력이다. 이 장에서는 동기면담이 어떻게 당뇨병의 예방 활동에 유용할 수 있는지에 대해 다루고자 한다.

예방과 치료는 하나의 연속체에 따라 놓여 있는 보완적인 노력이다.

예방의 세 가지 수준

공중보건 분야에서는 세 가지의 예방 수준이 인정이 되고 있다. 일차예방 (보편적인 예방) 노력은 질병의 신규 발생을 줄이기 위해 일반적으로 전체 인구(도시, 학교, 직장 등)에게 제공된다. 이차예방(선별적 예방)은 현재 진단 기준을 충족시키지는 않지만 향후 질병 발병 위험이 높은 것으로 알려진 인구의 하나 이상의 하위 집단을 대상으로 한다. 마지막으로 삼차예방(표적 예방)은 미래의 심각성, 합병증 그리고 장애를 줄이는 목표를 가지고 질병 초기에 있는 사람들에게 초점을 맞춘다. 개념적으로 유용하지만 이러한 세 가지 수준의 예방은 실제로는 중복이 된다. 만약 예방 프로그램이 위험이 증가할 수 있는 전체 집단을 대상으로 한다면 보편적인 예방과 선별적인 예방 영역에 걸쳐있다. 만약 예방 프로그램이 전단계 당뇨병 환자를 대상으로 한다면 선별적 예방과 표적 예방 영역에 해당한다. 핵심은 개입이 일반 인구집단에서 이미 질병을 가진 집단에 이르기까지 연속성 상에서 설계될 수 있다. 어느 순간부터는 예방은 치료로 이어진다.

동기면담은 원래 행동변화가 핵심이며, 변화 동기가 종종 중요한 임상적 이슈가 되는 알코올 사용 장애와 같은 질병의 미래의 심각도와 나쁜 결과를 줄이기 위한 치료와 표적 예방 접근으로 개발이 되었다(Miller, 1983; Miller, Forcehimes, & Zweben, 2011).

당뇨병 예방

당뇨병 발병 위험 인구 집단 수가 증가함에 따라 당뇨병 예방 목표를 달성하기 위한 신뢰할 수 있는 접근 방식 개발에 대한 논의가 강조되었다. 당뇨병은 당뇨병 환자에게 엄청난 통행료를 요구한다. 추가적으로 공중보건 관점에서 보았을 때, 당뇨병은 당뇨병 관리 비용을 지불하는 정부와 다른 기관에 엄청난 비용을 부과한다. 예를 들어 미국에서는 건강관리에 지출되는 5달러 중

1달러 이상이 당뇨병의 직접·간접비용으로 지불되고 있다. 직접 비용은 당뇨병과 합병증의 건강관리를 제공하는 개인 및 기관이 지불하는 경비. 당뇨병 간접비용에는 직장 결근 및 업무 생산성 감소, 직장에 당뇨병 환자의 부재로 인한 생산성 감소, 당뇨병 합병증으로 발생한 장애로 인한 생산성 감소, 당뇨병 환자의 조기 사망으로 인한 생산능력 감소를 포함한다(American Diabetes Association, 2013). 제2형 당뇨병 치료에서 당뇨병 예방 프로그램과 개선 활동은 많은 사람들의 건강을 증진시킬 수 있다.

생활습관 변화는 당뇨병 예방 프로그램의 토대가 된다. 동기면담은 비만(Armstrong et al., 2011; Williams, Hollis, Collins, & Morgan, 2014), 당뇨병 예방(Penn et al., 2009), 고위험 청소년의 행동과 물질사용 장애(Cleary, Hunt, Matheson, & Walter, 2009; Cushing, Jensen, Miller, & Leffingwell, 2014), 그리고 성인 물질사용 장애(Lundahl & Burke, 2009) 치료에서 사람들의 삶의 도전 영역을 변화시키는 데 광범위하게 사용되고 있다.

전단계 당뇨병 환자와 대사증후군 환자는 표적 예방을 위한 후보자이며, 이러한 환자는 공복혈당수치가 101~124mg/dl (5.4~7.0 mmol/liter)이거나 당화혈색소 수치가 5.7%~6.4% 사이에 해당한다. 이러한 혈당과 당화혈색소 수치는 정상범위를 초과하는 수치이지만 당뇨병 진단기준 보다는 높지 않다(Centers for Disease Control and Prevention, 2014). 전단계 당뇨병 환자와 대사증후군 환자 모두 과체중(BMI > 25 ~ 30kg/㎡)이거나 비만(BMI>30)에 해당 한다[1].

대사증후군은 고혈압, 복부 비만, 특정 혈청 지질 이상, 혈청 중성지방 높은 수준, HDL 콜레스테롤의 낮은 수준이 동반되는 질병그룹이다(National Institutes of Health, 2011). 전단계 당뇨병 환자와 대사증후군 환자는 건강한 사람에 비해 발병 위험이 심근경색은 2배, 당뇨병은 5배가 더 높다(Mottillo et al., 2010). 대사증후군을 진단받은 아동과 청소년이 많이 있다.

---

1) 역자 주 : 미국과 국내 체질량 지수(BMI) 기준이 다르며, 미국은 BMI 30 이상을 비만으로 정하고 있지만 한국은 BMI 25이상을 비만으로 정하고 있다.

당뇨병처럼 전당뇨병 환자도 많이 있다. 세계 성인 인구 중에서 제2형 당뇨병 위험이 놀라운 비율로 증가하고 있으며, 전세계적으로 25%의 인구가 대사증후군을 가지고 있다(International Diabetes Federation, 2014).

비록 제1형 당뇨병의 예방법이 알려지지 않았지만, 세 개의 당뇨병 예방 임상 연구에서 체중감소, 운동, 건강한 식이요법과 같은 생활습관 변화 단독으로 또는 당뇨병 치료에 가장 일반적으로 사용되는 메트포르민$_{metformin}$ 을 함께 생활습관 개선을 했을 때도 제2형 당뇨병을 예방할 수 있음을 보여주었다(Diabetes Prevention Program Research Group, 2002; Pan et al., 1997; Tuomilehto et al., 2001).

세계에서 가장 높은 발병 국가인 중국(Xu, Wang, He, & et al., 2013)은 1986년 최초의 당뇨병 예방 프로그램을 진행한 나라다. 조사원들은 제2형 당뇨병 이전 용어인 비인슐린 의존 당뇨병을 예방하려고 했었다. 이 연구에서는 최근 몇 년간 전단계 당뇨병으로 진단을 받은 내당능장애를 가진 환자 577명이 포함되었다. 연구 참여자는 무작위로 통제 집단, 3개의 실험집단(식이요법 집단, 운동요법 집단, 식이요법과 운동요법 병행 집단)으로 배정되었다. 통제집단은 당뇨병과 내당능장애에 대한 정보를 받았다. 실험집단은 각 집단에 해당하는 생활습관 개선에 대한 상담과 정보를 제공받았다. 연구 6년 이후 통제집단의 67.7%가 당뇨병 진단을 받았다. 실험집단에서 당뇨병 발생률이 식이요법 실시 집단은 43.8%, 운동요법 집단은 41.1%, 식이요법과 운동요법 병행한 집단은 46%였다. 통제집단과 모든 실험집단 간과의 차이는 $p<.05$ 수준에서 통계적으로 유의미했다(Pan et al., 1997).

핀란드 당뇨병 예방 연구에서는 또한 제2형 당뇨병 예방의 가능성을 확인하였다(Tuomilehto et al., 2001). 이 연구에는 비만(평균 BMI 31)과 내당능장애를 가진 남성과 여성이 포함되었다. 실험집단은 생활습관 개선에 초점을 맞춘 개별화된 상담을 받았으며, 상담의 목표는 체중 감소, 신체활동, 그리고 식이 변화가 포함이 되었다. 구체적이고 개별화된 정보는 통제 집단에는 제공되지 않았으며, 대신 식이요법과 적절한 음식의 양과 크기에 대한 작성되어진 일반적인 정보를 받았다. 연구참여자들을 1년에 한 번씩 사후관리를 받았으며, 1년에 한 번씩 방문을 할 때마다 3일간의 음식 일지를 작성하였다. 평균 3.2년 동안 사후관리를 하였으며, 연구가 끝날 때 실험집단의 생활습관 개선을 통해 제2형 당뇨병 발병 위험이 58%가 감소하였다. 체중의 평균 변화는 실험집단에서 4.5kg ± 5.1kg(평균 ± 표준편차)의 감량이 있었고, 통제집단에서는 0.8kg ± 3.7kg이었다 (p<.001). 실험집단에서는 중성지방, 허리둘레, 공복혈당, 식후 인슐린 수치가 모두 p<.001 확률 수준에서 유의미한 변화를 보였다. 수축기 혈압과 이완기 혈압도 긍정적으로 변화하였다(Tuomilehto et al., 2001).

당뇨병을 예방하기 위한 최초의 미국 임상연구는 1년 후 결과가 발표되었다. 당뇨병 예방 프로그램_{Diabetes Prevention Program, DPP}에는 3,234명의 참가자가 참여했으며, 세 개의 예방 연구 중 가장 큰 규모였다. 첫째, 연구 참여자들은 무작위로 개입 집단에 배정이 되었고, 일주일에 적어도 150분 동안 신체 활동에 참여하기로 동의하였다. 둘째, 연구 참여자들은 건강한 식이요법과 최소 7%의 체중감소를 촉진하기 위한 식이변화를 포함한 집중적인 생활습관 변화 프로그램에 참여하기로 동의를 하였다. 다른 두 집단의 참가도 있었다. 두 번째 집단의 참가자들은 제2형 당뇨병 치료에 사용된 것과 유사한 용량의 메트포르민을 일일 2회 850㎎을 복용하는데 동의를 했다. 통제집단 참가자들은 메트포르민 대신 위약을 받았다. 미국 전역에 걸쳐 25개 이상의 병원에서 평균 2.8년간 참가자들을 경과 관찰을 하였다. 연구 결과 제2형 당뇨병은 예방되거나 발병이 지연이 될 수 있다는 것을 재확인하였다. 100인년_{person-years} 당 제2형 당뇨병의 발병률은 위약 집단은 11.0%였고, 메트포르민 집단은 7.8%였고, 신체적 활동/생활습관 변화 집단은 4.8%였다. 당뇨병 환자 1명을 예방하기 위해 치료가 필요한 사람의 평균수가 생활습관 예방 집단에서는 6.9명, 메트포르민 집단에서는 13.9명에 불과했다(Diabetes Prevention Program Research Group, 2002).

당뇨병 예방에 관한 논란이 있다. 비록 대표적인 임상 연구에서 당뇨병 예방 혹은 발병 지연이 될 수 있다는 것이 설명되었지만 일부 저소득 지역사회기반 연구에서는 그러한 결과가 입증되지 않았다(Kahn & Davidson, 2014). 하지만 성공적인 지역사회기반 프로그램을 지원되어진 8개 지역 중 한 곳의 저

인구 지역에서 고무적인 결과를 얻었다(Vanderwood et al., 2010).

당연히 건강관리에서 가장 어려운 영역 중의 하나는 체중감소 영역이다. 당뇨병 예방 프로그램(DPP)을 분석한 한 연구에서 당뇨병 예방에 체중 감소가 강력한 영향을 미친다고 보고하였다. 체중 감소 1kg에 당뇨병 위험이 16%가 감소하였다. 하지만 2년 이후부터 참가자들은 체중이 증가하기 시작하였다(Hamman et al., 2006). 그럼에도 불구하고 당뇨병 예방 프로그램(DPP) 참가자에 대한 10년 사후관리 보고에서는 세 집단 모두에서 좋은 결과가 있었다. 연구에서 위약인 것을 밝혔을 때, 메트포르민 위약집단 참가자들은 메트포르민을 복용할 수 있었다. 그리고 모든 세 집단 참자자들은 집단 교육에 참석할 기회를 가졌다. 이러한 접근을 한 이후 5~7년 이후에는 세 집단 모두 당뇨병 발병률이 100인년당 4.9~5.9명으로 유사해졌다. 원래의 메트포르민 집단과 이후 메트포르민 집단은 각각 4년과 2년까지 당뇨병 발병을 지연시킨 것으로 추정된다(Knowler et al., 2009). 5년의 추적 조사에서 세 집단 간 심혈관계 합병증 발병률에는 차이가 없었다. 그래서 3년의 시간 간격이 너무 짧다고 제안되었다(Ratner et al., 2005). 그래서 다른 중요한 목표(특히 당뇨병 환자의 대혈관 및 미세혈관 합병증 발병의 지연)가 달성되었는지 여부를 확인하기 위해 향후에도 지속해서 추적 조사를 진행할 것이다(16장 참조).

예방 프로그램에서 체중 감소와 연구 참여 유지를 촉진하는 중요한 질문은 더 연구에 집중하도록 보장한다. 예방 프로그램 연구에는 프로그램에 참석할 준비가 되어 있고, 의지가 있고, 참석할 수 있다고 이야기한 사람만 등록되었다. 건강관리에 종사하는 모든 사람들은 예방 연구 시작시에 연구에 참여할 준비가 되어 있지 않고, 의지가 없고, 참석할 수 없는 사람들이 비만, 전단계 당뇨병, 제2형 당뇨병이 더 많이 발생한다는 것을 알고 있다. 이러한 사람들은 당뇨병 자가관리 또는 자가관리 뿐만 아니라 삶의 다른 중요한 영역에 장애를 발생시키는 다른 상황에 대한 해결되지 않은 양가감정을 가지고 있을 수 있다. 당뇨병 환자 중에는 빈곤, 정신질환, 다른 치명적인 문제를 가지고 있을 수 있다. 영국과 유럽의 한 집단은 그들의 연구에서 연구 참여자와 함께하는 방식으로 동기면담을 활용하였다(Penn et al., 2009).

당뇨병 예방은 변화를 촉진하기 위한 현재의 접근과 동기면담을 비교하기 적합한 영역이다. 이러한 종류의 연구는 당뇨병 예방 프로그램을 효과적으로 작용할 수 있는 새로운 방법으로 제안할 수 있다. 더 중요한 것은 동기면담 접근 방법이 건강 행동 변화에 동기가 낮은 사람들에게 확실히 유용할 수 있다.

당뇨병의 대발생

기록적인 수치로 당뇨병 환자의 증가는 지구상의 모든 국가에서 발생하고 있다. 인슐린 저항성 장애인 제2형 당뇨병은 많은 요인들과 관련이 있다. 하지만 중요한 단독 요인이고 가장 일반적인 영양실조인 비만은 매년 수치가 증가하고 있다. 개발도상국과 선진국에서 당뇨병이 발생한다. 대부분은 제2형 당뇨병이 증가하지만 제1형 당뇨병도 낮은 비율로 증가하고 있다. 2013년에 국제당뇨병연맹International Diabetes Federation은 전세계적으로 당뇨병 환자가 3억 8,200만명에 이르는 것을 보고했다. 중국과 인도 만해도 1억 6,350만명의 당뇨병 환자가 있다. 국제당뇨병연맹은 또한 2035년까지 당뇨병 환자가 5억 9,200만명이 될 것으로 전망하였다(International Diabetes Federation, 2013, pp. 1113).

당뇨병으로 진단받은 많은 사람을 돌보는데 요구되는 작업은 자원이 많은 지역이나 부족한 지역 모두에게 어려울 수 있다. 제2형 당뇨병 환자의 수가 증가하고 있기 때문에 수요는 계속 증가 할 뿐만 아니라 자신이 알고 있지 못한 질병으로 인해 심각한 장애를 일으킬 위험이 증가하고 있는 진단되지 않은 제2형 당뇨병 환자 1억 7,600만명 또한 매우 큰 수다(International Diabetes Federation, 2013, p. 11). 제2형 당뇨병 환자가 자원이 부족한 지역에서 합병증이 있을 경우 조기에 피할 수 있는 장애와 죽음의 숫자도 늘어날 것이다. 당뇨병을 진단받고 자신의 당뇨병을 관리에 어려움을 겪고 있는 환자는 말할 것도 없고, 진단받지 못한 수많은 당뇨병 환자가 힘들어하는 것을 상상하는 것은 어렵다.

다행히도 동기면담을 사용할 수 있는 준전문가를 위한 방법이
이미 준비되어 있다.

효과적인 자가관리 계획을 수립할 수 있도록 환자와 만족할만한 작업 할 수 있는 당뇨병교육자는 당뇨병 관리를 위해 증가하는 요구를 다루기 위해 다른 사람의 도움이 필요하다. 다행히도 동기면담을 사용할 수 있는 준전문가를 위한 방법이 이미 준비되어 있다. 제2형 당뇨병 환자가 인슐린 사용을 하도록 촉진하기 위해 동료 환자로 부터의 사회적 지지가 당화혈색소 수준을 상당히 낮추는 것으로 나타났다. 당화혈색소 감소는 인슐린 사용 빈도의 증가와 관련이 있다. 전화 대화를 통해 동료 환자의 지지 더 받은 사람들이 더 인슐린 감소가 더 컸다(Piette, Resnicow, Choi, & Heisler, 2013).

몸과 마음~Body and Soul~ 프로그램은 아프리카 미국인들의 과일과 채소 섭취를 향상시키기 위한 협력적인 노력이었다. 건강한 식이요법을 촉진하기 위해 연구기반 개입을 제공하기 위해 지역사회 봉사자와 건강관련 자원봉사기관이 활용되었다. 지방 섭취를 줄이고, 과일과 채소 섭취를 늘리는 유의미한 식이요법 변화는 치료집단에서 나타났다(Resnicow et al., 2002). 인도에서의 한 연구에서 알코올 의존과 심각한 우울증이 있는 사람들은 상담하는 일선 치료자가 저소득 지역에 지역사회 자원봉사자로 참여하였었다. 연구 전 준비로 일선 치료사들은 동기면담 훈련을 받았었다. 연구에서는 일선 치료사들의 수용이 증가하는 것이 증명되었다. 추가적으로 전문가와 동료들에 의해 일선 치료자의 상담기술 평가했을 때 높은 일치도 수준을 보였다(Singla et al., 2014). 이러한 연구들은 추가적인 연구에 의해 지지되는 것이 필요하다. 기존 연구에서는 잠정적으로 준전문가가 행동변화를 촉진할 수 있다고 결론을 맺었으며, 특히 자원이 부족한 환경에서 그렇다고 한다. 동기면담 접근은 당뇨병 환자의 건강관리를 향상시킬 수 있다. 당뇨병교육자의 협력적인 팀과 협력하는 준전문가는 당뇨병 자가관리의 당면과제 또는 당뇨병 합병증으로 야기되는 어려움에 직면 한 환자를 지원하기 위한 행동 기술을 제공 할 수 있다.

당뇨병 관리를 잘하기 위해서는 많은 지식과 기술이 필요하다. 최근 몇 년 동안 당뇨병 관리에서 개선된 점이 주목할 만하다. 효과적인 약물치료가 널리 이용가능하고, 당뇨병 환자의 건강관리를 향상시키는데 활용할 수 있는 다양한 방법을 지지하는 강력한 연구들이 있다. 하지만 중요한 것은 개별 건강관리실천가가 당뇨병 환자의 자가관리 증진을 돕는 기술을 연마하는 선택하는 것이다.

오늘날 건강관리 전달체계는 건강, 예방, 그리고 만성질환 치료의 영역에 집중하고 있다. 특히 합병증을 예방할 수 있는 당뇨병과 같은 질병에서 더욱 그러하다. 이러한 움직임은 자원 이용 가능성으로 인해 선진국에서 더 확인할 수 있다. 하지만 개발도상국에서도 이러한 움직임의 필요성을 잘 인식하고 있다. 그들은 자원이 부족한 환경에서 활용되어질 수 있는 자원을 확인하고, 논의하고, 계획한다. 동기면담 기술을 숙련되게 활용하는 역량은 이러한 자원 중에 하나다. 동기면담은 건강과 예방에 관심이 있는 사람과 만성질환 자가관리로 힘들어하는 사람 모두와 함께 작업을 할 수 있는 능력을 임상가에게 제공한다.

같은 방법으로 의료진료지침에 의해 지난 15년 넘게 건강관리가 향상이 되었다. 그래서 임상가는 당뇨병을 예방하고 좋은 치료를 제공함에 따라 환자가 변화하도록 돕는 중요한 임상 기술을 개발할 수 있었다. 효과적인 약물사용, 건강한 식습관, 그리고 신체활동에 참여는 전단계당뇨병 환자와 당뇨병 환자에게 건강한 생활습관이다. 시간이 지남에 따라 임상결과는 당뇨병 전문가가 환자와 함께하는 작업에 의해 영향을 받는다. 하지만 전단계 당뇨병 환자와 당뇨병 환자는 무엇을 할지 결정할 때에 더 강하게 손을 잡는다. 당뇨병을 예방하거나 관리를 돕는 기술을 개발하는 결정은 궁극적으로 임상가의 과정을 결정하는데 강력한 힘이다. 임상가가 사용하는 숙련된 행동은 임상결과를 향상시키는 중요한 요소이다. 임상가의 높은 임상역량을 통해 환자는 자신의 질병관리에 대한 양가감정을 해결할 수 있고, 당뇨병 예방과 당뇨병 관리를 위한 효과적인 계획을 협력적으로 수립할 수 있다.

핵심 포인트

....

- 당뇨병 예방 영역은 변화를 촉진하기 위한 현재의 접근과 동기면담 접근을 비교하는데 적합하다.
- 당뇨병을 진단받은 많은 환자를 돌보는 것은 자원이 많은 지역이나 부족한 지역 모두에게 부담이다.
- 같은 방식으로 의료진료지침에 의해 지난 15년 넘게 건강관리가 향상이 되었다. 그래서 임상가는 당뇨병을 예방하고 좋은 치료를 제공함에 따라 사람들이 변화하는데 도움이 되는 중요한 임상 기술을 개발할 수 있다.

동기면담 체계적인 문헌고찰 및
메타분석 연구목록

- Apodaca, T. R., & Longabaugh, R. (2009). Mechanisms of change in motivational interviewing: A review and preliminary evaluation of the evidence. Addiction, 104, 705715.

- Armstrong, M. J., Mottershead, R. A., Ronksley, P. E., Sigal, R. J., Campbell, T. S.,& Hemmelgarn, B. R. (2011). Motivational interviewing to improve weight loss in overweight and/or obese patients: A systematic review and meta-analysis of randomized clinical trials. Obesity Reviews, 12(9), 709723.

- Burke, B. L., Arkowitz, H., & Menchola, M. (2003). The efficacy of motivational interviewing: A meta-analysis of controlled clinical trials. Journal of Consulting and Clinical Psychology, 71, 843861.

- Burke, B. L., Dunn, C. W., Atkins, D. C., & Phelps, J. S. (2004). The emerging evidence base for motivational interviewing: A meta-analytic and qualitative inquiry. Journal of Cognitive Psychotherapy: An International Quarterly, 18(4), 309322.

- Cushing, C. C., Jensen, C. D., Miller, M. B., & Leffingwell, T. R. (2014). Metaanalysis of motivational interviewing for adolescent health behavior: Efficacy beyond substance use. Journal of Consulting and Clinical Psychology, 82(6), 12121218.

- Daeppen, J. (2008). A meta-analysis of brief alcohol interventions in emergency departments: Few answers, many questions. Addiction, 103(3), 377378.

- DiRosa, L. C. (2010). Motivational interviewing to treat overweight/obesity: A meta-analysis of relevant research. Unpublished doctoral dissertation, Wilmington University, New Castle, DE.

- Dunn, C., Deroo, L., & Rivara, F. P. (2001). The use of brief interventions adapted from motivational interviewing across behavioral domains: A systematic review. Addiction, 96, 17251742.

- Erickson, S. J., Gerstle, M., & Feldstein, S. W. (2005). Brief interventions and motivational interviewing with children, adolescents, and their parents in pediatric health settings: A review. Archives of Pediatrics and Adolescent Medicine, 159, 11731180.

- Heckman, C. J., Egleston, B. L., & Hofmann, M. T. (2010). Efficacy of motivational interviewing for smoking cessation: A systematic review and meta-analysis. Tobacco Control, 19(5), 410416.

- Hettema, J. E., & Hendricks, P. S. (2010). Motivational interviewing for smoking cessation: A meta-analytic review. Journal of Consulting and Clinical Psychology, 78(6), 868884.

- Hettema, J., Steele, J., & Miller, W. R. (2005). Motivational interviewing. Annual Review of Clinical Psychology, 1, 91111.

- Hill, S., & Kavookjian, J. (2012). Motivational interviewing as a behavioral intervention to increase HAART adherence in patients who are HIV-positive: A systematic review of the literature. AIDS Care: Psychological and Sociomedical Aspects of AIDS/HIV, 24(5), 583592.

- Ismail, K., Winkley, K., & Rabe-Hesketh, S. (2004). Systematic review and metaanalysis of randomised controlled trials of psychological interventions to improve glycemic control in patients with type 2 diabetes. The Lancet, 363(9421), 15891597.

- Jensen, C. D., Cushing, C. C., Aylward, B. S., Craig, J. T., Sorell, D. M., & Steele, R. G. (2011). Effectiveness of motivational interviewing interventions for adolescent substance use behavior change: A meta-analytic review. Journal of Consulting and Clinical Psychology, 79(4), 433440.

- Knight, K. M., McGowan, L., Dickens, C., & Bundy, C. (2010). A systematic review of motivational interviewing in physical health care settings. British Journal of Health Psychology, 11(2), 319332.

- Lai, D. T. C., Cahill, K., Qin, Y., & Tang, J-L. (2010). Motivational interviewing for smoking cessation. Cochrane Database of Systematic Reviews (1), CD006936.

- Lundahl, B., & Burke, B. L. (2009). The effectiveness and applicability of motivational interviewing: A practice-friendly review of four meta-analyses. Journal of Clinical Psychology, 65(11), 12321245.

- Lundahl, B., Moleni, T., Burke, B. L., Butters, R., Tollefson, D., Butler, C., et al. (2013). Motivational interviewing in medical care settings: A systematic review and meta-analysis of randomized controlled trials. Patient Education and Counseling, 93(2), 157168.

- Lundahl, B. W., Kunz, C., Brownell, C., Tollefson, D., & Burke, B. L. (2010). A meta-analysis of motivational interviewing: Twenty-five years of empirical studies. Research on Social Work Practice, 20(2), 137160.

- Macdonald, P., Hibbs, R., Corfield, F., & Treasure, J. (2012). The use of motivational interviewing in eating disorders: A systematic review. Psychiatry Research, 200(1), 111.

- Madson, M. B., Loignon, A. C., & Lane, C. (2009). Training in motivational interviewing: A systematic review. Journal of Substance Abuse Treatment, 36, 101109.

- Magill, M., Gaume, J., Apodaca, T. R., Walthers, J., Mastroleo, N. R., Borsari, B., et al. (in press). The technical hypothesis of motivational interviewing: A meta-analysis of MI's key causal model. Journal of Consulting and Clinical Psychology.

- Martins, R. K., & McNeil, D. W. (2009). Review of motivational interviewing in promoting health behaviors. Clinical Psychology Review, 29, 283293.

- McGrane, N., Galvin, R., Cusack, T., & Stokes, E. (in press). Addition of Motivational interventions to exercise and traditional physical therapy: A review and meta-analysis. Physiotherapy.

- McMurran, M. (2009). Motivational interviewing with offenders: A systematic review. Legal and Criminological Psychology, 14, 83100.

- Miller, W. R., & Wilbourne, P. L. (2002). Mesa Grande: A methodological analysis of clinical trials of treatments for alcohol use disorders. Addiction, 97, 265277.

- Miller, W. R., Wilbourne, P. L., & Hettema, J. E. (2003). What works? A summary of alcohol treatment outcome research. In R. K. Hester & W. R. Miller (Eds.), Handbook of alcoholism treatment approaches: Effective alternatives (3rd ed., pp. 1363). Boston: Allyn & Bacon.

- Moyer, A., Finney, J. W., Swearingen, C. E., & Vergun, P. (2002). Brief interventions for alcohol problems: A meta-analytic review of controlled investigations in treatment-seeking and non-treatment-seeking populations. Addiction, 97(3), 279292.

- O'Halloran, P. D., Blackstock, F., Shields, N., Holland, A., Iles, R., Kingsley, M., et al. (2014). Motivational interviewing to increase physical activity in people with chronic health conditions: A systematic review and meta-analysis. Clinical Rehabilitation, 28(2), 11591171.

- Osborn, L. D. (2007). A meta-analysis of controlled clinical trials of the efficacy of motivational interviewing in a dual-diagnosis population. 67, ProQuest Information & Learning, US. Retrieved from http://libproxy.unm.edu/login?url=http://search.ebscohost.com/login.aspx?direct=true&db=psyh&AN=200799006281&login.asp&site=ehost-live&scope=site. (Available from EBSCOhost psyh database)

- Resnicow, K., Davis, R., & Rollnick, S. (2006). Motivational interviewing for pediatric obesity: Conceptual issues and evidence review. Journal of the American Dietetic Association, 106(12), 20242033.

- Rubak, S., Sandbaek, A., Lauritzen, T., & Christensen, B. (2005). Motivational interviewing: A systematic review and meta-analysis. British Journal of General Practice, 55, 305312.

- Schwalbe, C. S., Oh, H. Y., & Zweben, A. (in press). Sustaining motivational interviewing: A meta-analysis of training studies. Addiction.

- Soderlund, L. L., Madson, M. B., Rubak, S., & Nilsen, P. (2011). A systematic review of motivational interviewing training for general health care practitioners. Patient Education and Counseling, 84(1), 1626.

- Thompson, D. R., Chair, S. Y., Chan, S. W., Astin, F., Davison, D. P., & Ski, C. F. (2011). Motivational interviewing: A useful approach to improving cardiovascular health? Journal of Clinical Nursing, 20(910), 12361244.

- Vasilaki, E. I., Hosier, S. G., & Cox, W. M. (2006). The efficacy of motivational interviewing as a brief intervention for excessive drinking: A meta-analytic review. Alcohol and Alcoholism, 41(3), 328335.

- Wilk, A. I., Jensen, N. W., & Havighurst, T. C. (1997). Meta-analysis of randomized control trials addressing brief interventions in heavy alcohol drinkers. Journal of General Internal Medicine, 12(5), 274283.